疾病的隱域

梅根·歐羅克
Meghan O'Rourke

臉譜書房 FS0176

疾病的隱域

從自律經失調、自體免疫疾病到長新冠的診斷困境，看見代表我們這個世代的慢性疾病異世界

The Invisible Kingdom: Reimagining Chronic Illness

作　　者　梅根・歐羅克（Meghan O'Rourke）
譯　　者　孟令函
責任編輯　郭淳與
封面設計　傅文豪
行銷企畫　陳彩玉、林詩玟、李振東

發 行 人　凃玉雲
編輯總監　劉麗真
總 編 輯　謝至平
出　　版　臉譜出版
城邦文化事業股份有限公司
台北市民生東路二段141號5樓
電話：886-2-25007696　傳真：886-2-25001952
發　　行　英屬蓋曼群島商家庭傳媒股份有限公司城邦分公司
台北市中山區民生東路141號11樓
客服專線：02-25007718；25007719
24小時傳真專線：02-25001990；25001991
服務時間：週一至週五上午09:30-12:00；下午13:30-17:00
劃撥帳號：19863813　戶名：書虫股份有限公司
讀者服務信箱：service@readingclub.com.tw
城邦網址：http://www.cite.com.tw
香港發行所　城邦（香港）出版集團有限公司
香港九龍九龍城土瓜灣道86號順聯工業大廈6樓A室
電話：852-25086231　傳真：852-25789337
電子信箱：hkcite@biznetvigator.com
新馬發行所　城邦（新、馬）出版集團
Cite（M）Sdn. Bhd.（458372U）
41, Jalan Radin Anum, Bandar Baru Seri Petaling,
57000 Kuala Lumpur, Malaysia.
電話：+6(03)-90563833　傳真：+6(03)-90576622
電子信箱：services@cite.my

一版一刷　2024年2月

城邦讀書花園
www.cite.com.tw

ISBN　9786263154230（紙本書）
EISBN　9786263154186 (EPUB)
售　價　480元

圖書館出版品預行編目資料

疾病的隱域：從自律經失調、自體免疫疾病到長新冠的診斷困境，看見代表我們這個世代的慢性疾病異世界／梅根.歐羅克(Meghan O'Rourke)作；孟令函譯. -- 一版. -- 臺北市：臉譜出版, 城邦文化事業股份有限公司出版：英屬蓋曼群島商家庭傳媒股份有限公司城邦分公司發行, 2024.02
面；　公分. --（臉譜書房；FS0176）
譯自：The invisible kingdom : reimagining chronic illness
ISBN 978-626-315-423-0（平裝）

1. CST：自體免疫性疾病　2. CST：慢性疾病

415.695　　112019156

海外媒體讚譽

——《紐約時報》暢銷書籍——

「太精彩了……作者用她最真誠的口吻以及令人驚嘆的真實視角寫作本書……這不僅是作者對於罹病經歷的回憶錄，更是她多年研究的第一手紀錄。」

——《紐約時報書評》，美國國家圖書獎（National Book Award）得主安德魯・所羅門（Andrew Solomon），《正午惡魔》（*The Noonday Demon*）作者

「作者生動描繪了罹患不知名疾病的生活樣貌，讓我們看見這些被社會辜負的族群，以及由患者發起的改革希望。更重要的是，她說出了這個許多人都能產生共鳴的故事——這本書就像明燈一樣照亮黑暗，為那些彷彿躲在蠶繭之中孤立無援的人帶來光明，而屬於未知疾病的這份陰翳，隨時都有可能侵襲你我的生命。」

——《華爾街日報》（The *Wall Street Journal*）

「歐羅克以優雅筆觸結合了回憶錄、報導文學、文化史，爬梳了現代西方醫學的演進並聚焦於西醫的侷限，大聲疾呼提醒社會開始重視以社區為中心的醫療照護模式，希望醫學界能開始好好把患者當作真正的人來看待，而不只是一個又一個出了問題的器官而已。本書是嚴謹的學術著作，亦是能夠激起讀者同理心、充滿豐沛感情的傑出作品，可以想見，這本書將帶來移山倒海般的改變力量。」

——《君子雜誌》（*Esquire*）

「歐羅克勇敢全心投入對自身疾病源頭的調查，並竭盡所能尋找可能的解方。更重要的是，她探詢了罹患未知疾病或免疫介導疾病的患者在文化、心理、求醫等各方面的體驗……本書正是這個時代亟需的一帖良藥。」

——《波士頓環球報》（*The Boston Globe*）

「貼近個人、深刻動人的自我探尋，深入探討個人面對慢性疾病的生命體驗……讓我們可以肯定地說，慢性疾病患者並不孤單……感動人心且充滿哲思。」

——《圖書館雜誌》（*Library Journal*）優良書籍評論

「作者以強而有力的號召呼籲大眾，為更貼近人性的醫療體系奮鬥……本書像一則醫學推理故事，亦具備和《海拉・拉克絲的不朽傳奇》（*The Immortal Life of Henrietta Lacks*，中文書名暫譯）一般高潮迭起的情節與風格。歐羅克的作品能夠激起這個社會亟需的對話，也證明了作者手中的筆正如醫生脖子上掛著的聽診器一樣充滿力量。」

——《歐普拉日報》（*Oprah Daily*）

「對於那些正在努力尋求醫療機構（以及全世界）的認真看待和全力幫助的病人來說，梅根．歐羅克透過其著作悉心探究、徹底爬梳了慢性疾病患者一路走來所面對的痛楚與困惑。」

——《Vogue》

「對於人類如何看待疾病、體驗罹病、追尋療癒的感人描繪。」

——《書目雜誌》（*Booklist*）優良書籍評論

「凝聚了詩人的感性、記者的嚴謹，以及身為患者的個人經驗，歐羅克帶領讀者一窺罹患神祕慢性疾病對於生理與心理的折磨……令人讚嘆。」

——《出版商週刊》（*Publishers Weekly*）優良書籍評論

「我讀過許多關於罹病經驗的文學作品，為的就是更深入了解圍繞慢性疾病的各種複雜難解現象。歐羅克在本書中以令人讚嘆的手法抽絲剝繭，為讀者理出頭緒，對我來說正是此類書籍的最佳傑作。」

——《紐約時報》（*The New York*）暢銷作家汪蔚君，《我所知道的思覺失調症》
（*The Collected Schizophrenias*，中文書名暫譯）

「本書生動描繪了與慢性疾病共存的生活樣貌。梅根．歐羅克向讀者展露了我們社會既有的思維模式，以及置身於其中的未知疾病患者可能面臨的忽略與質疑，甚至還會被怪罪為自身疾病的源頭，也因此會選擇孤注一擲地尋求各種治癒的可能性。最重要的是，透過歐羅克的視角，我們終於知道如何改變這一切。」

——尤拉．畢斯（Eula Biss），《擁有的奧秘》
（*Having and Being Had*，中文書名暫譯）作者

「歐羅克對於慢性疼痛引人入勝的描寫既坦誠又充滿機敏洞見，本書同時也為讀者帶來結合尖端科學資訊以及思想歷史沿革的深刻見解。是令人忍不住一口氣讀完的精彩好書。」

——《紐約時報》暢銷榜冠軍葛瑞琴．魯賓（Gretchen Rubin），
《過得還不錯的一年》（*The Happiness Project*）作者

「這是一本貼近時事、文筆優美的好書。梅根．歐羅克想要探討的主題是最後幾個醫學界不願意面對的話題之一，也就是掌控了上百萬人生活卻很少被真正看見的慢性疾病。如今我們都在與COVID-19帶來的長久影響奮戰，歐羅克抒情與理性兼具的文字來得正是時候。」

——《紐約客》（*The New Yorker*）記者麥可・斯派克特（Michael Specter），
《否認文化：阻礙科學進步、破壞地球、威脅生命的非理性思維》
（*Denialism: How Irrational Thinking Hinders Scientific Progress, Harms the Planet, and Threatens Our Lives*，中文書名暫譯）

「歐羅克以令人印象深刻的清晰筆調，深入探討當今生物科學無法判斷某些疾病並提供有效治療方式的肇因，以及其進而導致患者陷入困境的現象。這是一本結合了文學與醫學角度寫就的精彩好書，充滿智慧且令人印象深刻，不管是病人還是醫學從業人士都該閱讀這本書。」

——傑若・古柏曼醫學博士（Jerome Groopman, MD），
《醫生，你確定是這樣嗎？》（*How Doctors Think*）作者

「動人心弦且極具教育意義。」

——《柯克斯書評》（*Kirkus Reviews*）

「本書內容精彩又能呼應時事，透過醫學、環境、經濟、社會等角度全方位探討慢性疾病，不僅能夠為科學界帶來重要影響，也能讓許多人的處境被看見、受到肯認。」

——《芝加哥書評》（*Chicago Review of Books*）

「發人深省、撫慰人心……對同樣深受慢性疾病所苦的人來說，本書無疑是黑暗中最珍貴的那雙援助之手。」

——《洛杉磯時報》(*Los Angeles Times*)

「歐羅克的詩意之作。透過令人驚嘆的同理角度，她不僅分享了自己罹患未知疾病及最後終於獲得萊姆病診斷的人生故事，更從一整個世代受到忽視的萊姆病患者視角來看待相關議題……是本不容錯過的精彩好書。」

——文學網路媒體 *Lit Hub*

獻給每一位正在尋找答案的你

「每個人在這世上都像擁有雙重國籍一樣分屬兩個世界；一邊是康健的國度，另一邊則是疾病的疆域。疾病是生命的黑暗面，是兩種國籍之中更令人難以接受的那個身份。人人都想永遠待在健康的國度，但只要生而為人，就遲早得面對可能在某一天或某一段時間，成為疾病疆域的子民。」

——蘇珊・桑塔格（Susan Sontag）《疾病的隱喻》（*Illness as Metaphor*）

「我們有時只是（有時候甚至還稱不上是）自己人生故事的其中一位共同作者。」

——阿拉斯代爾・麥金泰爾（Alasdair MacIntyre）《德行之後：道德理論研究》（*After Virtue: A Study in Moral Theory*，中文書名暫譯）

CONTENT

第2部　層層謎團

第3部　走向療癒

序言

「一般人訴說的疾病故事通常都有個令人驚愕的開端——在超市裡驟然暈倒、健檢時在腹部發現腫塊、醫生帶來的噩耗；但我卻不是這樣，我生病的過程就像海明威對破產的形容一樣：『逐步發展，突然爆發。』」[1]

關於我的故事，這是其中一種說法：我在一九九〇年代末自大學畢業，自那時起便開始生病；當時我每天都起蕁麻疹、頭暈，很長一段時間以來身上也總是這裡疼、那裡痛，夜間還會盜汗，症狀持續了很久卻都沒有醫生願意相信我真的生病了。而這是另一種說法：自從我母親在二〇〇八年的聖誕節過世後我才開始生病；當時我感染了某種病毒，不僅每天都疲憊不堪，淋巴結更是痛上了好幾個月。當時的我彷彿走入了一團迷霧般，總是精疲力竭，卻以為那是失去母親的悲痛所致。一個月後，終於有位醫師發現這一切其實是因為我感染了EB病毒（Epstein-Barr virus）。除此之外，我的故事還有另一種說法：在母親過世大約三年後，我身上出現了令我難以繼續忽略的病況；當時是二〇一二年一月，一切都從越南那家破舊旅館旁那片總是吹著強風的海灘開始。當時我和伴侶吉姆（Jim）在海灘上看書，我突然注意到手臂內側長了奇怪的疹子，總共七、八顆的紅色小疹子排成了一圈。我心想：**這看起來很像點字**。但它到底想告訴我什麼呢？

那天海灘上一片狼籍，到處散落著棕梠樹的敗葉殘枝，我則因為糟糕的天氣而陷入了不安與寂寥。我對吉姆說：「你看。」他看著我手臂上紅腫不堪的疹子狐疑道：「真奇怪啊。」

真的很奇怪——而且比我當時想像得到的境地還要奇怪得多。那時的我並不知道，自己已經站上了醫學已知與未知的知識邊界。自我一九九七年從大學畢業起，就時不時覺得身體狀況不太對勁，然後病情就一直穩定惡化到了現在，整個過程就像是旱鴨子一步一步走入深潭一樣。但沒人知道我為什麼那麼不舒服。剛開始，根本沒有人相信我**真的**生病了——連我自己也不敢肯定這是病；然而因為我實在困在這無法好好運作的身體裡太久，因此下定決心展開這場困難重重的旅程，一心一意追尋真正的答案。不管是醫師、親友還是同事，有些人懷疑我只是在裝病，當然也有些人真心為我的身體感到擔憂。後來我終於得到了初步診斷結果——自體免疫疾病——但是這無法解釋我的所有症狀。追尋受到理解與有效治療方式的過程中，我盡可能嘗試了各種療法，滿心只想把自己治好；然而開始生病以後的每一天，我非但沒有轉好，反而是一點一點惡化，而我也被這一切折磨得快要認不出自己了。小時候，我每天早上一睜開雙眼看見陽光灑進房間裡，就能感受到生命帶來的希望，對於未來的一切都感到歡欣雀躍；然而在我重病時，卻因為每天早晨的症狀特別嚴重而變得害怕自睡夢中醒來，更為接下來的日日夜夜都將充滿沒有解答的苦痛而感到絕望。

面對這無以名狀的不適感，我需要解答；於是我投身於文學、科學、哲學領域尋找答案，同時也尋求醫師、心靈療癒者、歷史學家、研究人員以及其他患者的協助。在這個過程中，我不禁注意到醫療系統裡種種矛盾龐雜的現象，發現許多身患未知疾病的患者面臨的重重阻礙。我也一心想知道，就算無法徹底消滅身上的病痛，那究竟有什麼能夠幫助我與身上的疾病**共存**。關於這一切，我沒有可以一言以蔽之的終極答案，但卻有一件事躍然心頭：最重要的是，我希望自己的親身遭遇與經歷能夠得到肯認，世人能夠**看見**我所受的苦，才會有更多人將聰明才智用來研究長久以來不斷折磨我的疾病，以造福未來的人類能夠少受一點苦。

然而這世上深受疾病之苦的人實在太多了。大家熟悉的常見慢性病（如心臟病與癌症）都有其各自的明確定義，也被視為「真正」的疾病（即便其中依然有許多人類未知之處），然而大多數人所不知道的是，這世上也有些慢性疾病正悄然無聲地流行著，這些疾病時常被邊緣化、受到輕視，甚至不被視為疾病——其中包括自體免疫疾病、肌痛性腦脊髓炎／慢性疲勞症候群（myalgic encephalomyelitis/chronic fatigue syndrome〔ME/CFS〕）、治療後萊姆病症候群（post-treatment Lyme disease syndrome）（或是許多患者所稱的慢性萊姆病〔chronic Lyme disease〕）、自律神經失調（dysautonomia）、肥大細胞活化症候群（mast cell activation syndrome）、纖維肌痛症候群（fibromyalgia），還有如今慢慢開始為世人所知的長新冠（long COVID）。假如每個世代都有其代表性的疫病，我認為這些慢性疾病就代表了當今這個時代。

當然了，以上疾病都各有不同，但共通點是它們皆為與身體健康息息相關的免疫系統以及神經系統失調所致。有些研究人員便懷疑，這些疾病的成因以及患者之間，或許存在某些有跡可循的共通之處——也就是說，假如你有以上其中一種疾病，便很可能也會罹患其他有所關聯的疾病。令人驚訝的是，現代醫學界對於這些症狀知之甚少；另外也有證據顯示，這些症狀乃身體發炎反應等各種原因所導致。罹患這些疾病的人如今越來越多；例如科學家就發現，罹患自體免疫疾病的人口以「流行病」一般的速度增長——現在美國已有兩千四百萬至五千萬人受到自體免疫疾病的影響。[2]

我的病症在二〇一二年來得又猛又快，然而當時這種疾病不僅沒什麼人研究，連談論的人也不多——甚至時常被視為精神疾病的潛在表現。那些被神祕症狀長久折磨且又受到邊緣化的患者，也因為這種困境而不得不聯合起來組成社會運動團體，試圖讓社會肯認他們所受的苦。十年過去了，隨著我寫作本書，全球已深陷新冠病毒疫情達一年時間，而如今事情終於有了變化：自體免疫疾病儼然成了主流議題，醫生也開始提倡微生物群落（microbiome）與腸道健康的重要性；這些議題在不久之前還被視為旁門左道呢。最出人意表的是，最終竟是因為COVID-19疫情大流行才真正讓人類理解，每個人的發炎反應都不一樣。同一種病毒及細菌（抑或是多種病毒和細菌）進入人體後，每個人會產生的免疫系統反應以及進而引發的各種複雜後遺症都有所不同。也因為長新冠症候群患者的群體規模十分龐大，如今已有越來越多人開始關注慢性症候群。

然而即便獲得了更多重視，還是有許多人因為醫學界對這些疾病知之甚少而默默受苦，也還是有很多醫生選擇忽略像我這樣雖然出現全身性症狀，但端看檢驗數值卻一切正常的病患。正如蘇珊·桑塔格在《疾病的隱喻》一書裡所提到，人類若不了解某種疾病，便常常將其直接視為內心狀態的外在表徵；我們對某種疾病或症狀的了解越少，就越容易認為那源自心理問題，甚至將其污名化。過去就曾有一段時間，醫生會把多發性硬化症（multiple sclerosis）視為歇斯底里的表徵[3]，而科學家在發現造成肺結核（Tuberculosis）（原稱肺癆〔consumption〕）的細菌之前，甚至認為那是擁有浪漫情懷的年輕靈魂才會罹患的疾病。[4]更有某些癌症長達幾十年都被歸因為壓抑情緒所致。

時至今日，我們都認為自己能夠理性看待疾病，不會被這些隱喻觀點左右；然而我們卻可以從研究發現，醫學界如今依然充斥著認為難以辨識的疾病症狀就是更深層的心理問題或存在問題的觀點。雖然對於精神疾病的進一步了解是人類在二十世紀取得的一大醫學進展，然而罹患這些未知疾病的患者，卻時常面臨醫生直接將其生理症狀視為精神疾病所致的困境——從而使他們無法獲得妥善的醫療照護，也導致醫學界對於這些疾病缺乏更深入的研究。倘若醫學界根本不重視或定義這些問題，就更遑論是去研究或治療這些患者了。

也因為醫學界對於這些病症還沒有定論，因此連病人也對自己的判斷失去信心。就像我，雖然身體長期不適，但因為那不像是任何我所知的疾病，也沒有明確的症狀與治療方法，所以甚至連我自己都常常把自身的症狀直接與我的存在狀態畫上等號。剛開始我認為，身體會這麼不舒服應該就象徵著我內心深處一定出了什麼問題——病徵是身體在釋放求救訊號。但因為一直找不到真正的答案，我才在絕望之下開始（以某種難以訴說的方式）感覺到，假如能夠用正確的方式講述我的經歷，或許就能讓自己感覺好一點；要是我能像奇幻小說的小主人翁發現她的祕密身份一樣，找出自己身上一切關竅所在，就能重新找回真正的自己。

然而花了這麼多年我才發現，深受未知疾病所苦的全然不止我一人，而這種不得不默默承受痛苦的現象，才是我們社會最大的病灶。

我也正因如此才寫作了本書。我想要記錄這場尚未完結的個人追尋旅程，就是為了搞清楚這令我和其他患者百思不得其解的一切。我也努力統整在這追尋旅程中所認識到的一切：我閱讀、研究，也訪問了科學家、醫師與病患，為的就是更深入探尋。我寫作本書不僅僅是想為自己罹病的經歷提出一個合理解釋，更是為了其他與我一樣深陷於難以辨認的慢性疾病的患者。（我在本書中會時常以「慢性病」來簡稱「為人所知甚少的疾病」或「免疫介導疾病」（immune-mediated disease）——也就是與免疫系統不正常活動相關的病症——而前者所涵蓋的範圍勢必比後者廣泛許多。）[5]

這本書要獻給所有患者本人、家屬、專業醫護人員，以及所有正在面對重重阻礙，試圖找出難以辨認的病症的每一位（本書中所探討的內容可以運用的範圍相當廣泛，例如承受長期疼痛或偏頭痛的人，或是正努力與癌症共存的患者等等）。本書目的在於為那些難以言說的生活經歷找出可以訴諸的語言，讓社會文化總是將還未受徹底了解之疾病歸類為精神疾病的現象浮上檯面，也想要解釋現代醫療系統即便已經如此出色，卻還是難以招架這些慢性病罹病人口激增現象背後的脈絡。我們的醫療系統十分善於為急症患者提供治療與照護，但在管控長期照護所衍生出的複雜難題上，卻是多有不及。確實，我不是醫生，所以我的觀點從科學角度來看，絕不能說是徹底詳盡且毫無遺漏；然而我只是想點出其背後的脈絡，讓大眾理解為何某些疾病總是難以獲得妥善的診斷、治療，以及這些疾病是如何挑戰現有的醫療系統框架，以至於有時候甚至被稱為「隱形疾病」（invisible illnesses）。我期許能夠為長期承受污名的患者帶來改變，轉變醫療照護系統與醫者面對他們的心態——這些患者如今都像我一樣，察覺另一個隱形國度已然成為了自己的歸屬。

本書不像一般的疾病故事一樣有著簡明的敘事結構；畢竟我的疾病並不是規律有序地進展，而是時而來回反覆，時而出現跳躍式變化。因此我的故事也不可能按部就班進行；我來來回回地病了又好，好了又病。隨著過去的自我消失，另一個新的、更需要依賴他人的我則慢慢浮現。我在確診萊姆病並獲得妥善治療後，健康狀況終於大幅改善；後來我又確診了關節活動度過大型先天結締組織異常症候群（hypermobile Ehlers-Danlos syndrome）——這是一種會影響結締組織的遺傳性疾病，其病徵為膠原蛋白出現異常、關節活動度過大、疼痛與疲勞——也進一步解釋了我陸續發展出的多種症狀。然而這本書不像市面上各種面對疾病的故事；我想寫的不是病患努力對抗疾病終至康復的情節，本書的重點也不在於我到底是不是遭遇疾病而倖存的英雄，甚至是否有所謂的「好起來」都不是癥結點所在。假如真要說我的追尋有個目標，那我真正追求的，就是學習如何與生活中滿滿的不確定性與無能為力和平共處。沒有詳盡的資訊，也沒有答案，我只能接受對自己的健康與身體狀況幾乎失去所有掌控的現實。至今，我依然沒有萬無一失的確切答案；然而隨著一步步前進，我一層層剝下了真相外包裹的未知與不確定，終於找到自己能夠與之共存的真實。

事實上，這是一本關於如何與疾病共處，而非根治或消滅疾病的書——我要說的故事，是關於如何放下美國文化中那克服一切萬難的精神，關於我們其實都得互相依賴的真相。我因為個人的罹病經歷而理解，每個人雖然都認為自己有絕對的自主性、是自己身體的主人，但其實我們都活在相互連結糾纏的社會網絡之中。我們的身體無時無刻不在與其他人體溝通；免疫系統不僅會與整體健康醫療政策交互作用，也會受身邊其他人的情緒影響。人體的免疫失調便展現了人與人之間連結關係相當緊密的現象，也讓我們發現人體會因為人際互動、飲食與化學物質的調節、全民健保的存在與否、系統性的種族歧視、貧窮、創傷等條件而產生變化。新冠病毒帶來的疫情以及後續對於全球社會的重創，更讓這一切躍然於全球世人眼前——然而這其實是存在已久的事實。

身患為人所知甚少的疾病，就不得不面對美國健保系統的所有缺陷；不得不與重視生產力更甚於健康的後資本主義社會所帶來的結構問題不斷碰撞，更得面臨哲學上的困境，在努力傳達難以被接受的個人經驗時屢屢受挫。

這些複雜難解的症狀通通源自於人類免疫反應的多樣性，也因此直指醫療系統亟需個人化醫療的問題關鍵所在，並強調了我們必須加強社會安全網的現況——同時使我們認清人與人之間勢必相互依賴的現實。如今，我們已經知道COVID-19會進一步促使自體免疫疾病與免疫失調罹病率以前所未有的速度增加，長新冠所帶來的危機更促使全球醫學學術研究機構都開始重新省思照顧這些患者的治療方針。許多力求醫界改革的醫生期許，全球能因為疫情後續效應而產生更多改變；與此同時，由患者本身所領導的團體與組織亦紛紛起而強力倡導，使我在本書所提及的種種慢性疾病患者困境受到格外關注。假如我們的醫療系統希望能在未來更加精準地診斷病情，就絕對不能忽略這些患者的聲音。

最終，我不得不說，自己其實屬於比較幸運的那一群人——比我在經歷這一切苦痛的旅程當中所遇到的許多患者都來得幸運許多。身為受過高等教育、屬於高收入族群又住在大都市裡的白人女性，我比其他患者擁有更多資源與特權——當然，也不能忽略我這一路走來的好運氣。

換言之：我會想站出來訴說自己的故事，並不是因為覺得自己的罹病經歷有多麼獨特；事實上正好相反，在我身上發生的一切並不是什麼罕見問題，也還有許多和我身患同樣疾症的人病得比我更深、更重，受到的醫療照護卻遠不及我。而就是因為我的疾病故事如此平凡，才讓我覺得必須與世人分享這一切。我想把本書獻給被這個社會辜負過，至今也一直未得到平反的所有人。

我衷心希望有一天，變革終將到來。

第1部

重重阻礙

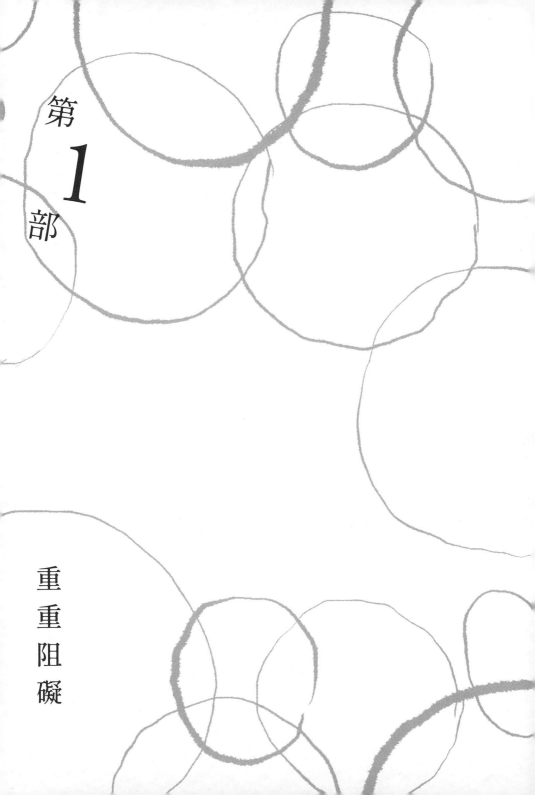

第一章 逐步發展，突然爆發

一九九七年秋天，我自大學畢業，從那時起開始感覺到所謂的「電擊感」——每天早上都會有電擊一般的刺痛感侵襲我的雙腳與雙臂，好像被無數隻小蜜蜂螫到一樣。那股電擊般的刺痛十分強烈，就連我只是要從位在東村某個地下室的住處走到工作地點，都得時不時在路邊的停車收費表旁停下來揉揉腿；若非如此，我的肌肉就會不斷抽動，腿也會不聽使喚地抖個不停。醫生根本搞不清楚我到底怎麼了——他認為應該是皮膚乾燥所致——後來這種電擊感終於消退了。然而就在一年後，這種現象又死灰復燃了幾個月，但就在我快要忍無可忍的時候，症狀卻又消失了。

二十幾歲那段時間，我身上這種電擊感和其他奇怪的症狀——陣陣頭暈、疲憊不堪、關節疼痛、記憶力出問題、夜間盜汗、顫抖——總是來來去去。將近一年的時間，我每天都會在深夜兩點滿身大汗地驚醒，發現腿上佈滿了蕁麻疹，然後徒留滿腿難耐的癢，令我再難入眠；睡衣或床單也會因此徹底濕透，使我非得更換一套不可。醫師開了抗組織胺給我每天服用，我也去做了是否罹患狼瘡的檢查，但結果顯示我的身體一切正常——檢驗報告的數字一點也沒問題。一位專科醫師這麼告訴我：「檢查結果都是陰性，過一陣子應該就沒事了。」我還記得自己當時心想：

「你都不想知道我為什麼會起這麼嚴重的蕁麻疹嗎？」

大多數女性都難免將食物以有點扭曲的方式連結到對自我的控制感上，就像我會把身體的一陣陣疲憊不適感跟我吃得不夠健康這回事畫上等號（即便我的飲食習慣相對來說已經算是很健康了）。那幾年時間裡，我一直以為自己動不動就覺得疲憊無力是飲食控管不當所致，因為我的確發現攝取某些食物會讓我特別不舒服，也因此開始認為身體不適都是我自作自受。我常常覺得大概是身體真的出了什麼問題——所以我才會這麼不舒服——但又忍不住懷疑也許根本問題就在我自己，只要我別吃糖、別吃披薩，也許就好了。

一晚我從惡夢中驚醒，夢裡有個穿著髒兮兮灰色連帽衫的男人一直用刀捅我；後來發現原來是月經來了。但除了平常的經痛之外，我的右下腹也疼痛難耐；那股刺痛越來越強烈，我開始全身發熱，過沒多久就吐了。我當時猜想自己大概是得了盲腸炎。但過了約一小時，就在我準備直接去急診室的那一刻，疼痛卻自動消退了。在我說起這些症狀時，婦科醫師只說了一句：「每個人都會經痛。」

後來有個朋友建議我去他的婦科醫師那裡看看；這位醫師真的有專心聆聽我對疼痛感的描述，也不時點頭表示理解，我終於有種得到認同的安心感。她做了檢查與超音波以後說道：「我想妳應該是有子宮內膜異位症，這是一種慢性發炎疾病，原本該在子宮裡的組織跑出來包覆住腹部與其他器官，所以妳才會這麼痛。」然後她又接著說道：「這種症狀會導致不孕，所以除非你打算懷孕生子，不然其實影響不大。我們可以之後再靠手術處理，現在我就先開止痛藥讓妳在月經來的時候吃吧。」醫師抽了幾張衛生紙給我，讓我把身體擦乾淨以後穿上衣服，然後我就帶著滿腦子的疑惑離開了診所。我的疼痛只被歸類為生育能力可能受到損害的跡象，至於造成這種強烈疼痛的問題本身卻根本沒人在意。[6]

到了二十四歲時，我每天早上起床都覺得腦子裡一片霧濛濛。我會在開始工作前長跑，試圖讓腦袋清醒一點；我綁緊鞋帶以後讓自己痛快流汗，努力擺脫昏昏沉沉的感覺。我原本以為每個人應該都是這樣，也以為那種混沌感只是因為快感冒了而已。但為什麼我常常有這種快要感冒的感覺——我身邊好像沒有其他人總是這樣啊？因此每隔一段時間，我就會稍微仔細研究一番。到了二〇〇五年，剛好在我二十九歲生日前後那段時間，我覺得自己格外衰弱又沒有活力；我記得那時候是在網路上搜尋身上的各種症狀以後，才驚覺原來自己各種奇怪的身體現象與許多自體免疫疾病的症狀重疊。我把搜尋結果拿給吉姆看，螢幕的光線在吉姆臉上映出了淡淡的藍色光芒，他點點頭說道：「以妳這麼年輕的人來說，妳確實很常動不動就覺得累。」但我的醫生卻再三向我保證檢驗結果一切正常，我只好繼續靠自己撐下去。

長久以來，我其實都是刻意選擇忽略身上的各種症狀，而我會這麼做的一部分原因，是因為我出身於一個對身體健康狀態不那麼敏感的家庭。我從小在布魯克林區長大——父母就在我就讀的學校執教——他們從不對自己身體狀況想太多的習慣也影響了我的思維。我的雙親選擇從紐澤西搬到紐約討生活，他們都出身於愛爾蘭裔美國人的天主教大家庭，也因此具備了實事求是、堅忍不拔的性格。就像許多與他們同輩的戰後嬰兒潮世代一樣，他們認為醫生都是不容質疑的專業人士；而除非是面臨高燒不退、重跌或是傷口嚴重到得縫合的情況，否則他們不會輕易去看醫生。而在這種情況下去看醫生也一定會得到明確診斷，可能會開藥或必須接受手術，之後就是等身體或快或慢地痊癒。所以要是醫生說你沒事，那你就是真的沒事；我爸媽對於西方醫學的權威深信不疑，所以過去的我也是如此。

我的家庭從來不會特別去想改善身體健康這件事，甚至也不會聊關於身體狀況的話題；爸媽只會定期帶我們去給醫生看看，發燒的時候就讓我們吃泰諾*（Tylenol）退燒，但要是我們身體出現的問題不是很明確或沒有太嚴重，他們就會選擇直接忽略這些症狀，叫我們振作起來就好。我小時候身體就時不時會有些「小病小痛」——嚴重過敏、肌肉痠痛、消化不良——我現在回想起這些症狀，會覺得那也許就是預示了我身體未來即將出問題的訊號。然而我爸媽沒有太在意，就連我自己也習慣了這種身體總是不太舒服的感覺，更直接在心裡告訴自己：動不動就說身體不舒服就是在找人麻煩——我媽就曾因為覺得煩而說我是「碗豆公主」。當下我就清楚知道，一直說身體不舒服會造成媽媽的負擔、令她厭煩。

但我還是時常感覺自己身體真的不太對勁。二〇〇八年七月，我造訪了父母位於康乃狄克州的家，大家一起在露台上提早吃晚餐——母親那時罹患了大腸癌第四期，正在進行第四次化療。當天氣溫大約是攝氏三十二度左右，而且空氣濕度頗高；我們用餐時太陽尚未西沉，整個露台上瀰漫著薄荷與羅勒的氣味。然而我卻抖個不住，到後來只好穿上毛衣。母親銳利的眼神裡帶著一絲不尋常的憂慮，她緊張地盯著我問道：「妳沒事吧？」然而我也不敢肯定。隔天早上起床，我感覺全身彷彿氣力用盡一般疲憊，大腦也像被濃霧籠罩一樣令我難以徹底清醒。母親敲了敲我的房門，想約我到海灘上走走。她明亮的雙眼生氣勃勃——這時我才發現，儘管正在做化療是母

*譯註：為含有乙醯胺酚的強力止痛退燒藥物。

親，她卻顯然比我還要有活力得多。

而這一切都還只是我在越南盯著手腕內側張牙舞爪的紅疹子瞧的前情提要而已（這時一切都還稱不上**是個故事**）。我當時心想：「**這疹子應該代表著些什麼。**」卻在海風吹動了棕梠樹，呼嘯著把巨大葉片都掃到地面時，努力把注意力放回書上。「**這一切細細碎碎的問題——絕對代表著些什麼。**」我一邊心想，一邊撫著手腕內側的紅疹，彷彿它們能夠告訴我關於這一切神祕症狀背後的真相。

與吉姆從越南回到位於布魯克林的家三天後，我開始低燒。當時是二〇一二年二月，我們那座戰前老公寓裡的暖氣發出了嘶嘶聲，哐啷作響地運作著，將熱意傳送到整個房間裡。吉姆得出差去開會，而我則在奇怪的時間裹著床單、滿身大汗地睡著，四肢沉重無比還汗涔涔的。在超過兩個星期的時間裡，我都纏綿於這種彷彿得了流感一般的身體不適之中，卻以為自己只是對時差的反應比較大、持續比較久而已。當時我以寫作和擔任記者維生，也在紐約大學（New York University）教授研究生的創意寫作課程，同時在普林斯頓大學（Princeton University）擔任客座教授，並且正著手開始寫作新書；然而因為我整個人狀態不佳而難以專注，所以一切工作進展都十分緩慢。

那種嚴重時差的感覺一直揮之不去。

我過去熱愛的教學工作，如今對我來說卻變得費力又繁重。我在週一下午的課堂上根本無法好好組織說出口的句子；我在台上講課，看著學生們充滿學習熱忱的臉龐，卻覺得脫口而出的每一句話都毫無重點。我趁下課溜出去喝了一杯雙倍濃縮咖啡，但咖啡因還是無法驅散我腦中的重重濃霧。我吃東西的時候頭又暈又痛，喉嚨也總是發疼，說出口的話更是顛三倒四——例如我會說：「我等一下跟你在『水飲機』旁邊見面吧。」

三月的某天早上，我坐在灑滿金黃陽光的書房裡；然而面對著書桌的我卻只能打瞌睡。我的身體狀況糟到就像一句被打破的誓言一樣，無可挽回。

我心想，這些症狀會不會只是因為我花太多時間在網路上看沒營養的東西——狗狗的影片、網路快閃特賣——並因此消磨了我的意志力。我也忍不住擔心自己是不是又陷入憂鬱；我大學時曾經歷過一段輕微憂鬱的時期，但這次的感覺跟當初不大像。儘管對於這種可能性抱持著開放態度，但我實在很難相信自己真的是得了心理疾患——不僅症狀不像，那時候我的生活裡也沒有什麼可能造成這種現象的重大事件。媽媽過世後，有幾年我確實過得比較辛苦，但後來我便重振旗鼓了；我才剛出版了關於媽媽的回憶錄，因為覺得那本書可以幫助到許多（和我一樣）歷經了難以負荷的哀傷卻又覺得自己不該如此失控的人，可以說是我的自信之作。那年夏天我也加入了寫作基地計畫，萬分期待地準備開始寫作新書。雖然在媽媽罹癌病重的那段時間，我和吉姆的關係也隨著我為母親傷痛的情緒而觸礁，所以我們離婚了；但如今我們不僅復合了，還打算要生孩子，我只覺得自己無比幸運。我**真的很想**工作，我的未來正在召喚著我。

然而我也真的好累，根本無法集中注意力好好盯著電腦螢幕。

我打電話給新的那位內科醫生（剛好我的醫療保險方案換了）。他為我做了一些血液檢查，幾天後就回了電話給我；他說：「你的身體一切正常，只是有點貧血而已。」果然如此——多年來的那麼多位醫生，總是只會說我有一點貧血，或是缺了一些維他命D。醫生表示，我的疲倦感也許是因為月經來潮；但我從十三歲就開始有月經，卻從來沒有哪一次會像這樣讓我覺得自己快死了，所以這個答案對我來說實在不太可信。這時我彷彿可以聽見醫生在電話另一端聳聳肩說道：「不然妳就試試補充鐵質吧。」

有個朋友猜測，我也許是得了單核白血球增多症*（Mononucleosis，簡稱Mono）；另一個朋友則說，也許你對麩質過敏。

一個乾冷的冬季午後，我前往西村和一群朋友看電影，結束後我們準備一起去喝點什麼；但這時我卻開始渾身直打寒顫，只好跟朋友們說我要提早離開。其中一位朋友凱蒂（Katie）隔天寄了電子郵件問我：「妳還好嗎？我感覺妳整個人快垮了。」我坐在書桌前，看著照片裡還是青少女的那個我，站在堆得高高的沙丘旁和家裡的狗玩——一隻混了哈士奇血統的漂亮黑色米克斯犬——畫面裡，我的頭髮隨著強勁的海風高高飄揚。

我已經想不起來自己上一次這麼有活力是什麼時候了。

我去看了朋友推薦的整合醫學專科醫生；這位醫師發現我感染了EB病毒、巨細胞病毒（cytomegalovirus，CMV）以及小病毒（parvovirus），因此開了一些營養補充品給我，然後要我回家好好休養。大約一個月以後，雖然病毒感染消失了，我的身體狀況卻沒有因此好轉。這次換另一位同事給我建議，於是我約了他推薦的婦女健康權威看診；我在診間裡描述了所有症狀，她也針對我的家族病史問了許多異常廣泛的問題——我的家族病史包含了癌症以及類風溼性關節炎（rheumatoid arthritis）、潰瘍性結腸炎（ulcerative colitis）以及甲狀腺疾病（thyroid conditions）[7]——

醫生（我都叫她E醫師）這時告訴我：「雖然還沒收到檢驗結果，但我現在就可以告訴妳，我高度懷疑妳罹患了某種自體免疫疾病。」

聽見她說了這句話實在令我感到如釋重負。我的身體真的有問題——既然找到了問題，那我就有機會解決問題。

過了幾天，E醫師打來告訴我，我的甲狀腺（也就是人體脖子處那個蝴蝶狀腺體，負責調節新陳代謝與能量）裡有抗體，表示我的免疫系統正在攻擊自己的甲狀腺，這就是「自體免疫甲狀腺炎」（autoimmune thyroiditis）；而我身上這種形態的自體免疫甲狀腺炎則通常被稱為「橋本氏甲狀腺炎」（Hashimoto's thyroiditis）。甲狀腺炎通常會導致人體的甲狀腺分泌異常低下，也因此導致患者精神遲鈍、昏昏沉沉。[8]

對於診斷結果背後代表的意義我並不是太擔心，而是滿心歡喜終於等到了一個正式醫學診斷。我讀到的資料告訴我，甲狀腺疾病很普遍也不難治療，而且我身邊也有罹患了甲狀腺疾病的親友，他們都活得好好的。醫師要我開始進行甲狀腺荷爾蒙補充療法，六週後再回診檢查，同時也認為我在回診之前一定就會感覺到身體狀況有所改善。我長長嘆了一口氣，終於放下一直壓在心頭那顆沉甸甸的大石。這就是現代醫學在現代社會發揮作用的方式：醫學檢驗為你找出身體出問題的地方，然後醫生給你解決方法。

然而六週過去了，我卻絲毫沒有覺得好轉，反而更不舒服了。我的血壓低得異常，而且只要

＊譯註：一種病毒感染疾病，會導致發燒、喉嚨痛、淋巴腫漲等症狀。

一吃東西就頭痛，甚至在某天下床時直接昏倒。另外還有一天，我身上出現了彷彿被烈焰焚身一般的疼痛感，一路延伸到頸部，就像有人將火把貼在我的皮膚上灼燒一樣。其中一天午後，我和朋友吉娜（Gina）一起去買果汁喝——她和我一樣多數時間都在家工作——我突然一陣暈眩，得要她扶著我才有辦法好好坐下。她一邊用看著重病病患的眼神盯著我，一邊說道：「無論如何，妳一定要想辦法讓自己好起來。」

後來我在五月中回診，E醫師對於我的頭痛與其他症狀著墨不多，卻建議我增加甲狀腺賀爾蒙的補充劑量。這下我開始懷疑，我身體出的問題可能不只是像單純感冒或器官出問題那麼簡單明瞭。

第二章 什麼是自體免疫疾病？

事實上，雖然我整個家族已與自體免疫疾病糾纏很長一段時間，但我其實不知道自體免疫疾病到底是什麼。

也就是在那時，我和母親的三位姐妹——三位大約都五十幾歲、個性幽默且一點也不會自怨自艾的愛爾蘭裔美國女性——在我祖母位於澤西海岸（Jersey Shore）的公寓共進午餐。大家一起吃冷切肉、喝冰茶，她們一面告訴我有兩位表親的身體突然莫名其妙虛弱了起來。其中一位阿姨說：「連醫生都不知道他到底壓了。」另一位阿姨則說：「但我覺得應該是跟甲狀腺有關的問題。」這位阿姨罹患類風濕性關節炎多年，最近也被診斷出了橋本氏甲狀腺炎，而這兩種疾病本質上來說其實都屬於自體免疫疾病。第三位阿姨則患有潰瘍性結腸炎；她還告訴我，有另一位表親也罹患了這種疾病。其中一位阿姨表示：「這些病其實都互有關聯。」我以前就聽說過家裡親戚罹患的各種疾病，但我實在不知道它們彼此之間的關聯性，這似乎是非常重要的線索。

閱讀是我解決擔憂的方式，因此那次午餐後，我一回到家就找了一大堆資料來看；我瀏覽了網路上所有關於自體免疫疾病的資料，也從紐約大學圖書館預約了相關書籍，還下載了在醫學期刊上發表的論文。蒐集各式各樣的資料似乎成了我當下唯一能夠掌握的事。

於是在深入研究的幾週內，我才了解到橋本氏甲狀腺炎可能比我想像中來得嚴重，造成的影響範圍也更為廣泛——不只是甲狀腺出了點問題那麼簡單而已。以正常的免疫反應來說，人體會製造Y型的蛋白質分子——也就是抗體——以及白血球來對抗像病毒與細菌這樣的病原體，並且在病原體遭到消滅後，召回先前用來對抗病菌的細胞，以免繼續破壞人體。而自體免疫疾病會發生，就是因為人體製造的抗體出於某些緣故開始攻擊健康的身體組織，把原本應該保護的對象當成外敵來抵抗。在產生自體免疫（autoimmunity）的情況下，人體免疫系統不再「包容」自己的身體組織——就像免疫學家所說的，失去了分辨「自己與非己」（self and non- self）的能力（「Auto」一詞的本意即為「自己」）。[9]

那麼問題來了，為什麼人體會自我攻擊？

醫學界花了很長一段時間才開始嘗試解開這項疑問，而且關於自體免疫的研究從一開始就充滿了不確定性與謬誤。科學家在十九世紀末發現了免疫細胞的存在，同時也想知道免疫細胞是否有可能反過來攻擊自體。然而在一九〇一年，一位極具影響力的德國免疫學家保羅・埃爾利希（Paul Ehrlich）提出「天厭自毒」（horror autotoxicus）的理論；他認為因為人體存在這種害怕自體毒性的特性，所以自體免疫現象不可能存在。埃爾利希的理論廣受醫學界接納，研究自體免疫現象的腳步也因此停滯了長達半世紀的時間。[10]

到了一九五〇年代，年輕的醫學生諾埃爾・羅斯（Noel Rose）與追隨埃爾利希腳步的學者恩斯特・維特斯基（Ernest Witebsky），在研究癌症免疫學時發現了甲狀腺自體抗體（也就是會攻擊自體的抗體）的存在。羅斯發現，把從兔子甲狀腺抽取出的蛋白質注射回其甲狀腺，兔子的身體竟出乎意料地產生了會攻擊自體組織的抗體；除此之外，兔子的淋巴球（其中一種白血球）還會開始破壞其甲狀腺。這下羅斯與維特斯基終於明白，他們意外有了重大發現：埃爾利希的理論錯了，生物體真的有可能被自己的免疫系統攻擊。[11]

此後約十年的時間，科學家發現了大約八十至一百種的自體免疫疾病[12]，其中就包括了狼瘡、多發性硬化症、第一型糖尿病*（type 1 diabetes）、類風濕性關節炎等；然而因為醫學界對於自體免疫疾病的定義尚未取得共識，也沒有客觀衡量的統一標準，因此難以估量自體免疫疾病確切來說到底有幾種。甚至連「自體免疫疾病」這個名稱本身可能也不夠精準，因為至今醫學界尚無法確知每一種自體免疫失調相關現象究竟是疾病的肇因還是結果。前文所提及的諾埃爾．羅斯後來創辦了翰霍普金斯自體免疫研究中心（Johns Hopkins Center for Autoimmune Research），我在某日午後與他進行電話訪談。他向我解釋道，也許把自體免疫現象當做疾病本身，就像十九世紀的醫生當初把發燒現象視為個別疾病而非症狀一樣，都不夠精確。

我到現在才開始了解，其實免疫系統本身就已經十分複雜難解了。我在社群媒體上追蹤了不少甲狀腺相關疾病的患者，這些人最在意的通常就是由人體骨髓所製造出的抗體數量；然而正如羅斯先前向我解釋的（他已於二〇二〇年辭世），有些病人體內抗體數量雖然低，卻感覺非常不舒服，另外也有些病人雖然抗體數量很高，卻無特別不適。這種無統一標準的不確定性，更為相

＊譯註：為糖尿病的一種，患者體內製造胰島素的細胞會因自體免疫等問題遭到破壞，因此形成先天性胰島素缺乏的症狀。

關羅病經驗蒙上一層曖昧不明的陰影。

從某方面來說，自體免疫疾病正如十九世紀的梅毒或肺結核一樣，是當下時代的醫學先鋒專注研究的對象。一位哈佛大學的研究學者告訴我，醫學界對自體免疫疾病的了解，足足比對癌症的認識慢了十年（而我們對於癌症的了解至今也未臻於全面）。如今顯而易見的是，自體免疫疾病勢必有基因遺傳的相關因素，會隨著家族遺傳不斷累積；這也是為什麼許多人會同時患有多種自體免疫疾病。但除此之外，我們也很清楚環境是一大致病因素：在豐饒富裕的西方國家，人民罹患自體免疫疾病的比例如流行病般層出不窮；羅斯也告訴我，從針對雙胞胎進行的研究可以知道，自體免疫疾病發生的機率有三分之一來自於基因的影響，三分之二則源自於環境因子。

根據美國免疫疾病協會估計，美國當今大約有高達五千萬人患有自體免疫疾病，這也導致自體免疫疾病超越癌症成為美國最普遍的疾病。一項二〇二〇年的研究發現，抗核抗體（antinuclear antibodies〔ANA〕）這種在自體免疫現象中普遍存在的生物標記，自一九九一年起在特定年齡人口的體內急劇增加，青少年體內抗核抗體的數量更是增加了兩倍之多。[13]由於總體而言人類基因不會在單一個世代之間就產生大幅變化，因此科學家推論這種抗體急遽增加的現象可能是環境或生活樣態改變所導致，其中的重要因素就包含了飲食習慣，以及其對於人體微生物群落所帶來的重大影響。[14]

自體免疫疾病對於不同族群的影響也大不相同；雖然有少數自體免疫疾病以影響男性為主，但有大約百分之八十的自體免疫疾病患者為女性[15]；針對這一點，醫學界至今尚未研究出確切原因。某些自體免疫疾病（尤其是狼瘡）對於患者的影響則有族群差異：非洲裔以及西班牙裔女性確診狼瘡的比率約為非西班牙裔白人女性的二至三倍，其致死率更是白人女性的二至三倍之多。（然而美國狼瘡協會〔Lupus Foundation of America〕也指出，女性有色人種在臨床實驗的代表性至今依然相當不足。）

瓦威・安德森（Warwick Anderson）及伊恩・R・麥凱（Ian R. Mackay）觀察這些現象後寫了充滿傑出見解的《為人體所不容：自體免疫簡史》（*Intolerant Bodies: A Short History of Autoimmunity*，中文書名暫譯）一書，其中提到自體免疫疾病逐漸成為「社會的主要疾病負擔（disease burden）——同時也是急遽惡化的全球健康問題。」[16]二〇〇一年，美國國家過敏症與傳染病研究所（National Institute of Allergy and Infectious Diseases〔NIAID〕）估計，當年因自體免疫疾病而造成的損失超過一千億美元[17]（有許多研究學者認為，這個數字其實大大低估了自體免疫疾病所造成負面影響）。許多自體免疫疾病會導致患者提早死亡；美國免疫疾病協會更指出，自體免疫疾病是女性產生併發症的主要肇因。然而在我二〇一二年確診自體免疫疾病的時候，知道那到底是什麼病症的人還少之又少。

像我這樣在獲得確切診斷之前，身體反覆不適卻找不出病因長達好幾年時間，其實是很典型的現象；根據美國免疫疾病協會表示，患者平均大約要花上三年的時間（再加上平均看過四位醫生），才能夠確診自體免疫疾病。[18]患者的診斷會受到延遲，其中一項原因是因為自體免疫疾病早期的症狀時常是間歇性發生，而且症狀並不明確，再加上初期產生的自體免疫物質不夠多，而且每個人體組織裡通常都會有少量抗體存在，因此難以判斷其究竟是否為病理性現象。而自體免疫疾病，其實就是指人體產生的自體抗體持續對人體造成傷害的現象；以某些層面而言，自體免疫現象到底是常態還是病態的定義其實很模糊——也很難有統一的衡量標準。

事實上，醫學界如今還是缺乏能夠好好診斷出多種自體免疫疾患的工具（這也是許多研究機構正在鑽研的目標）。正如諾埃爾．羅斯所言，現今的自體免疫疾病檢驗，通常要等到受攻擊的器官已被破壞高達百分之八十，才能夠檢測出自體免疫疾病的存在；而到了那個地步，人體其實就像他說的一樣：「已經出大狀況了。」[19]

除此之外，自體免疫疾病也通常是全身性疾病，這也是它難以診斷的另一項原因；患者全身上下可能會有好幾個不同部位產生症狀，然而我們的醫療照護系統卻是各科分立，通常只專注於治療屬於自己科別的身體部位。也正因如此，患者常常只好頭痛醫頭、腳痛醫腳地按症狀發生的位置找對應的醫生看診，然而除非有專事基層醫療的醫師願意花時間拼湊各項線索，否則根本沒有人能夠綜觀全局、檢視患者的整體病況來找出答案。我訪問過的一名女性患者便表示，在她獲得正確診斷前的那段時間裡，她分別到皮膚科、內分泌科、免疫科、神經科就診過；然而每位醫生都只檢查了「自己負責的器官」，確定不是該器官出問題以後就告訴她問題不在這，讓她去看別科。事實上，許多醫生都認為這些病人（通常是年輕女性）就只是在「沒病找病」（worried well），也就是一群沒事就跑醫院，不斷想確認自己真的沒病的傢伙。[20]

我也猜想得到我的醫生可能就是如此看待我，因為從表面上來看，我的身體真的算是相對健康——有運動習慣、有正常工作、能維持社交活動，而且症狀總是一陣陣地時有時無。老實說，我自己剛開始也並未質疑這些醫生的判斷；除了生長在一個極度實事求是的家庭以外，我還從小就練體操——這項運動教會我如何忽略及克服身體的疼痛。所以我有時候雖然確實為身上大大小小的疼痛感到不安，內心卻期待著身體會自己好起來。而且我長久以來因為練體操而必須用各種方式訓練控制身體，所以我其實一直自認為很了解我強壯的身軀；也正因為這樣，在我二十幾歲開始有越來越多健康狀況時，根本想不到自己是真的生病了。

我感覺那些疲憊都是我**自己**造成的問題——肯定是我哪裡做得不對。我雖然超努力工作卻不夠有紀律；我確實有在運動，但還是會吃垃圾食物，同時我也沒有嚴守良好的生活習慣。所以，一旦身體不舒服，我就會覺得那大概是自己的錯——代表我不夠堅強、缺乏良好的品行，一定是我這個人有什麼問題。桑塔格寫道：「疾病有著駭人的隱喻，而正是這種隱喻構築出了疾病疆域，因此人身處於疾病疆域時，很難不受到這些偏見的影響。」[21]確實如此，儘管我想盡可能客觀地看待我的健康問題，卻還是會陷入這些扭曲的自我反省之中；所以我才會大受桑塔格文字所道出的真相撼動。

E醫師為我開立了更高劑量的甲狀腺賀爾蒙補充劑，然後告訴我大約要過六週才會發揮出完整藥效，於是我只能靜靜等待劑量更高的藥物開始產生作用，為我緩解症狀。然而我的身體狀況仍然沒有好轉到可以好好工作，再加上已經這麼過了好幾個禮拜，我開始覺得得「做點什麼」才行。再次去找E醫師看診時，她提到自己有好幾位病人的身體狀況都在避免攝取小麥後有所改善；讀了許多相關資料後我也發現，暴露在某些化學物質下以及特定的飲食習慣都有可能刺激自體免疫現象，例如有些甲狀腺疾病患者的病況會因為攝取了麩質而惡化。於是我開始超級認真看待自己攝取的食物、接觸到的化學物質，並上網搜尋了更多相關資訊。

十九世紀作家阿爾馮斯・都德（Alphonse Daudet）罹患了梅毒，他在病入膏肓時寫了回憶錄《痛苦的國度》（*In the Land of Pain*，中文書名暫譯）。都德在書中描述了自己待在療養院裡的景況，那裡的病友都很清楚彼此經歷了哪些痛苦；他也提到，找到罹病體驗與自己最相似的患者會令他產生某種奇怪的愉悅感。都德文中提及的療養院裡聚集了許多罹患類似疾病的患者；時至今日，這種療養院已經轉變形式為網路上的病友社群。我們可以在虛擬世界裡找到和自己擁有類似痛苦經驗的人，在這條本得孤零零感受恐懼與挫折的路上彼此相伴，同時也可能會遇到以了解這些未知疾病為畢生職志的醫療從業人員。加入了這些群體的我就像掉進了愛麗絲夢遊仙境的兔子洞一樣，進入了另一個世界。

五月底一個天氣濡濕的日子裡，我弓著身子窩在散亂著病歷資料的書桌前，開始上網搜尋「如何治癒自體免疫疾病」。疾病的網路世界裡充滿了各式各樣的見解，許多人會針對人體各種維生素的理想含量交換意見，又或者是爭論到底哪一種飲食習慣最好。不僅彼此分享各家實驗室的檢驗品質優劣以及優質醫生的資訊，還會為身體不適帶來的疲憊感相互安慰。我在臉書上加入了一個社團，百般猶豫之下還是決定發文請網友推薦內分泌專科醫師；我點選了社團頁面，瀏覽了幾個色彩柔和、設計十分療癒人心的部落格以後（例如一位女性擁抱著一棵樹的圖像、「Natural」字樣的旁邊有一朵向日葵的圖案），我發現有許多人和我一樣，多年來經歷了許多似乎毫無關聯的各種症狀。其中一位女性跟我一樣連續起了好幾個月的蕁麻疹後確診了自體免疫疾病；有些人是因為體內的皮質醇（cortisol）或維生素D及維生素B不足才身體出問題，有些人則是有腦霧（brain fog）的症狀。

部落格裡大部分的文章都刻意營造出積極正向的氛圍（「大口享用無麩質點心！」、「冥想不費時」），然而文章傳達的資訊本身卻沉重得令人難以承受，而且散發著一股悲傷的氣息。這群人——雖然是有錢的中產階級卻活得很可憐——全因為同一件事聚集在這裡：醫生不僅治不好他們，也無法緩解症狀所帶來的痛苦；而且處於這種社會階層的人通常都有個沒什麼同情心的老闆。我的臉書動態牆上充斥著朋友在夏威夷開心渡假的貼文，以及小寶寶和貓咪互動的好笑影片，然而在這些充滿正能量的內容之間，有時候也會夾雜著這樣的文字：

我真的好痛苦，有時候明明前一天還那麼舒心，隔天一起床卻不知道為什麼覺得自己好像快死了。我心情很難過、頭很痛，覺得隨時都可以哭出來，而且我對每個人都充滿了怒意。那些時刻就像我人生的「黑洞」一樣……而我現在就身處於那令人痛苦的「黑洞」之中。但老實說，現在我已經學會把這些感覺通通藏起來不讓別人發現了；你不覺得這實在很悲哀嗎？

名為Hashimoto's 411的臉書社團上還有另一則貼文：

我真的受不了了，我控制不了想哭的衝動。今天我收到信了，社會安全局（Social Security）拒絕了我的殘障申請，他們說我的情況沒有嚴重到符合殘障的標準……我真的不知道還能怎麼辦，這麼痛苦的人生根本稱不上是活著。我的延長失業給付快要用完

> 了，到時候我們就只能喝西北風，而且還要背負因為沒有健保而欠下的龐大醫藥費。我真的不想再這樣下去了，如果沒有我的存在，我老公一定會過得更好，而且如果我死了，我的保險金也能讓他更寬裕一些。

這些發布貼文的人通常都身患多種自體免疫疾病，而這些疾病一個接著一個地日漸惡化，就像花園裡繁花盛開，只是開出的都是令人痛苦難耐的花朵。我不禁心想，**難道這就是我的未來？**不過還是有許多貼文給了我希望。網路上也有很多罹患多發性硬化症、類風濕性關節炎或是橋本氏甲狀腺炎的人（其中一位便是泰瑞・沃爾斯醫師〔Terry Wahls〕，他後來還因為這些新發現而出了一本書）表示，他們透過調整飲食阻止疾病繼續惡化，甚至逆轉了身體遭到的破壞。[22]

根據這些改變了疾病進程的人所說，我該做的就是拿出意志力來徹底改變生活模式。甲狀腺賀爾蒙補充療法只是治標不治本；導致我身體產生自體免疫現象的根源依然藏在體內某處，倘若不處理問題源頭，我就還是可能會病得更重。根據臉書社團上的許多成員表示，自體免疫疾病是免疫系統在面對毒素入侵身體、發炎反應、壓力、睡眠不足時產生的反應，以及因為易導致發炎的飲食習慣而形成的腸道問題；標準美式飲食（Standard American Diet）（又被稱為「傷心飲食」〔SAD〕）正是造成人們腸道裡「壞菌」數量激增以及對不明食物過敏的元兇。我每次一吃東西就頭痛，所以我完全相信飲食一定是一大問題癥結點所在。

六月底，我因為實在病得太重而無法工作，只好辭去了在巴黎的暑期教職工作，並打算用這一個月的假期好好休養，等到秋天恢復健康就可以繼續教課了。吉姆和我開車到位於長島的格林波特（Greenport）拜訪朋友，我們以前就常常去那裡渡假。格林波特位於北叉半島（North Fork），是個歷史悠久的海港城鎮，碼頭上的餐廳有樂團現場演出，鎮上的綠地還有一座老旋轉木馬至今仍能運轉，整個城鎮風貌相當迷人。吉姆和我一樣是隨時隨地都能工作的記者，離開平日生活環境似乎可以給我一個安靜休養的空間。

吉姆那個月剛好有很多稿子要截稿，所以正忙得焦頭爛額，而我則打算努力好好休養生息，在這段不受打擾的時間裡，按照網路上許多人大力推薦的方式調整飲食。我打算採用很類似於所謂原始人飲食（Paleo regimen）的飲食法，不過是適合自體免疫患者的調整後版本：不攝取麩質和精緻糖份，少量攝取或不攝取奶製品，同時要吃大量有機肉類與蔬菜，但不可以吃蛋或茄科蔬菜（nightshade vegetables）。這種飲食法的用意是，希望解決所有潛在的「腸道菌叢失調」（gut flora dysbiosis）問題——也就是腸道內好菌與壞菌數量失衡的狀態——讓腸道黏膜好好修復，就能使腸道恢復健康。同時我也會試著從日常飲食一一剔除、再重新逐一納入各種食物，藉此感受不同食物對身體狀態的影響，希望能透過這次機會搞清楚，我到底對哪些食物過敏，哪些食物會導致我身體不舒服。

近來大眾已熟知腸道狀態對於人體健康的重要性；然而在過去我看過的那麼多位醫生當中，根本沒人提起過人體內的微生物群落。不過我讀到的資料確實也很有道理：人類腸道中有好菌也有壞菌，假如兩者失衡，就可能導致各種自體免疫疾病及慢性發炎。例如那些長期感到身體不適的人，可能就是因為腸道內有太多會導致發炎的細菌，造成患者莫名疲憊又渾身疼痛。[23]「發炎」是個如今已經被氾濫使用的詞彙；一般而言，發炎就表示免疫細胞察覺到危險，並因此開始釋放被稱為「發炎介質」（inflammatory mediators）的物質，這時血球會和免疫細胞一起聚集到傷口處。這個過程會導致疼痛、刺激神經，也會破壞人體組織；因此急性發炎雖然確實可以幫助傷口癒合、對抗感染，慢性發炎卻會危害人體，同時也會提高罹患癌症、中風以及其他病症的風險。

在和E醫師通電話的過程中，我諮詢了她對於腸道影響自體免疫的看法。她說：「我們目前知道的是，腸道其實就是一條長長的免疫器官；整個腸道就是在人體內輸送物質進出的管道，所以腸道健康遭到破壞可能導致免疫問題也是很合理的推斷。」

後來我就認清了，就算是更高劑量的甲狀腺賀爾蒙補充劑也無法消除我的症狀；雖然當下正值蔥鬱溫暖又充滿希望的美好夏日時光，但我每天早上起來卻都覺得自己好像得了流行性感冒一樣不舒服——而我現在知道這就是身體正在不正常發炎的表現。我只要一出現這種感受，就會趕快到戶外的跳床上跳一跳（我猜想可以透過運動刺激淋巴系統，加速排出身體的毒素與廢物），然後進屋用天然鬃毛刷乾刷身體（這也是為了促進淋巴系統的運作）。至於我的早餐則是盒子裡那些以椰子製成的無奶克非爾（kefir）——裡面的益生菌應該對我的腸道健康大有助益；我還會加一些肉桂（因為我體內的胰島素低下，而肉桂據說有穩定血糖的功效）以及亞麻籽粉（ground flaxseed）（這是為了補充omega脂肪酸，用以減緩發炎反應），然後再加上我自製的杏仁奶（我看到網友說不要買市售杏仁奶，因為裡面都會有卡拉膠〔carrageenan〕或玉米糖膠〔xanthan gum〕等添加物）。為了製作杏仁奶，我得先把杏仁泡在水裡一晚，然後把杏仁外皮一顆一顆剝掉，再把杏仁核磨碎以後往裡頭加水——各位還跟得上嗎？——接下來要拿一條有機無染棉麻布過濾出杏仁奶。然後我還會加上兩顆核桃——雖然我讀到的某些資料上說，核桃含有的omega-6

脂肪酸與omega-3脂肪酸比例不大好，因此在食用上要更為謹慎——再加上一些覆盆子。但其實我也有點擔心覆盆子到底適不適合我吃；覆盆子雖然富含能夠護肝的樹莓酮（rheosmin），卻也同時含有可能會在腸道中發酵，導致壞菌活躍而破壞賀爾蒙水平的果糖。最後，在我調製好食物，終於可以坐下來好好享用的時候，吉姆早就已經煮好咖啡、看完《泰晤士報》（*Times*）、玩完報紙上的拼字遊戲、吃掉半個甜甜圈和一整碗甜滋滋的麥片了。然而我和他的狀態兩相比較之下，他卻才是那個皮膚閃耀著健康光芒的人。

我每天大約有一半的時間都得花在購買食材、烹調與收拾上，更別說還得花好幾百美元來購買那些我其實負擔不起的食材（無奶克非爾可不便宜）。我煩惱自己到底可不可以生吃菠菜，畢竟它是可能導致甲狀腺腫大的植物（也就是會抑制甲狀腺的正常運作）；也擔心自己也許其實不能吃屬於茄科植物的辣椒；還苦惱到底能不成吃蛋，因為裡面含有溶菌酶，會導致——唉，總之很複雜就對了。

我的各種症狀又持續了幾週；接著，就在嚴格控制飲食三週以後，我大腦裡的重重迷霧好像開始消退了。假如我繼續徹底不碰麩質——我後來發現麩質也會讓我很不舒服——就不會再像以前一樣一吃東西就頭痛，也可以好好跟吉姆在鎮上散散步，不必再時不時停下來坐著休息；過沒多久，我的血壓竟然也變得接近正常水平。五週後，我決定出門走一走；當時我感覺全身異常輕快，所以甚至慢跑了起來，也察覺體內的腦內啡正在緩緩增加。我真的好想念、好想念以前的自己呀！我對著天空喃喃祈求道。拜託，讓我繼續保持這股活力吧，無論到底是因為什麼，請千萬別讓這股活力消失。

八月我回到了布魯克林，朋友吉娜寄電子郵件邀請我共進晚餐，不過她也在信中寫道：「我實在不敢煮飯給妳吃！」現在我已經不僅僅是病人而已了，我還多了一重身份，就好像我加入了一個戒律特別多又格外嚴格的教派；我加入了「全身不適召會」，成為「疲憊與這裡癢、那裡痛教會」以及「疾病殿堂」的一員。*我得先問問朋友們，願不願意在一家我覺得食物夠安全的餐廳聚餐，那家店供應素食與無麩質料理，店裡的冰箱也擺滿了以鹼性食物做成的湯以及奇亞籽粥，而這兩種料理都意外地美味（也可能是因為那是少數我能吃的食物）。

我雖然是在照顧自己，但卻活得好像被流放了一樣。我很擔心自己會因為這些生活習慣改變而慢慢失去朋友；我的朋友都才三十幾歲，他們還可以喝酒、熬夜、到處參加派對——我卻不行。我看著其他人的生活卻只能滿心懷念；我好想念蘇格蘭威士忌溜過喉頭時帶來的那股灼熱感，還有那些大家敞開心胸大聊特聊的歡樂晚餐派對；我好希望自己還有放縱、享樂的自由。某天早上吉娜問我：「妳最近好嗎？」而我老實告訴他：「我不知道自己還能這樣過多久。我真的只是想要好起來，希望能有那麼一天，我不用再去『想』關於我身體的任何事。」

然而這些嚴格飲食控管似乎是我恢復健康的最佳機會了。回到紐約，我去找了一位為客戶做某種肌肉能量檢測的營養師，她開了一些營養補充品給我，想讓我感覺更舒服一點（可能是安慰劑效應？但我才不管）。另外一位專業人士則給了我一罐銀溶液（silver solution），希望能藉此增強我的免疫系統，並舒緩喉嚨痛的症狀。表面上看起來我好像只是在趕流行，碰到什麼新潮的東西都想試一下，但我其實只是嘗試著一一列出症狀，把自己當成實驗室裡的白老鼠，逐一嘗試可能的解方。

二〇一二年夏天的最後幾週，秋季新學期即將開始，我終於可以專心備課了。想想之前的自己我就覺得可憐，那陣子的我因為甲狀腺沒有好好運作，即便用盡了心力認真教學，卻還是覺得自己很笨。

到了九月，我又去找醫生回診並檢查甲狀腺的各項數值；我的甲狀腺賀爾蒙數值依然不正常，但是那些會破壞人體器官的自體抗體卻消失了。這時的我以為自己就快要恢復健康了。

如果我罹患的是其他疾病，故事在這裡差不多就進入尾聲了；然而免疫調節相關疾病或發炎所造成的身體失調卻通常有著週而復始、可能突然加劇的特性。前一次回診不久後的某天早上，我又陷入根本起不了床的境地了。整整兩週，我每天一醒來就發燒又渾身疼痛，幾乎什麼事——不管是教書還是整理居家環境——都沒辦法好好做。我一直流鼻血，身上出現許多大面積瘀青，血壓降低；有天早上我才剛準備下床就暈了過去，手臂被床頭櫃的玻璃碎片劃傷。終於醒轉的時候，我發現自己躺在地上，身邊散落著大量玻璃碎片，前臂則佈滿了斑斑深紅色血跡。

我真的很想知道：我到底怎麼了？經過廚房的時候，我瞄到吉姆正在餐桌邊搜尋「白血病症狀」，我問他為什麼要查這個，他則低聲回答道：「妳狀態好像不太對。」

＊譯註：此處原文為 "I had joined the First Assembly of the Diffusely Unwell. The Church of Fatigue, Itching, and Random Neuralgia. Temple Beth Ill." 前文提及作者彷彿加入了戒律特別嚴格的教派，因此後面接續的便是改編各種教會名稱的文字遊戲，其中 Temple Beth Ill 其實原本應該是 Temple Beth El，意指神之殿堂，因此這裡翻譯為疾病殿堂。

我在某個雨天獨自搭乘地鐵四號線到位於東河（East River）邊的醫院看診，進入室內時褲子還滴著水；候診室裡都是看起來病得很重的患者。後來終於輪到我向E醫師敘述最近的症狀了，她用溫和的語氣對我說：「妳得接受事實，現在的妳已經和以前不一樣了。現在的妳就算是在最好的狀態，也可能只會有過去狀態的百分之八十而已了。」我其實心裡明白，她說這話是出自好意，希望能幫助我接受眼下的現實，然而這番話卻正好起了反作用；我實在難以接受自己的未來就只能這樣了，因此整個人突然變得像洩了氣的皮球一樣沮喪不已。護理師來為我抽血時，我緊緊盯著那根試管，希望緩緩注滿其中的紫紅色液體能夠給我確切答案，讓我知道殘存的那些症狀到底是怎麼回事。

過了幾天，E醫師在我散步時打來，她說：「妳的血液檢查結果沒問題，只有甲狀腺賀爾蒙數值不大正常。」她解釋道，從血液檢查來看，我的賀爾蒙分泌稍有異常，其中某些數值略低，但其他數字卻顯示我的用藥劑量過高。「也許我們該降低劑量試試看，妳現在搞不好變成甲狀腺亢進的狀態了。」

但我告訴E醫師，我的四肢感覺異常沉重，所以覺得還是該增加劑量才對。

「好吧，那我們就再提高劑量試試看，先觀察妳的身體反應。」E醫師欣然同意道。[24] 我一方面覺得感激——終於找到肯把我的意見當一回事的醫生了——卻又滿心擔憂。我不禁害怕，竟然連專業醫師都不知道我的身體到底出了什麼問題；即便我很清楚自己的身體長久以來都充滿各式各樣令人摸不著頭緒的現象——為什麼我的身體總是缺鐵、缺維生素D？——但我還是像大多數病人一樣，需要從醫生那裡得到一個毋庸置疑的肯定答案。治我的病到底為什麼這麼難？我突然很希望自己可以每幾個月就做一次血液檢查，這樣我就可以仔細紀錄體內的抗體和維生素數值了。

而令我擔心的還不只這樣；我的身體幾乎隨時隨地都覺得痛，而且右手大拇指和左腳已經快要完全麻痺了，有時候甚至連開瓶蓋或在支票上簽名都辦不到。我因為突如其來的電擊感而去看了神經科，醫生則說她認為那可能是我的身體正在攻擊神經系統裡的小神經纖維；她很溫柔地告訴我：「**那真的不是妳在胡思亂想。但我們現在可能還沒有辦法幫助妳緩解症狀。**」她的那種溫柔——真正認同的確有**什麼東西**正在令我受苦，而不只是我的想像——光是這樣的態度就鼓舞了我。於是我又從醫院坐地鐵長途跋涉回到位於布魯克林的公寓，在那段路上，我短暫地感受到了一股希望。

不過該發生的還是會發生，我隔天又在全身疼痛之下醒來，同時一邊哀悼著令我念念不忘的健康身體；我盯著書桌旁邊那張照片瞧，照片裡正是青少年時期、正在度假的我全身沐浴在陽光下歡笑嬉戲。我還記得，在那些彷彿無窮無盡的假期裡每日早早起床的感受，就像羅伯特・洛厄爾（Robert Lowell）詩作〈週日清晨早起〉（Waking Early Sunday Morning）裡的那個男孩，我「就像一條龍」端坐在「如珍如寶的時光」。[25]我還記得那些獨處的清晨，全家都還在睡夢之中，只有我早早起床、跑下樓，一個人讀著書吃著麥片；然後我會和狗狗一起出門，走在度假小屋外的泥土路上，身邊則矗立著一棵又一棵高聳的糖楓樹。我把網球丟出去給狗狗撿，光著腳感受地面上那又濕又涼的沙土與碎石子。我還深深記得那幾個小時的時光，全然沉浸在陽光與狗狗帶來的歡欣之中；我是如此快樂、如此自由，絲毫不覺得軀體是靈魂的囚籠，那時身體能為我帶來的盡是太陽的暖意、涼風的吹拂和狗鼻子冰涼的觸感。

第三章 疾病的概念

那年秋天，樹梢葉子漸漸落盡，而我發現自己滿腦子都在想，罹患了醫生無法診斷的疾病到底代表了什麼意義？我們現在身處的時代，從害羞到翼齶神經節疼痛（sphenopalatine ganglioneuralgia，又被稱為冰淇淋頭痛〔ice- cream headache〕）的各種問題都已經被視作疾病了，為什麼我要獲得正確的診斷卻這麼難？

於是生活便這麼陷入了危險平衡。雖然我得費上極大力氣才有辦法繼續在學校教課，但如果有好好照顧身體，我確實做得到。但除此之外，當時的我已經幾乎沒有任何社交生活了，我差不多每晚都和吉姆待在家看電視節目或電影。對於當時和吉姆兩人一起坐在沙發上蓋著絨質毯子看電視的情景，我還有一些模糊的記憶；我會在片商標誌閃過畫面的那一刻升起一絲希望，期待能有一兩個小時不用感受眼下的身體狀況。在那些日子裡，看電影對我來說比看電視節目容易，因為我很難記住上一集節目裡到底發生了什麼事，就算是幾天前才看過的內容；我常常在收看下一集時得開口問吉姆：「等等，那又是誰？他發生了什麼事？」他則因為正在專心看節目而只能含糊回答我。

只有在極少數情況下，我結束了一天的工作後還有體力做其他事，於是我會選擇閱讀或慢慢做點工作（例如備課或寫稿）。我的大腦還是霧茫茫地一片混亂，難以專注寫作；但即便如此，我還是得想辦法糊口，畢竟房租和看醫生都得花錢。所以，要是我還有力氣勉強多少做一點工作，我就不會放任自己休息；而且我熱愛工作，寫作正是我理解世界的方式，並讓我能在這段時間裡依然保有自我。然而此時我卻發現，自己已經病得無法全心全意投入工作——這無疑是一記迎頭痛擊。當下的我實在難以接受這個事實，還是堅持每天坐到書桌前嘗試工作，卻常常因為撐不住而在椅子上打起瞌睡，直到一頭撞上電腦螢幕才猛然驚醒。

我和吉姆偶爾還是會去參加派對，但我差不多只要喝半杯酒，就會睏到眼皮都快黏在一起了。儘管我其實很想要有朋友的陪伴、和大家談天說笑，但和朋友聚會、吃晚餐對我來說實在太費勁了，所以我很少出門；而且我也不知道該怎麼跟大家解釋自己到底怎麼了，畢竟我看起來實在太正常了。（很多人一直用不可置信的語氣對我說：「可是妳**看起來**容光煥發。」）

於是我開始更努力調查，花大把時間在網路上閱讀其他人為「疲勞」所苦的親身體驗。（疲勞，這真是個空泛的字眼，好像我只是很累而已，卻一直像瑪德琳．恩格爾〔Madeleine L'Engle〕寫作的《門裡的風》〔*A Wind in the Door*，中文書名暫譯〕一書裡的小查爾斯．瓦勒斯〔Charles Wallace〕一樣，想像著自己體內的粒線體出了毛病。）病到這個地步，我就算費盡力氣也只能走上幾個路口的距離。我一直在尋找其他跟我一樣，體會過那種如電擊般感受的患者，但在網路上的自體免疫疾病患者社團裡，大家雖然患有各式各樣的典型神經病變，卻沒人跟我有一樣的體驗。過沒多久，我就開始把注意力投注在社群平台上關於人體產生三磷酸腺苷（ATP）以及下視丘－腦垂體－腎上腺軸（hypothalamic- pituitary- adrenal axis）的討論裡；下視丘－腦垂體－腎上腺軸又被稱為ＨＰＡ軸，就我讀到的資料來說，這是一個互相連結的系統（正如其中一篇文章所述：「那是一種複雜卻又強大的神經內分泌機制」），而我們的人體就是靠這套系統來面對及克服壓力，藉由調節免疫細胞、新陳代謝、賀爾蒙、自律神經系統（autonomic nervous system）來調適從感染到創傷等各種因素所帶來的影響。因此ＨＰＡ軸如果失調，就可能造成各式各樣的問題。[26]我不是醫生，但隨著我讀了越來越多關於ＨＰＡ軸以及自律神經系統的文章，發現它們可以影響人體無法自主控制的因子如血壓、體溫、消化等等，我開始覺得它們與自己的各種症狀有關。

於是我訂購了關於腎上腺疲勞（adrenal fatigue）的書籍；腎上腺疲勞是一種西方醫學界尚未認可的病症，但罹患慢性病的患者都認為腎上腺疲勞正是造成身上那種無法解釋的疲憊的關鍵所在。[27]腎上腺疲勞其實就是指現代生活對人體造成的損耗——或是各種發炎反應的摧殘——都導致人體內的腎上腺背負了過大壓力，而因為腎上腺釋放了皮質醇（也就是一種壓力賀爾蒙），才會導致人體晝夜節律紊亂，進而引發失眠與疲勞的現象。瞭解了這些資訊後，我向一位專業人士諮詢並做了唾液測試，但對方看到我的檢查結果也相當意外：我的皮質醇分泌水平和一般人差不多，不過如果能靠藥草多補充一點腎上腺素應該也會有所幫助。於是我開始每天早上服用甘草錠，而且努力固定在十點以前上床睡覺，希望這樣就能讓身體自然恢復活力。

這段時間，我們的公寓就成了我的全世界，我也因此變得過於關注家裡的一切細節；我開始看枕頭不滿意，想到就整理一下書架，在床上花好幾個小時瀏覽設計網站。我有時候會賴在床上花數小時瀏覽服飾購物網站，這種時刻總是特別讓我覺得自己是個大騙子；我既然有力氣在網路上瀏覽各式各樣的商品，怎麼可能沒辦法靠意志力繼續寫作或閱讀？然而我卻就這樣變成了一個心靈空洞的人。

不過到了現在，我已經可以用更包容的心情看待自己當時那種想要不斷瀏覽設計網站、衣服等商品的渴望了，那只是我當下面對疾病的方式：試著填補對自我的想像，希望自己能夠享受生活並熱愛居家環境，而不只是那個快要死掉或消失的自我。我會花上好幾個小時瀏覽居家設計和服飾的網路特賣，其實也就只是因為想要好好活下去，卻沒有更好的方式表現這股渴望而已。我的身體越不舒服，就越無法做我真正想做的事（工作、**思考**），只好更努力去找那些漂亮的東西來自我滿足。

然而當時的我根本不曉得自己其實病得很重，一部分是因為我雖然出現一系列免疫異常現象以及自律神經失調症狀，卻一直沒有被明確診斷出是因為受到感染所導致；當時我只覺得自己是個焦慮的年輕女性，全身上下有各式各樣既看不出來又難以檢驗的症狀一再反覆。

後來我才發現，以美國醫療系統當下的現實狀況而言，這樣的我真是麻煩大了。

生而為人，一生總免不了要面對病痛，然而人類對於疾病的認知卻也一直在改變。好幾個世紀以來，許多不同文化的醫者都認為疾病是人體平衡遭到破壞所產生的現象；而與現代西方醫學不同的是，在這些文化的醫療系統中，對於各個患者的治療方式與其個人特質息息相關。據傳，古希臘醫師希波克拉底（Hippocrates）曾言：「了解病人本身，比了解病人罹患何種疾病更為重要。」也正是希波克拉底提出了人體與情緒會受四種體液（血液、黃膽汁、黑膽汁、黏液）影響的理論，此理論一直到文藝復興時期都依然是醫學界的主流學說（莎士比亞就時常在劇作裡提及這幾種體液）。將眼光轉到東方，我們可以發現中醫追求的是使人體恢復精力，回到和諧、平衡的狀態。哈佛醫學院醫學教授泰德・凱普查克（Ted Kaptchuk）就在其著作《中醫入門》（*The Web That Has No Weaver: Understanding Chinese Medicine*，中文書名暫譯）裡，以六位腹痛的病人為例[28]，他指出：「對中醫師來說……這六位病人身上分別有六種不同人體失衡的狀態，然而對於西方醫學來說卻通通是同一種病症。」

以現代西方醫學而言，疾病通常分為三大類：其一是那些有單一可辨認病因的疾病，例如天花、鏈球菌咽喉炎（strep throat），科學家把這些疾病稱為「特定的疾病實體」（specific disease entity）；其二則是那些大家可能戲稱為「胡思亂想」的病徵——伍迪・艾倫（Woody Allen）在《漢娜姐妹》（*Hannah and Her Sisters*）裡所扮演的角色，就徹底表現出懷疑自己罹患了某種疾病的「轉化症」（conversion disorder）（也就是疑病症〔hypochondria〕）的樣貌；他先是深信自己一定得了惡性黑色素瘤（malignant melanoma），後來又認為那是腦瘤在作怪。（他焦慮地不斷問祕書：「你有聽到那個嗡嗡聲嗎？是不是有一股嗡嗡聲？」）至於第三種，就是雖然被醫學界接受確實有實際生理症狀存在，但肇因是來自於壓力與心理因素的疾病，如恐慌發作或潰瘍（西方醫學界如今已把心理疾病統一歸類為第四種疾病）。

多年來，醫學界在處理第一種及第二種疾病上可以說是得心應手；他們將某些病症歸類到可以實際檢測的「真」病，至於其他就都被當作最好由精神科醫師來處理的身心病。然而像自體免疫疾病或長新冠症候群這樣的問題，則被認為是第三種疾病類型——無論是科學家或一般外行人，都很難了解這種彷彿結合了生物因素及患者個人特質的疾病概念。正如醫學史專家查爾斯・羅森堡（Charles Rosenberg）所主張：「我們無法以簡單、單一面向的方式來理解被稱為自體免疫疾病的疾病實體。」[29]自體免疫疾病確實也有其生物標記，然而病徵卻是來來去去、時有時無，患者的不適感也可能因為壓力而加劇。我們必須以比看待一般疾病更加複雜、細膩的眼光來理解這些疾患，也必須擺脫二十世紀的醫學理論框架，畢竟過去面對疾病的核心概念是「人體受到感染時產生的反應大致相同」，而這樣的觀點其實是過於簡化了。

這種舊觀念的歷史可追溯回十九世紀廣為醫學界所接受的細菌致病論（germ theory），也就是認為傳染病是由單一可觀察的病原體所導致，也因此會產生特定可預期的症狀。細菌致病論極為簡單明瞭，也因此使西方醫學漸漸偏離了以往那種強調個人體質會對疾病有整體影響的概念，轉而把焦點放在測量特定細菌產生的影響上。一八九〇年，德國細菌學家羅伯特・柯霍（Robert Koch）提出了「定義何為傳染病」的一系列嚴格規則——「柯霍氏準則」（Koch's postulates）；人體對於細菌感染所產生的反應大致相同的概念即為其理論基礎。相應而生的便是簡明的疾病概念，正如安德森與麥凱在《為人體所不容》中所寫道：「每種細菌各會導致一種疾病，而且會在體內引發可以完美匹配的抗體。」自此，醫學界關注的焦點便從土壤（人體）轉移到了感染源（種子）。

細菌致病論也因此成為醫生用來治療過去那些難治疾病的完美工具，同時開創了醫學專業——以及細菌學——的黃金時代。蕭伯納（George Bernard Shaw）在一九〇六年推出了劇作《醫生的左右為難》（*The Doctor's Dilemma*），他在前言寫道：「微生物理論對於醫生來說如同神蹟一般，就像聖多瑪斯・阿奎那（Saint Thomas Aquinas）感受到天使的存在一樣。」也因此那一整個世代的醫生「突然就恍然大悟了，他們發現療癒這門藝術其實可以簡單地一言以蔽之：消滅作怪的微生物。」[30]而差不多就在同一時期，實驗室的檢測能力躍進以及推陳出新的各種科技（如：X光）都正如羅森堡所言，不斷地鞏固這種「對於疾病的新思維」[31]；把醫學從以療癒為核心價值的道德實踐，轉變成圍繞著診斷打轉的科學學門，並且把焦點都放在可以辨別、複製的檢驗結果上。正如安德森與麥凱所指出，時至一九三二年，歷史學家亨利・E・西格里斯（Henry E. Sigerist）發現，推動整體醫學界的動力「不再是對於患者的關懷，而是對於疾病本身的關注」。[32]

這項轉變從許多方面來說都是好事：傳染病患者生存率提升，人類平均壽命成長；但同時也帶來一項負面影響：對於那些無法靠檢驗測量出來的疾病，醫生會抱持著先入為主的態度質疑該疾病是否真的存在。自體免疫疾病、肌痛性腦脊髓炎／慢性疲勞症、纖維肌痛症候群等疾病因為沒有固定型態，也沒辦法靠檢測以及可供辨認的病因作出診斷，甚至也沒有確切有效的治療方式，因此醫生轉而質疑這些病患說詞的真實性；現代醫生在面對難以辨別的疾病時，第一直覺通常就是不予理會或急著擺脫這些患者。舉例來說，因感染而產生後遺症的病患倘若經檢查後未顯示任何異常，即便長期受到症狀的煎熬，也很可能直接被醫生忽視。哈佛大學的精神病學與醫學教授蘇珊・布洛克（Susan Block）是開拓緩和療護（palliative care）領域的先鋒，她告訴我：「醫學界很多人都認為，檢驗不出來的問題就不存在，要不然就是病患腦子有問題。」

近年來，許多醫學界人士開始打破過去這種「檢驗不出來的問題就不存在」的觀念，嘗試重拾對於個人體質（也就是土壤）差異的重視，發展更細膩的醫療觀念：免疫系統對病原體的反應，很可能就是其破壞人體組織的一大原因。這種新穎的科學範式認為，疾病是各項因素多管齊下所產生的現象——也就是病原體、免疫系統、「環境」三者互動而導致的結果；這裡的「環境」一詞是指人體裡的微生物群落，或是圍繞人體周遭的各種有毒化學物質及創傷（這兩者都會影響免疫系統）。

醫學界現在已開始發展精準醫療（personalized medicine），這種醫療方式以全新角度看待疾病，理解每個人的免疫系統對於感染的反應可能截然不同，同時也會受到社會環境以及基因的影響。事實上，從現在的研究看來，其實有許多感染現象都會導致某些患者產生慢性疾病；辛辛那提兒童醫院（Cincinnati Children's Hospital）在二〇一八年進行了一項研究，研究人員發現，EB病毒不僅可能導致單核白血球增多症，某些基因特別容易受到這種病毒影響的族群，還可能因此增加感染狼瘡的風險。[33]史丹佛大學與哥倫比亞大學的研究人員則著手研究，特定傳染病（例如鏈球菌咽喉炎）可能因免疫現象而導致某些兒童罹患小兒急性發作神經精神症候群（pediatric acute-onset neuropsychiatric syndrome〔PANS〕）的途徑[34]；而近來最受到廣泛討論的則無非就是COVID-19了。

COVID-19正好成了檢驗這套「感染可能導致免疫失調」全新理論的最佳機會。COVID-19最令人摸不透的一點就在於，某些才三十幾歲的患者可能會因為確診而死亡，卻又有些患者即便確診了也只是幾乎沒什麼感覺的輕症；另外也有些輕症患者會在確診後好幾個月出現長新冠症狀，光是走幾階階梯就會喘不過氣又頭暈。這波疫情確實強烈展現出了人類對於病原體的反應差異極大，而且還可能有長期又錯綜複雜的症狀。

針對這種現象，哥倫比亞大學全球急診醫學部門主任克雷格．史賓瑟（Craig Spencer）表示：「其實這種狀況一直都存在。有些人表示在感染了EB病毒或流行性感冒以後一直有長期症狀，這並不奇怪，畢竟我們身邊總是有些人老是看起來精神不太好、常常被說要更努力一點。我們也都聽說過某些人長期受萊姆病或肌痛性腦脊髓炎／慢性疲勞症候群所苦，然而他們卻大大受到忽略。」史賓瑟很了解感染會對人體造成的長期傷害，他過去在幾內亞工作時就曾感染伊波拉病毒（Ebola），並在返回紐約市後病倒，之後也長期為病毒帶來的後續症狀所苦（研究顯示，伊波拉病毒可能會在人體裡存在多年）。[35]

史賓瑟表示，長新冠與其他與感染有關的疾病真正的不同之處在於，「長新冠發生的規模十分驚人——甚至可以說是前所未有，因此令醫學界難以忽略。」而我在寫作本書過程中訪問的許多研究學者都表示，希望研究長新冠的這股競逐風氣，能夠讓醫學界更深入了解感染後導致的其他慢性疾病，進而帶來更多醫學變革。

若想探究長新冠以及其他傳染病為既有醫學觀念帶來了哪些挑戰，其實大眾對於另一種與傳染病很不一樣的疾病——潰瘍——也產生了顯著的概念轉變。過去潰瘍普遍被認為是由壓力造成的純粹心理現象，例如一九四三年出版的潰瘍指南書——《認識潰瘍》（*Understand Your Ulcer*，中文書名暫譯）——就直白地告訴讀者，潰瘍是「個性緊繃、嚴肅的人因為生活太過勞累、擔心太多而導致」；而根據泰倫斯．蒙曼尼（Terence Monmaney）在《紐約客》的報導，直到一九八三年，依然有許多醫生認為潰瘍是「晦暗念頭帶來的自傷」或是「緊張的現代生活節奏」所帶來的後果。[36]

然而就在一九七九年，澳洲皇家伯斯醫院（Royal Perth Hospital）的病理學家有了意外發現：在從消化道疾病患者身上採檢的胃部組織檢體裡找到了細菌的存在。當時醫學界普遍相信一條不容質疑的原則：胃是無菌環境，因為細菌無法在胃裡生存。也因為澳洲病理學家這項不尋常的發現，一位同樣任職於皇家柏斯醫院的微生物學家巴瑞・馬歇爾（Barry Marshall）便開始研究胃部組織檢體，而他也確實從消化性潰瘍（peptic ulcer）與胃炎患者胃裡採檢的檢體裡發現了細菌——只有砂粒百分之一大小的螺旋形微生物。馬歇爾在一九八三年的感染病學專科會議上發表了這項石破天驚的大發現，結果卻得到了醫學界同儕的訕笑；有些人認為，馬歇爾觀察到的細菌顯然是來自受到外在污染的物體表面，也可能是趁著胃黏膜因潰瘍而保護力下降才有機會在胃部滋生。這種醫學界強烈反彈的反應就是塞麥爾維斯效應（Semmelweis reflex）的典型表現——也就是醫學界對於全新概念反射性拒絕的現象。[37]

為了證明自己的論點，馬歇爾決定大膽一試：他把從病人胃裡採集到的上百萬隻細菌都喝進了肚子裡，試著讓自己被細菌感染；一週左右以後，馬歇爾開始出現嘔吐、口氣發酸、煩躁、疲倦、時常感到飢餓等症狀。藉由後續的內視鏡檢查發現，他原本健康且閃耀著粉紅色澤（pinky）的胃部組織，現在竟然開始像被烈火燃燒一樣地發炎了（蒙曼尼用的字眼是「punky」，有炙熱燃燒的意思），而且細菌還一股腦地圍繞著「發炎的胃部細胞萬頭鑽動」。沒過幾天，馬歇爾的狀況就漸漸好轉，透過第三次內視鏡檢查則發現他的胃部組織已經康復了；顯然馬歇爾的免疫系統成功擊潰了細菌。不過藉由這個過程，馬歇爾也已經得到了確切證據：他的胃部真的有一段時間受到了細菌感染且令他感到不適。

馬歇爾後來將這種細菌命名為幽門螺旋桿菌（*Helicobacter pylori*）；各方研究人員也紛紛複製了馬歇爾的實驗，並且得到同樣的結果。十年後的一九九三年，《華爾街日報》（The *Wall Street Journal*）開始出現這樣的報導內容：「研究發現，多數潰瘍的元兇為可靠抗生素治療的細菌。」更甚者，有些胃部受到細菌感染的患者甚至罹患了胃癌，這也就表示，感染可能會導致癌症。

這些新發現和相關報導為對於潰瘍的概念與治療方式帶來了重大變革；到了一九九七年，情況正如同麥可．斯派克特在《紐約客》的報導一樣，在醫學界有舉足輕重地位的腸胃科醫師表示：「只有死掉的幽門螺旋桿菌才是好的幽門螺旋桿菌。」

於是，導致潰瘍的癥結點從壓力變成了細菌，不過故事可還沒完。雖然目前看來，幽門螺旋桿菌確實會導致潰瘍，但壓力也在其中扮演了產生加乘作用的角色，其背後的成因目前依然不清楚。更重要的是，幽門螺旋桿菌對於潰瘍產生的影響力並不是放諸四海皆準；當初研究人員開始針對幽門螺旋桿菌進行實驗時，就發現全世界約有三分之二的人口受到了這種細菌感染，但其中有許多人並未產生潰瘍。不過當初因為關於馬歇爾重大發現的報導鋪天蓋地，於是此一疑點就被忽略了，也沒人繼續探究那顯而易見的令人生疑之處：既然感染的狀況如此普遍，那為什麼不是受感染的**每一個人**都會得到潰瘍？為什麼某一部分的人口會產生潰瘍，另一些人卻不會？細菌就像種子一樣，試圖侵略土地、落地生根，然而有一部分的土壤（例如馬歇爾的身體）似乎能夠擊潰瘍門螺旋桿菌，然後順利復原。但醫學界並未公開討論這些問題，只是把關注的焦點從過去傳統的解釋方式（那都是心理作用）轉移到新的科學解釋上（細菌感染所導致）。

如今，醫學界對於潰瘍產生了第三種解釋——這種疾病似乎會因為細菌與人體之間的複雜互動影響而產生。事實上，潰瘍真的與焦慮情緒有交互作用：壓力或是與之相關的其他變動因素，都有可能使幽門螺旋桿菌感染的狀況惡化。幽門螺旋桿菌本身並非有害的細菌，而是與人體維持著「共生」關係，也就是兩個物種能夠在不會互相傷害，甚至對彼此有益的情況下同時存在，但壓力彷彿就能夠使其從中性的存在變成致病因子。一項研究就發現，幽門螺旋桿菌可能對於人體健康有正面效益：胃裡沒有幽門螺旋桿菌存在的成人當中，有較高比例在小時候曾受氣喘所苦。[38] 然而在某些情況下，因為人體生理狀況改變，幽門螺旋桿菌對人體的影響便從原來的和平無害，變成了致病關鍵。

前文關於潰瘍的故事讓我們了解，雖然過去將疾病視為人體系統平衡受到破壞，同時以個人化方式進行醫療的觀點，在西醫接納細菌致病論以後受到大多數學者摒棄，但這種看待疾病的角度依然不容小覷。時至今日，關於疾病的全新範式已然漸漸浮現——同時也因為COVID-19疫情的影響而躍然於世人的視野之中——我們勢必得改變以往那種「細菌會致病，人體能克服疾病」的觀點。對某些人來說，細菌產生的影響可能不大；然而對其他族群來說，細菌卻可能在初期急性感染結束後，繼續為人體帶來後續的長期影響。除此之外，會在人體裡持續產生影響的傳染病或許比我們過去所知還要來得多。研究人員發現，人體健康與否很大程度上是取決於土壤與種子、宿主與感染源之間的互動關係，再加上個人免疫系統與體內微生物群落帶來的各種影響，使得過去能夠簡單、有條理地解決某些疾病或感染現象的細菌致病論範式，變得更為複雜。[39]在自體免疫疾病與免疫介導疾病紛紛出現的推波助瀾下，用比傳統細菌致病論更加全面、更個人化的方式來理解疾病與免疫現象，成了現代醫學界勢必得面對的議題。正如查爾斯・羅森堡指出，整個醫學界都應該轉而「用古老的思維來理解疾病的基本性質；這樣的思維模式雖然在一八〇〇年是醫界常態，到了二〇〇〇年卻成為非主流的理論。」[40]

諷刺的是，現代化帶來的其他改變——例如抗生素和加工食品的出現，以及環境中化學性物質急遽增加的現象——確實導致自體免疫疾病與免疫介導疾病的罹病人口大幅上升，但我們的醫學界卻發展出了用統一標準衡量多種可能性的通用診斷方法。如今有越來越多人罹患這些無固定型態、遍及人體全身的疾病，而要想治療這些患者，醫學界可能就得回頭去尋求古代醫學面對疾病的核心概念，轉而將疾病視為人體自然平衡遭到破壞所產生的現象。

這些外在變因交互運作而影響人體的現象，可以用「身體調適負荷」[41]（allostatic load）來衡量；此一詞彙由洛克菲勒大學的神經內分泌學家布魯斯・麥克尤恩（Bruce McEwen）以及賓州大學的心理學家艾略特・斯泰拉（Eliot Stellar）於一九九三年所提出，旨在代表人類在這令人勞累且充滿壓力的世界當中，想要保持平衡而得負荷的人體損耗。一個人的調適負荷越低，就越能夠維持其身體健康；而調適負荷越高——可能是因為居住在受污染的環境、受病原體感染、糧食安全不足、處於如系統性的種族歧視等等長期壓力源之下——這個人就越有可能罹患各種疾病。然而在患病初期，人體新陳代謝所承受的壓力可能無法透過醫學檢驗結果察覺，因此醫生一定要足夠敏銳，才能在初期就觀察到這些外在變因，並看出其可能是疾病徵兆，進而點出患者身體可能產生的負面變化。

若是把疾病視為個人基因與感染情況，以及壓力和免疫系統交互作用所產生的複雜現象，就表示我們得揮別過去那種清楚明白的醫學診斷方式，開始與各種錯綜復雜的不確定性共存；正如桑塔格對二十世紀醫學界的評論：「當代醫學界最核心的醫療概念前提就是——我們可以治療所有疾病。」[42]然而二十一世紀的醫學界將迎來致病成因複雜而多元的時代，我們描述疾病的方式也得隨之改變，從過去那種突然發病，最終迎來療癒（或悲慘地死去）的戲劇性角度，轉而開始著墨更多其中的細微變化。不過在這樣的轉變下，許多人可能會有好幾年的時間得遊走在健康與疾病之間的模糊地帶，忍受時而健康、時而出現症狀的變動狀態。

與此同時，現代醫學對於沒有確切檢驗結果的患者所施加的污名，依然是美國醫療系統的一大缺陷；重視權威無可厚非，然而這也導致醫學界難以承認他們在某些方面的無知。

《雅羅史密斯》（*Arrowsmith*）這本小說描寫了二十世紀初期醫學界著迷於醫學實驗的現象，作者辛克萊・路易斯（Sinclair Lewis）則在書中直指此現象的關鍵，也就是細菌致病論導致醫學界變得格外重視科學測量結果。故事主人翁的導師是細菌學家麥克斯・葛里布（Max Gottlieb），被試管與顯微鏡環繞的他表示，真正的科學家**其實**就是革命家，並且用他那帶著德國腔的口吻說道：「因為只有他知道自己對於世界的了解有多貧乏。」[43]我有天躺在床上讀這本書，當下便忍不住想，此時此刻世界上到底有多少人，正在因為現代醫學界不願意承認「自己對於世界的了解有多貧乏」，而孤零零地承受著未知疾病的折磨。想到這種不僅生病還被邊緣化的感受——只因為來自實驗室的檢驗結果不符合醫學界的既有認知，患者的感受就會硬生生受到忽略——就深深刺痛了我的內心。

第四章 假裝出來的自我

罹患為人所知甚少的疾病最令人難以承受的一點，就是其他人根本無法理解你的遭遇——前提還得是他們相信你**真的**生病了。你孤身一人困在這個彷彿永恆的另一個人生，希望他人能夠理解卻求之不得。「對當事人來說，疼痛永遠都像剛剛出現一樣鮮明，然而對於周遭的其他人來說卻不是如此，」阿爾馮斯．都德在《傷痛之地》（*In the Land of Pain*，中文書名暫譯）裡點出了他的觀察，「除了我以外的所有人，都已對我的痛苦習以為常。」[44]

你擔心那些症狀其實都是身心症所引起——或甚至只是你的想像——假如罹患了為人所知甚少的疾病，這就會成為生活的一部分。儘管你的病不是大腦所產生的幻覺，但它也並不單純只存在於你體內；所有遭遇這種疾病的人，每天都得面對苦苦維持平衡的挑戰。一方面得承受醫生的漠不關心和忽略，同時為自己挺身而出，就算感覺到事情不對勁也不能退縮；但另一方面，也勢必會自問，投注這麼多精力關注病情，真的能讓自己更健康嗎？患者的腦海裡同時存在兩種對立思維，換言之就是在堅持自己真的生病的同時，還要對抗內心龐大的恐懼感。我在二〇一二年秋冬就面臨了這種困境，要想在這之間找到平衡點並維持狀態真的很難，而我的擔憂也日益沉重。

說到底，深沉的焦慮感總是會伴隨著慢性疾病出現；到了後來，要想在症狀所帶來的痛（如身體的疼痛）以及因為擔心未來可能會更痛、面臨更可怕的後果而引起的痛之間做出區別，就變得越來越困難。但這並不代表這病就只是病人的想像而已[45]；反之，其實是病人的腦袋——也就是讓一切產生意義的根源——開始為罹病後的全新狀態賦予各種意義，而這些思考的過程與結果可能就會影響患者的罹病體驗。

而我如今就生活在這個像鏡廳一樣存在無數鏡像而令人混亂的世界裡，努力適應糾纏著我不放的疾病。

生病是寂寞的，不過人一旦生病就會像孩子一樣渴望憐憫、希望有人看到自己正在受苦。然而正是這份理解最難得；要是沒有任何人能夠理解這些症狀總是來來去去、反覆不定的痛苦，你又怎麼有辦法向他人解釋自己到底得了什麼病呢？罹患一種並非恆常存在的疾病，到底該怎麼向他人描述自己的狀況才好？

最難向醫生或親友解釋的，就數那揮之不去的疲憊感了；關於這一點，許多其他病人也深有同感。因為身體疲累而大肆抱怨只會讓你聽起來個性軟弱而已；畢竟這裡是紐約市，誰又不累呢？然而我後來發現，這種因身體機能失調而產生的疲勞，與缺乏睡眠的累真的不一樣，就像COVID-19也不只是一般的感冒而已。我的那種累真正需要的並不是睡眠，然而身體細胞卻擅自認定必須保留更多能量來修復身體，因此疲累感消融了我的意志力，奪走了人能夠用來驅動自我的自我認同感。疲勞從我身上掠奪了許多東西，最可怕的是，它奪走了我一部分的自我。

光是腦霧一詞，並不能完整描述我身上發生的問題；社會學家認為，慢性疾病使患者失去的不僅僅是自我，就連對自己的所有認知都會隨之消失，而你也必須重新建立與過去完全不同的生活。[46]就像我病情又加重的那年冬天，我開始無法肯定自己到底是不是個活生生的真人，因為大多數時間我都覺得自己只是台機器，艱困地為了逐項完成任務而在這世界上移動著；當時的我得耗費極大的意志力，才能直挺挺地坐在安靜的餐廳裡為父親慶生。一般而言，沉浸在一件事情裡——也就是全心全意投入的心流體驗——可以讓你忘記痛的存在，然而疲憊卻讓我連進入這種狀態都沒辦法。雖然即便是在我病得最重的時候，我依然可以寫出像上面這些文字的句子，但卻沒辦法把文句好好構思成章。

我的病讓我覺得活著好像只是在假扮自己，這感覺真的很糟。生病的時候，光是要活著就比平常來得費力；身體健康的人根本不會想到自己的一舉一動都得仰賴體內細胞進行一系列精準互動才能達成，彷彿一切都是自然發生，現在的你卻已經失去了這種可以泰然處之的身體狀態。都德寫道：「向自我告別，那珍貴的自我如今已如此朦朧、如此模糊。」[47]——我到現在依然常常想起這段文字。

除了覺得自己不再像個人以外，我還出現了相應的生理症狀：雙眼似乎不再是我用來觀察世界的靈魂之窗，反而變成身體特別難以忽略的部分——我感覺自己雙眼突出且與我整個人產生了奇怪的距離感，就好像是戴了一副老式眼鏡一樣——雙眼的存在變得像手指一樣容易察覺。我的臉變得像是戴上了面具，我似乎時時都能感覺到它掛在我臉上，這種戴著假面的感覺讓我覺得自己好像是個大騙子。除此之外，我說話的時候也感受得到臉頰上的脂肪在抖動，能清楚察覺每一塊骨頭的重量。隨之而來的焦慮感也不斷增加：好像一切都出錯了，而那個錯誤的癥結點就在我體內，然而我卻已經不敢確定「我」到底還是不是我，也不知道該怎麼訴說自己身上到底發生了什麼事。

正如維吉尼亞・吳爾芙（Virginia Wool）在《病中的我》（*On Being Ill*，中文書名暫譯）一書中所描述：「英語雖然能夠表達出哈姆雷特的思維，也能訴說李爾王的悲劇，卻缺乏可以表現顫抖和頭痛的詞彙……就連還在唸書的小女生談戀愛時，也能靠莎士比亞或濟慈（Keats）來為她訴衷情；然而，在病人向醫生描述他感受到的痛苦時，英語這個語言卻變得無比貧乏。」[48]

對我來說，生病讓我覺得最孤立無援的就是不被理解、不被相信。伊萊恩・斯凱瑞（Elaine Scarry）的著作《苦痛之軀》（*The Body in Pain*，中文書名暫譯）就寫道：「身體的疼痛不單單只是難以用語言說明，更會直接摧毀語言的意義。[49]疼痛對於當事人來說是**確切**的存在，但對於其他人來說就只是令人**質疑**的聽說。」我身上的所有症狀都是這樣，沒人看得見我的苦痛之軀。

那幾個月的日子裡，我前所未有地孤獨；我的身體感受令我孤立無援，那種寂寥彷彿就像我在嘴裡嚐到的濃鹽水滋味一樣揮之不去。

我到了三十六歲才知道，原來不是每個人在二十幾歲、三十幾歲時都會常常感到身體不適。自從上了大學，形形色色的疼痛便紛紛找上了我，其中最常發生的就是肌肉或關節疼痛，另外就是跟婦科有關的痛楚了。二〇一一年，我開始深受臀部劇痛所苦，之後確診了關節唇撕裂（torn labrum）和關節炎，接受手術以後花了很多時間才慢慢恢復。到了二〇一二年，我身上出現的症狀已經不只有疼痛而已了，還增添了其他更糟糕的問題，於是我終於察覺自己應該是生病了。不過這些症狀都並不持久，還會每天在身體的不同部位出現；某一天我可能是臀部特別不舒服，另一天則是脖子或右手大拇指出現症狀。我全身的肌肉總是僵硬又緊繃，刺痛感會突如其來地出現，從肩膀延伸到脖子，甚至一路蔓延到雙腳。

有些時候，原本還在可接受範圍的疼痛會突然變得令人難以忍受，就好像大腦突然被雷電交加的暴風雨侵襲了一樣；每當這種時刻來臨，我耳邊就會出現尖銳的噪音，而其他人卻根本沒感覺。這些症狀不僅令我難以專注，也搞得我相當暴躁。在與其他人相處的時候，我卻得同時在腦海裡招架那些疼痛，試著搞清楚痛到底從何而來。某一天，我準備從高處的架子拿個裝滿毛衣的箱子下來，卻突然感覺到一陣劇痛在頸部與背部流竄，接著就變得動彈不得。照過X光以後發現，我的頸椎側彎（cervical spine scoliosis）已經壓迫到頸部椎間盤了（那一陣突如其來的劇痛大概就是由此而來），脖子也已經出現多處關節炎病灶。當時幫我看診的醫生知道我的臀部之前也出過問題，因此他判斷我的結締組織可能問題不小，於是我開始進行物理治療。然而每個禮拜去治療時，我都得從一到十分為近期的疼痛程度評分——這對我來說實在太難了；我感受到的是間歇性的劇烈疼痛，到底要怎麼用描述持續性中度疼痛的一般標準來衡量我的疼痛指數呢（我發現後者比前者更容易令人身體愈趨衰弱）？也因為嘗試過以簡化的方式，用數字衡量這種需要情境才能夠理解的痛楚（而難以實踐），我才明白，我根本沒辦法讓其他人看見這些隱形症狀。此時身為詩人的我才發現，關於疼痛的比喻實在太過貧乏：「灼痛」、「麻刺感」、「刺痛」——這些詞彙根本無法完整描繪出疼痛的面貌。疼痛它自有一套邏輯，也只會按自己的邏輯潮起潮落；疼痛彷彿一座有著堅實堡壘的帝國，它能抵抗所有語言的入侵。

因為身邊許多朋友紛紛推薦，於是我開始閱讀所有我能找到的約翰·薩爾諾（John Sarno）

著作，這位來自紐約的醫生寫了多本暢銷書籍；他認為許多人會背痛、脖子痛、肩膀痛、腕隧道痛，其實都是因為壓抑了大量負面情緒——例如壓力、憤怒、焦慮——把這些感受都藏在心裡說不出口。他認為這些受到壓抑的情緒會降低患部的血流量，進而導致肌肉疼痛，這就是他所謂的「緊張性肌炎症候群」（tension myositis syndrome〔TMS〕）。[50] 於二〇一七年過世的薩爾諾一直深信，假如患者能夠認清並消除心底的負面情緒，疼痛就會消失，因為人體是運用疼痛來分散對創傷或痛苦根源的注意力。我接受所有可能性，也想知道自己到底是不是因為一直壓抑著心底的怒氣才那麼不舒服，於是便照著薩爾諾的建議實踐；難道一直為母親的死感到痛苦，真的會為我的身體帶來這麼嚴重的問題嗎？

但薩爾諾的方法對我根本沒用——即便我認真到實際去找了一位師從薩爾諾的治療師來為我治療，卻依然沒用。實在有太多人在還不知道我的病史之前，就想直接把我的疼痛歸類為心理作用了，這令我萬分沮喪。根據我對生物學有限的理解來看，緊張確實可能導致疼痛，這一點很合乎邏輯；但我也認為，有些人會如此認同薩爾諾的理論，可能是因為這套方法能夠從原本的不確定性裡找出肯定的答案，因此對一般人來說，薩爾諾的方法就像魔法一樣神奇（這一套對他們有用，那在你身上也必定有效——大家常常都有這種想法）。但我懷疑事情根本沒那麼簡單，也不禁思忖那些不確定性或許其實沒那麼容易擺脫。

我所能確定的是，疼痛每天都在我全身上下各處遊走，而我總是得卯足全力忽略它的存在。

我父親住在康乃狄克州的一個小鎮上，那裡距離布魯克林大約有九十分鐘車程；二〇〇三年，我母親因為要到康乃狄克的私立學校擔任校長，他們夫妻倆便一起搬到了康乃狄克州，我父親則負責管理學校的語文部。那年我父親才剛走出失去我母親的巨大傷痛，因此我和吉姆時不時會去與他共進晚餐，看看他好不好，有時候則是跟我那也住在布魯克林的兄弟連恩（Liam）和伊蒙（Eamon）一起前往。當時我告訴父親我身體不太舒服，但不知道自己得了什麼病；他能說什麼？能為我做什麼呢？有次和我通電話時，他突然沒頭沒腦地用愛爾蘭裔美國人那種迂迴的表達方式對我說：「聽到你那麼不舒服我很難過。」現在的我可以理解這些話語背後的關懷與無助，但當時的我卻只覺得他的擔憂如同遠水一般救不了近火。

我也開始面對現實，橋本氏甲狀腺炎這個診斷結果固然重要，但無法完全解釋我那持續惡化的健康狀況。最近一次回診時，醫生熱切地提起我的檢驗結果，檢查出來的數字顯示我體內的自體抗體數值依然低到幾乎不存在，甲狀腺藥物則已經使我的賀爾蒙分泌恢復正常水平，所以我應該要感覺好多了才對。然而不管是她還是其他醫生，都無法為我持續出現的症狀提出合理解釋——我得了一種模糊的隱形疾病。連恩和伊蒙都很同情我的遭遇，但他們有自己的生活要過，而且也還在為母親過世的後續事宜分身乏術。我很訝異自己竟然如此思念母親，也發現在生病時沒有母親的寬慰原來是一件這麼痛苦的事。我有時候覺得，自己總有一天會慢慢從這世上消失卻無人知曉，因為我的軀殼依然好端端地留在原地。

我在一個晚上前往西村參加工作上的活動，在那兒見到了許多數月不見的朋友，看得出來大家都為了派對認真打扮了一番——絲綢閃耀著光澤、露出的香肩、男人腳上的皮鞋——大家都聚在露台上抽菸。一位身材高䠷的詩人將手搭上了我的肩頭，叼著煙開口問我：「梅根，妳還好嗎？」我聽出了他語氣裡真誠的關心之意。「梅根！」另外兩位已經一年左右沒見的朋友大聲喊著我的名字；他們慵懶地倚靠在露台邊上，那姿勢實在令我為他們緊張。我該說什麼才好呢？這裡是紐約市，每個人都在努力豐富自己的生活、孜孜矻矻；我得想出個更好的故事情節來訴說自己的病況。但想當然爾，當時的我根本沒什麼好故事可以說。學者克莉絲蒂納・克羅斯比（Christina Crosby）為那場致使她癱瘓的腳踏車意外事故，寫了一本動人又令人酸楚的回憶錄——《未完成的軀殼》（*A Body, Undone*，中文書名暫譯），她寫道：「每當你想向他人自我介紹，就會努力有條有理地陳述，盡可能讓自己值得獲得他人的認同與關注，就像我現在這樣。」[51]

但對我來說，這份努力似乎徒勞無功；我深陷於疲勞與疼痛，也找不到恰當的文字向其他人清楚解釋我的情況。（其實我到現在也還在尋找最合適的敘述方式。記錄這一切的當下，我依然感覺自己的文字之間充滿了無言、模糊以及空白；在寫下「腦霧」這兩個字的時候我可以想像得到，從未感受過相同體驗的讀者在看到這兩個字時也只能了解字面上的意思，無法體會那到底是什麼感覺。）也因為得不到認同感，我開始覺得自己的故事毫無連貫性又不值得關注，同時又為自己心中渴求他人寬慰的那份渴望而感到羞恥。

我在露台上和大家聊天，哀傷卻悄悄地爬上了心頭，於是我走進屋裡，拿了外套就直接回家。

書在這段時間裡成了我的慰藉。我開始一點一點讀喜歡的詩，也開始嘗試創作；我努力寫出了幾篇值得自豪的短文作品，然而閱讀對當時的我來說卻成了多數時候都無法企及的奢望。我想要好好閱讀，實際上卻常常不小心睡著。床頭燈的暖意染上了我的左臉頰，我們布魯克林的家臥房窄小，牆面則漆上了深紫色；外面的巴士吞吐著上下班人潮、熙來攘往的同時，這一方深紫色的天地卻成了緊緊裹住我的蠶蛹。

秋天進入尾聲的那幾個月，我彷彿住在一個大門深鎖的房間裡，只能透過房裡的窗往外投射目光，試圖攫取曾經享受過的生活片段。而想要找出答案的決心，也因此一點一點在我心中滋長、茁壯。

在外面的世界裡，我的好友們裹著溫暖的毛衣，趁中午時分在公園愉快野餐，他們的孩子則拿著樹枝朝彼此互戳；其他人可能在突然下起滂沱大雨時趕緊招計程車、也可能好奇地一再偷瞄派對上遇到的陌生人。

至於深鎖於臥房中的我，只能面對週遭的一片黑暗與煩悶，奮力與沒人能夠看見的疾病作戰；怎麼樣都得不到正確診斷的病人，就是這麼樣嚐到了雙倍的孤獨。

有時候我會想，也許唯一能逃離這一切折磨的方式就是讓自己陷入瘋狂，就像夏洛特・柏金斯・吉爾曼（Charlotte Perkins Gilman）筆下《黃色壁紙》（*The Yellow Wall-paper*）裡的主角一樣——身為醫生的丈夫認為她在生下兒子以後就陷入了「輕微歇斯底里的狀態」[52]，因此把她關在租屋處最上層的房間裡，想藉此治療她的歇斯底里；然而這種治療方式卻使她真的漸漸發瘋了。

我得在這份痛苦裡鑿一扇窗，想辦法逃出去，無論用什麼方式都好。

後來有個朋友這樣問我：「**為什麼妳非要得到診斷不可呢？**」

我知道有很多人都對診斷這回事心存質疑——他們認為診斷是一種帶有貶低意味或污名的標籤；而我也早就知道，光是得到診斷並不能解決我的所有疑問。但我還是很想知道自己到底出了什麼問題；對我來說，獲得診斷就是得到了某種形式的理解。

知識能夠為疾病帶來關於治療或痊癒的希望；然而即便沒有治癒的希望，診斷至少就是對於疾病本身的某種理解（診斷這個字的英文「diagnosis」其實就源自於希臘文的「gignōskein」，意指「了解」），能夠讓其他人認同我們的遭遇，讓我們能夠理直氣壯地說出屬於自己的故事。而如今我卻強烈地感受到，自己沒有足以向他人講述的故事；要是沒有一個好的故事，到底有誰——或者又有什麼——能夠幫助我好起來呢？

愛麗絲・詹姆斯（Alice James）是威廉・詹姆斯（William James）與亨利・詹姆斯（Henry James）的妹妹，她從青春期就開始為令人束手無策的不知名疾病所苦（然而她卻被診斷出了歇斯底里）。最後她終於在生命尾聲被診斷出了乳癌；我們可以從愛麗絲・詹姆斯的日記裡讀出她的喜悅：「那些一直等著瞧的傢伙，你們要的結果終於來了！……長久以來，我一直很想知道自己到底得了什麼病，無論那疾病有多可怕都沒有關係。」[53]只要是得過不知名疾病的人，一定都能理解她這種異於常人的邏輯。愛麗絲・詹姆斯最後還以文字記錄，她終於擺脫「總覺得是我的主觀意識在作怪的可怕感受了，」而且「當初那位醫生除了擺出高傲的優雅姿態，再三向我保證所有病痛都是我的幻想以外，也沒有更好的辦法，他只想把對我的責任撇得乾乾淨淨。」確診乳癌後沒幾年，愛麗絲・詹姆斯就過世了；生命中伴隨著未知疾病對她來說實在太過痛苦，以致於在面對確診乳癌的壞消息時，她反而展露出了彷彿很期待這一天到來的興奮之意。[54]

十月某個天氣乾爽的夜裡，我在愛麗絲・詹姆斯的日記裡讀到了這個段落，把書從手中放下。夜色漸深，路燈的光線照亮了遠處的黑暗；我說不上來到底是什麼擾動了情緒，只知道那份煩躁來自於感覺自己正在在浪費生命與才能的心情。

我坐在沙發上，覺得愛麗絲・詹姆斯一部分的幽魂進入了我的內心。我知道罹患不知名疾病是什麼感受，也想像得出她為何會放棄一切；感覺自己的腦袋跟身體一樣在崩潰的邊緣搖搖欲墜，於是開始堅信死亡必會是一種解脫——終於能從獨自一人受苦的困境中找到喘息的空間。我從身體裡可以感覺得到，她那份充滿混亂與困惑的痛苦。

除此之外，我也不難想見十九世紀對於歇斯底里的觀念其實也影響了愛麗絲・詹姆斯，讓她以為所有症狀的源頭都是自己的問題，而這令我感覺自己彷彿站在一片除了哀傷以外什麼也沒有的荒原裡。老實說，我生命裡有很大一部分都被我用來自我懷疑；我一直在想，那些症狀是不是其實都源自於我的性格缺陷？而我同時也感到恐懼，我的醫生會不會也像愛麗絲的醫生一樣，認為我會有病是因為我有精神問題——也就是，「有病」？

這也是為什麼我如此希望他人能看見我的遭遇，我希望他們**了解**我被疾病孤零零地深鎖在暗無天日的房間裡；假如他們知曉了這一切，或許就會有人想出拯救我的方法。要是不這麼做，我真的很害怕自己會被驅逐到臆病的世界裡，從此被流放到那個隱形國度，再也沒有逃離的機會。

然而光是我一個人的證詞根本不夠有說服力。（還記得那句「可是妳**看起來**容光煥發」嗎？）

我真心覺得我的身體**一定有什麼問題**。我沒有確切的醫學詞彙可以說明這一切，我只能說，那是一種深入骨髓，甚至深入我每一個細胞的確信：我的問題**真的不是**出於想像，各種症狀——全身流竄的神經痛、頭痛、得了流感一般的痠痛感、食物過敏——都很明確；化驗結果裡也有許多細微線索，例如維生素D過低、貧血、各種病毒感染。

那些「知道自己對於世界的了解有多貧乏」的科學家和醫生到底都在哪兒？他們能不能快來幫幫我，幫幫像我這樣長期受到疾病摧殘的人？

我知道，一定有這樣的醫生存在，而我每一夜都在誠心祈禱著他們的出現。

我在心裡想著，**拜託，請看見我們的存在，快來幫助我們吧**。

第五章 醫病關係

二〇一二年秋冬，我的財務狀況終於因為我一直去看那些不接受醫療保險的頂尖醫師而債台高築。很多醫生告訴我，醫療保險公司有著濃厚官僚風格的要求包含了各種繁瑣細節，而正是這些龐雜的行政事務犧牲了他們照顧病患的時間。一位風濕科醫師就在我去看診時，直接在我面前唸出了他寫的病歷紀錄（「令人愉悅的三十幾歲患者……」），然後告訴我，他發現我體內有名為HLA-B27的抗體，而這種抗體與僵直性脊椎炎（ankylosing spondylitis，也是一種自體免疫疾病）有關，因此建議我進一步做磁振造影；但到最後卻沒有其他發現。另一位醫生則是在我告訴他最令我不舒服的症狀是疲勞與腦霧時，展現出了有點不知道該做何感想的樣子。在我想像中他應該是想著：「**這是不是她幻想出來的啊？**」還有一位醫師甚至直接建議我去做心理治療。讓我覺得不舒服的並不是他建議我尋求心理健康照護這一點——我早就看過許多非常出色的心理治療師；諮商對於面對慢性疾病患者來說是相當重要的心理支持，慢性疾病患者常為憂鬱症所苦，可能是與疾病共存的痛苦所致，也可能是慢性疾病本身造成的症狀：發炎症狀以及自體免疫疾病都會對大腦造成負面影響，因此可能會導致神經精神疾病（neuropsychiatric disease）以及其他各種症狀。[55]真正令我覺得困擾的是，醫生其實並不確定我到底生了什麼病，卻直接認為所有症狀都來自心理問題。

與此同時，我的身體狀況也越來越糟：已經開始記不起某些字詞與細節了。我在詩歌工作坊教課的時候，發現自己對學生這麼描述：「就是那個冬天以後到來，花朵漸漸盛開的季節。」不過我心裡卻又有某一部分在努力說服自己，三十幾歲的人大概都是這樣吧，總是身體到處痛、感覺精疲力竭、腦子昏昏沉沉。

那年十一月，我開始計算自己到底花了多少時間在關照身體健康上；截至目前為止，我已經看了九位醫師，包括家醫科、內分泌科、風濕科、神經科、皮膚科、婦產科，以及專精臀部與膝蓋傷損的運動醫學科、營養學科，還有幫助我懷孕的生殖內分泌科。

我到德州旅遊的時候出現嚴重頭痛的症狀，於是便在當地就醫；那裡的一位醫師為我安排了腦部磁振造影，發現我的大腦出現受損狀況。我的家醫科醫師以及營養學科醫師都想看看掃描結果，希望從中找出可能造成我麻痺與電擊感的原因；我打了五通電話、發了好幾次傳真才拿到自己的掃描結果（竟然是傳真？我得走上一．六公里到影印店才有辦法傳真）。而且每次要找新的醫生約診都是浩大工程：只要一有醫生建議我去其他科別就診，我就得再等上四到六週的時間才能看到新的醫生。

基本上每換一個醫生看病，他們通常都會向我要求其他醫生的診療紀錄，而我就得花上好幾個小時跟病歷管理部門溝通，影印好幾張病歷資料授權書傳真到醫生辦公室，再打電話確認對方是否收到傳真資料。即便電子化表格早已問世——當時大部分的表格都已經電子化了——那些醫師辦公室還是希望收到實體資料。然而早已被各種行政事務壓得喘不過氣的醫療行政人員，每次一聽到得因為我處理更多文書資料，就會表現得極度不耐煩，甚至會大發脾氣地告訴我，那些資料不可能在我跟某某醫生約診的時間前送到——然而要是沒有這些資料，那位某某醫生可能就會要求我之後再次回診。

拜託上天保佑我，別再忘了跟他們要一份自己的檢驗報告結果，不然我就得之後再一直纏著他們、麻煩他們，才有辦法拿到這些資料。甚至有好幾次，這些醫師辦公室都直接告訴我，資料得花上三個禮拜的時間才能送到；我們明明就已經身處於科技進步的現代世界，可以在亞馬遜購物網站上訂購到隔天就能送達的實物大小大腳怪雕像，我想要取得自己的就醫資料卻如此困難。有些醫生甚至會很直白地告訴我，他們確實不希望我取得自己的化驗資料，因為那只會「讓我白白擔心」或是「搞得我更糊塗」。[56]

算一算，光是在那幾個月裡，我每個月都得花上一天半的時間處理這些轉移各種紙本或電子就醫資料的事；除此之外，還得再多花上三天時間去各位醫生那裡看診，而且每次看醫生都得等一個小時以上，然後實際看診時間大約十分鐘（如果醫生那天比較有空，大概就會有十五分鐘吧）。零零總總加起來，我發現自己每個月就花了五個工作天的時間在處理健康問題——而這已經佔據我將近四分之一的工作時間了。

更大的問題是，這重重阻礙很可能讓我的求醫之路走到一半就放棄繼續堅持到底；我有時候確實會覺得算了，乾脆放棄好了。後來我詢問過永恆醫療聯盟（Permanente Federation）前執行長傑克・考克蘭（Jack Cochran），假如病人沒有足夠的精力或手段來處理這些聯繫事宜，會變成什麼樣子呢？考克蘭回答道：「他們會就此掉入醫療系統無法接住他們而產生的裂隙，在只有獨自一人的世界裡孤零零地受苦。」

不過在醫療紀錄這方面，如今已大有進步了。自二〇二一年四月起生效的《二十一世紀醫療發展法案》[57]（The 21st Century Cures Act）予以患者進一步權利，只需註冊我的病歷（MyChart）帳戶，即可取得個人的電子醫療紀錄及診斷書。然而整個醫療系統在處理慢性疾病上卻依然不夠完備；科技雖然帶來了方便，卻冷冰冰地沒有人味。現代醫療系統更擅於處理急症而非慢性疾病；在每一個優越的治療方式、技巧卓越的手術、創新的問題解決方案背後，都有無數病人正面臨低於一般水準的醫療照護。他們可能因為醫護人員的忽視而得不到診斷，得跟整個醫療界的官僚體系搏鬥，甚至在求醫的過程中不得不與醫生產生對立關係。

病情加重以前，我就已經花了大把時間在和醫生與醫院打交道了；當時我接受了一連串婦科手術，還找好幾位專家做了幾次磁振造影，更別說我母親還正在接受癌症治療，所以我也不斷陪她進進出出醫生的診間與醫院。也因為這些經驗，我對於現代手術的精準度之高實在大為驚嘆。（我第一次接受子宮內膜異位症手術的時候，醫生就可以從一個超小的開口切除一顆葡萄柚大小的子宮囊腫，不過短短五天以後我就可以跑步了。）除此之外，好幾位照護我母親的護理師以及醫師都溫暖得令我動容；然而我也確實為在這過程中感受到的許多不舒服感到錯愕，這些狀況在醫院裡尤為嚴重。醫生有時候真的很粗魯，也似乎對患者與家屬充滿了敵意；醫院裡燈光刺眼、食物難以下嚥、病房不僅人聲嘈雜也絕對稱不上舒適，但病人來這裡不就是為了要追求療癒嗎？然而這一點對於院方來說似乎並不重要，重要的是為了所謂「照護」而生的醫療機構與儀器：不斷嗶嗶作響的監控螢幕、為了每小時一次的查房制度而直接把病人吵醒、為臨終病人精心安排了許多辛苦（卻常徒勞無功）的治療手段。在醫院裡，我總覺得自己就像誤闖瘋狂帽客下午茶派對的愛麗絲：那世界裡的一切對於置身於其中的人來說似乎無比合理，但在我眼裡卻是充滿瘋狂。

在美國以技術為導向的醫療系統裡，病患只要一踏進醫生的診間，就好像不再被視為一個人了；醫學歷史學家查爾斯·羅森堡指出，最早在二十世紀的醫療界變革以後就開始有批評聲浪出現，認為病患在這種變革之下，變得好像只是「表格上的數字、X光片裡的影像、載玻片上的組織」。[58]後來科技日漸進步，美國醫療系統也在企業化觀念影響之下變得愈趨各科分立、專精於高科技醫療技術，導致前述情況更加惡化，醫療機構也搖身一變成為與病患關係疏離的官僚組織。北卡羅萊納大學教堂山校區（University of North Carolina at Chapel Hill）的老年醫學專家泰倫斯·霍特（Terrence Holt）就寫道：「任何患者只要一踏進醫院，脫下衣服、躺上病床，就會漸漸失去原本的身份；過了幾天以後，他們就會通通被視為失去主動性的『病體』。」[59]

我母親和我身為相對擁有特權的白人女性，則是比較幸運的那群人；她很快就得到了周延的醫療照護（雖然男醫師還是常常忍不住居高臨下地向我評論母親的體重，好像我一定能對他們感同身受一樣）。雖然我確實遇到了一些不把我當一回事的醫生，但我還是有足夠的資源繼續尋找有仁心的醫師，伴我走過追求健康的漫漫長路。然而那些沒有足夠財力或能力堅持下去的人，則有可能不得不半途停下追尋的腳步，就此繼續深陷於未知疾病之中。階級、種族、語言——這些都可能成為阻擋患者尋求優質醫療照護的障礙。[60]在某些醫療院所中，明目張膽的種族歧視、自然而然對有色人種、女性、跨性別患者產生偏見的現象確實十分猖獗，那裡的醫療照護專業人士——根據多位醫師自己的說法——就常常把肥胖的病人戲稱為「擱淺的鯨魚」，又或者直接認定拉丁裔病患都有「西班牙裔歇斯底里症候群」。[61]一項二〇一八年的研究發現，受訪醫師中只有百分之八十五的人願意為跨性別患者提供常規性醫療照護[62]，然而針對跨性別與非二元性別族群的調查則發現，其中有百分之十九的人「表示自己曾因為屬於跨性別或是非二元性別族群而遭到醫護人員拒絕」。對於非裔族群來說，這種在醫病關係中可以說是常態的緊繃關係，可以追溯回長久存在的醫療種族隔離政策；透過持續長達幾十年的塔斯基吉實驗（Tuskegee experiment）就可以看出這種歧視的存在。[63]在這項實驗中，醫生為非裔的病人診斷出了梅毒卻不給他們使用盤尼西林治療，目的就是為了研究梅毒感染的整體病程。也難怪有這麼多病人根本無法信任醫生了。[64]

即便身為順性別女性，我依然會面臨醫護人員的漠視；例如，我從小在美國東北部長大，成長過程中常常有健行與露營的經驗，但多年來卻沒有任何醫生想到要問我是否檢測過萊姆病或其他蜱傳疾病。在這所有醫師當中，也只有E醫師嘗試向我確認，是否有自體免疫疾病的相關家族病史。在十年後寫下這些文字的當下，我仍然為這些曾經發生過的事實感到錯愕不已，然而在訪問眾多患者與其親屬的過程中，我也證實了自身的情況絕非個案。這種對於疾病漠視的現象通常是這樣發生：患者向醫師解釋某些對他來說很有問題的身體狀況，然而經過化驗檢查卻沒發現任何異常，於是醫師就直接向患者保證她的身體一切正常，反而回過頭來質疑患者的身體感受。隨著看的醫生越來越多，我開始知道該挑選哪些症狀讓醫師知道，也學會絕對別透露自己看過許多其他醫生，因為醫生常常直接認定「到處看醫生」的人一定是麻煩的患者。此外，我也很快就發覺，帶著前一位醫師提供的醫療紀錄去看新的醫生絕對不妥。一九八八年，T．C．歐多德（T. C. O'Dowd）就在他的文章中提到自己發明的「糟心的患者」（heartsink patients）一詞，用來描述那些讓醫生覺得「被激怒、受到打擊、難以忍受」的患者。[65]我不想變成那種人——那種好像要求太多的糟糕患者。

這個問題的根源部分來自於官僚的醫療系統為醫病關係帶來的挑戰：醫生本是存著善意醫治病人，但連他們自己都身處於令人沮喪又精疲力竭的環境，又怎麼有辦法好好敞開心胸傾聽慢性疾病患者的各種抱怨與哀嘆呢？我就常常看到我的醫生埋首於各種文書工作之間，雖然已經用心臟科醫師桑迪普．喬哈爾（Sandeep Jauhar）在《習醫之路：美國醫生夢的幻滅》（*Doctored: The Disillusionment of an American Physician*，中文書名暫譯）描述的那種「超高速」工作，卻總是在堆積如山的工作中越陷越深，也因此進度落後而得不斷道歉。但我也不得不說，在我遇到的醫生裡，確實從未有人明確暗示過是我瘋了或是想要尋求關注，這點值得讚揚；但在我訪問的對象當中，有很多人真的遭遇過這種質疑。話又說回來，雖然我看過的醫生當中沒人真心懷疑過我的就醫動機，卻也似乎沒幾位真正相信我的身體出了大問題。

就這樣，我在二〇一二年的秋冬兩季歷經了千辛萬苦，看過一位又一位的醫學專家，又抽了好幾次血（那血量大概都可以餵飽餓著肚子的吸血鬼了），我還是常常怪罪自己；我覺得是因為我措辭不當，才沒辦法說服醫生「站在我這邊」，都是我的錯。每一次約診前我都會痛下決心，要把想說的話、想問的問題都講清楚，但卻從沒有一次做到；我真正逮到機會問出口的問題連我想問的一半都不到，而且還不禁責怪自己耗盡了醫生難能可貴的耐心。作家黛博拉．列維

（Deborah Levy）就曾表示：「道出自己人生的真實感受是每個人都擁有的自由，但我們卻通常選擇不這麼做。」[66]如今的我在需要行使這樣的自由時，卻不知道該怎麼做；我實在太習慣——也是因為受到了社會的規範——只講別人想聽的話，而且也常常開口到一半就被醫生打斷（醫生通常會在患者開口十一秒後就出言打斷患者）。[67]

在天氣異常好的某一天，我走出另一位新醫師位於曼哈頓的診間；當時我的絲質襯衫下已蓄滿了汗水，同時因為暈眩而只能倚靠在路邊一台髒兮兮的普銳斯（Prius）轎車上休息，那種受傷的感覺令我喘不過氣。那位醫師的診所有非常多患者候診，整個看診過程她都用居高臨下的態度對待我，最後還把我請了出去。前所未有的孤獨感迎面而來，我覺得自己孤立無援——不，比這還要更慘；這一次的就診經驗彷彿在我嘴裡留下了令人噁心的鐵鏽味，讓我覺得自己好像不值得任何人的幫助。這正是罹患隱形疾病令人痛苦難耐又感覺弔詭的地方——你的病不被社會認同，沒人看得見你的脆弱；結果反而變成是**生病的那個人**得改變自己的世界觀，反而是受傷的那個人得全盤接受：當下所面臨最令人難以忍受的一切都是自己的缺陷所造成——是她自己扭曲了現實。

現代醫學最自豪的就是以病人為中心的照顧方針，然而其對於病人的情緒需求卻是令人吃驚地毫不在乎——甚至可以說是漠不關心。對於患者來說，罹患慢性疾病可以說是對生活帶來了天翻地覆的改變，因此現代醫學這種全然漠視患者情緒的態度，便導致慢性疾病患者面臨更多挑戰。慢性疾病顯然無法快速解決，而是需要花時間在生理與心理上都善加控制的疾病；這種疾病也可能因為有著混亂又神祕的症狀而特別棘手。然而，現代醫學訓練下的醫生並不喜歡花時間心力來管控病情，他們比較喜歡**醫治**。二〇〇五年有篇關於慢性疾病醫病關係的文章中就提到，現代醫學訓練強調**解決問題**，而所謂的解決問題通常就「等同於治癒」；令人遺憾的是，「慢性疾病的處理方式與現代醫學對於解決問題的期待實在有太多根本上的差異，這方面的醫療也因此遭到忽視。」[68]二〇〇四年就有一項來自約翰・霍普金斯大學（Johns Hopkins）的研究發現，接受調查的醫生中有三分之二表示，他們覺得自己未受過充足的慢性疾病照護重點訓練。[69]

專精醫療照護改革的哈佛大學經濟學家大衛・卡特勒（David Cutler）就不諱言地告訴我，醫生比較喜歡醫治急症，因為這樣他們就能以更機械性的方式醫治，例如麻醉病人、接上斷骨（他也指出，被麻醉的病人正好也就是最安靜的患者）。至於醫治慢性疾病，醫生就得想辦法改變病人的日常行為——這不僅是漫長的工夫，也常常因為到頭來白費力氣而令醫生感到挫折。卡特勒說道：「要在任何層面上改變一個人的行為都非常困難——關於人的工作，就是最困難的部分。」精神病學家T・F・曼恩（T. F. Main）則寫道：「因此那些受盡疾病折磨且生命與神智都受到嚴重威脅的病人，才是最好的病人；他們對於醫生感興趣的那些治療方法會有非常迅速的反應，而且經過治療就能完全康復。」[70]然而確診萊姆病的患者在進行了一輪抗生素治療後，症狀卻可能未見起色，而且還會產生難以用醫學知識解釋的疼痛——正好就與前述最佳患者的狀況完全相反。

簡而言之，目前醫療界的問題出在整個醫療系統上，而不是醫生。現在的一般病患，每一位進入診間看診的時間大約都被掐在十五分鐘左右；對於症狀十分複雜的患者來說，這十五分鐘根本不夠他們詳述症狀、問問題，醫生也沒有充足的時間告訴患者該如何改變生活型態。[71]這種短促的看診時間也有其歷史背景[72]：一九七〇年代整個醫療體系的成本上升，也因此催生了「管理式醫療護理」的出現——現代醫療系統基本上就是由安泰人壽（Aetna）和聯合健康保險（UnitedHealthcare）這種保險公司與眾多醫生商討，進而決定患者可以得到多少醫療護理、可以看哪些醫生、可以看醫生看多久、要付多少錢。而保險公司為了控制成本，便將成本越壓越低，導致醫生看診的速度也得越來越快[73]；在龐大醫療體系裡工作的醫生尤為如此，他們甚至會被規定每天必須看診的患者人數。

除了以上種種問題，整個醫療體系也變成各科分立的狀態；不同科別的專家都獨立執行醫療照護工作，患者的就醫紀錄也就此分別留存在不同機構與科別，至於那些需要轉診的患者，則由醫生按照個人喜好安排給其他醫生。這樣的運作模式對於自體免疫疾病及其他慢性疾病的患者來說格外不友善，因為沒人負責整合患者的整體醫療照護狀況。美國醫務管理協會（American College of Healthcare Executives）的基金會社論就指出，醫療系統各科分立的狀態導致醫護人員很難真正照顧到「病人的全部」，溝通上也因此產生許多落差。[74]傑克・考克蘭告訴我：「醫生長久以來已經習慣各科分立的運作方式，因此不太容易好好合作。那誰會被夾在這中間呢？不是醫生，而是患者。」《平價醫療法案》（The Affordable Care Act）的宗旨就是要促進醫療照護上的協調溝通，並懲罰那些讓病人多次重新入院的醫院（這就表示醫院在先前未正確找出患者疾病的根源），但這些措施仍難以撼動美國現代醫學界的既有架構。而由於美國醫療照護的基礎機制是按服務收費，因此做更多手術、安排更多檢查的醫生與盡可能提供最佳**照護**方式的醫生相比，前者能夠在這種系統裡得到的好處反而比較大。

醫療體系的官僚作風不僅令醫生倍感挫折，也讓病人失望；整個醫療系統如此分散，想要在這之中找到正確的就醫方向，不僅令人覺得錯綜複雜，更要付出相當成本，也因此成為患者求醫的障礙，同時為他們帶來更多負擔。也正因為美國的醫療系統有這些沉屙存在，醫療照護優劣會恰好與患者收入級距成正比也就不令人意外了。維吉尼亞聯邦大學（Virginia Commonwealth University）的城市研究所（Urban Institute）以及社會與健康研究中心（Center on Societyand Health）於二〇一五年針對美國的醫療照護平等進行研究，他們發現「一個人收入越高，罹病與早逝的風險就越低」。[75]至於那些無法負擔醫療保險或看診共付額*（copayment）的患者，就不太可能主動尋求醫療協助，畢竟他們無法負擔在這龐雜的醫療系統當中到處求醫所累積下來的可觀費用。

醫療照護的成果在不同種族之間也有極大差異。醫學期刊《刺胳針》（*The Lancet*）二〇二〇年的社論就直言不諱表示，「種族歧視是值得全球關注的公共衛生緊急狀況，也是美國黑人與白人之間死亡率與罹病率長久以來存在差異的根本原因。」[76]結構性的種族歧視以及根深蒂固的醫學偏見等龐雜原因，使得有色人種通常無法得到他們需要的醫療照護。

結果是美國的醫療系統就此深陷危機；其根源不只是不斷上升的醫療成本而已，更包含了醫療照護行為背後蘊含的道德與意義。病人當久了，實在很難不面臨美國醫療系統帶來的窘境：你在追尋的一切都與醫生所提供的醫療照護背道而馳。而大家所不知道的是，身為病人，面對我們現有的醫療照護系統是一件多麼棘手又令人難過的事。情況實在糟到不能再糟——美國醫療系統面臨的困境也顯而易見——甚至連安泰人壽的執行長馬克·貝托利尼（Mark Bertolini）都在二〇一四年於達弗斯（Davos）訴說，自己帶著十六歲兒子在美國醫療系統中經歷重重阻礙的親身經驗；他說：「病人簡直就不被當人看，而只是一份診斷。對醫護人員來說，病人就只是當天得解決的危機任務。也正因為他們把關注焦點放在疾病而非患者本人身上，因此很難站在患者的立場為其努力，更別說是盡心統整醫療照護程序了；而我也只好擔負起這個協調與統整的任務。」[77]

「我好希望能夠被當成一個活生生的正常人來對待，但他們卻都只把我當作病人。」另一次約診結束後某個冷颼颼的冬夜，廚房窗外的天空掛著一輪被輕盈雲朵包圍的滿月，我如此對吉姆說。我覺得自己心都快碎了；我是抱著求助的心情去看診，然而當我問醫生是否能夠幫助我時，他只是聳聳肩對我說：「梅根，**大家都很累**。」

我抵抗著快要盈溢出眼眶的淚水，繼續對吉姆說：「假如是要做手術，我們的醫療系統確實很棒。但如果你承受的是日復一日的長期煎熬，去看醫生尋求協助卻不被當一回事，醫生也根本說不上什麼話的感覺真的很糟。」我們坐在桌邊，暖氣喀噹作響地冒著熱氣，擺在我們面前的是外送地中海食物的盤子。我們攜手打造了這個家，我有不錯的工作、親愛的家人與朋友；假如我身體健健康康，三十六歲的我本該處於人生最巔峰的時刻，從事著自己熱愛的工作並開始建立家庭，而且已經勇敢度過失去母親後最悲痛的時刻。此時的我卻拖著病體，漂浮在充斥於生活中的

＊譯註：為患者接受醫療保險服務時，必須支付給醫療院所的固定費用。類似於台灣的掛號費。

不確定感之中。吉姆看著我，頭頂上的燈光正好映著他的下巴。他用嚴峻的眼神對我說：「我懂。」此時的他即便什麼也沒多說，我依然感受得到面對徒勞無功所產生的那種失望感，沉甸甸地壓在他心頭，就像我們每一次旅行，總是背在他肩上那個過於沉重的旅行袋一樣。

在追尋答案的過程中最衝擊我的，無非就是醫生同理心消失的速度竟然這麼快。許多研究都顯示，醫師的同理心在念醫學院的第三年會急遽降低；這時的醫學生開始要在各科輪轉、看顧患者，伴隨著總是超過負荷、令人過勞的工作量。大多數醫學生都發現該做的事實在太多，而時間永遠不夠；他們也可能為了能夠在這條學醫之路上生存下來只好自我保護，選擇拉開與患者的距離。[78]

而且醫生很可能根本不了解，慢性疾病患者想要從他們那裡得到的認可到底是什麼；醫療社會學家亞瑟．法蘭克（Arthur Frank）就指出，患者努力構築出一番故事，試圖更理解自己的新身份，畢竟生病這件事從來就是令人不喜、陌生又困惑的存在。生病會打亂一個人原本的生活與計畫，而倘若罹患的是慢性疾病，連未來都會受到連帶影響。在剛剛確診某些疾病時，患者不僅茫然，對於罹患的疾病也不甚了解——同時還對一切缺乏掌控感——因此會相當恐懼；所以這些患者才會開始投入許多時間、心力，試著編織出屬於自己的新故事。她希望有人可以幫助她寫下這個全新的生命篇章，讓她失去的一切、受到的傷害，都成為故事的一部分，並且肯定這份失落的獨特之處。也正因如此，患者尋求醫生診治的時候，才會格外希望醫生好好**傾聽**；因為患者認為醫生就是能夠為他們的經歷賦予更深一層意義與認可的權威象徵，但多數醫生卻不理解這一點。一位受訪的年輕女性便表示：「這一路上，情緒層面受到的挑戰實在不比生理上所受的苦來得少。我滿心害怕，再加上那些忙到沒時間好好聽我說話的醫生，真的讓我很痛苦。」

倘若醫生願意好好傾聽患者訴說，不僅能夠滿足這些備受煎熬的人情緒層面的需求，對生理層面也有所幫助：患者如果覺得自己受到了良好的照護，臨床症狀也會跟著減輕。[79]科學研究慢慢發現，心理與生理之間的關係遠比我們原先所想像的更加緊密。許多研究也顯示，心理層面的關懷——也就是人與人之間的溫暖互動——對於患者的病情確實有可以用科學方法衡量的正面影響。例如根據紐約貝爾維尤醫院（Bellevue Hospital）內科醫師丹妮爾・歐芙莉（Danielle Ofri）在《醫師的內心世界：情緒如何影響行醫》（*What Doctors Feel*）一書中所提到，在同理心量表上得分較高與得分較低的醫師相較之下，前者的患者產生嚴重糖尿症併發症的比例比後者低達百分之四十；她表示：「這效果簡直可以跟最強效的糖尿病藥物相比了。」[80]

泰德・凱普查克在哈佛大學進行了一項安慰劑效應（placebo effects）研究；研究人員告知患有腸激躁症（irritable bowel syndrome）的患者將進行針灸療法的療效研究。兩組受試者都將接受「假的」針灸治療，不過第一組患者面對的研究人員態度敷衍，還很粗魯地向患者宣稱「我知道自己在幹嘛」；第二組患者則能夠感受到研究人員的溫暖態度，對方會認真詢問患者病況，在患者表示哪裡不舒服的時候也會展露出同理心。研究結果發現，感受到研究人員更多同理心的那些患者與另一組承受粗魯對待的患者相比，前者症狀減輕的現象更為明顯。[81]事實上，「同理心」受試組患者回報的症狀減輕程度，相當於腸激躁症在臨床實驗中常使用的藥物效果。

二〇一三年，內森納爾・強森（Nathanael Johnson）在《連線》（*Wired*）雜誌寫道：「凱普查克呈現的就是某些醫療哲學研究者所稱的『關懷效應』（care effect）；這也就表示，讓病人感覺受到傾聽與關懷，就有可能提升他們的健康狀況。」[82]

換言之，同理心對於患者健康的影響是真實存在的現象，而且也確實可以靠科學方法測量出來。[83]二〇〇二年，來自《新英格蘭醫學期刊》（*New England Journal of Medicine*）的研究甚至發現，對於膝關節有關節炎的患者來說，安慰劑帶來的療效簡直就跟膝關節內視鏡手術（arthroscopic surgery）一樣好（當時每年有將近六十五萬台這種手術）。然而整形外科醫師無法接受這項研究結果，他們堅信患者在接受手術後的感覺一定比服用安慰劑來得好。確實，接受了手術的患者狀態比手術前來得好了，不過非手術性的關懷「治療」也為患者帶來了許多進展。[84]

時至一九七〇與一九八〇年代，隨著患者權益有所提升，應該要能夠改變這一切，讓醫生與病人之間更能建立彼此知情同意、攜手合作的友善關係才對[85]；然而權力的天秤卻依舊朝著醫師那一端傾斜。每當病人試著跟急匆匆的醫生認真對談，希望醫生能幫助自己、為自己出力時，往往會搞得雙方都不愉快。

至今，無論患者不願意乖乖吃藥背後的原因與動機是什麼——例如有些抗癲癇藥物會導致患者昏昏沉沉、無法工作——醫生依然直接為他們貼上「不合作」的標籤。[86]我母親罹患大腸直腸癌的那段時間，一旦她病情又加重，醫生就會說她對化療「反應不佳」，但實情不應該是反過來才對嗎？我們的醫療體系現在已經開始努力扭轉這些用字遣詞（現在他們通常會用「治療失敗」以及「不遵醫囑」來描述）[87]，但有天早上我在網路上搜尋資料時，還是有這麼個文章標題映入眼簾：〈對於先前治療方式反應不佳的慢性C型肝炎患者將有更多療法可以選擇〉。

醫學界會出現這種怪罪意味的說詞並非偶然；我們可以試著想像身為醫生的感受——親眼目睹悲劇發生以後，必須馬上把已經發生的事情在腦裡歸檔、迅速恢復狀態——這想必是一種非常獨特的無助感。而醫生這份工作其實就像是在扮演賭徒，失敗總是如影隨形、無處不在，而且賭到最後，贏的總是莊家；這種巨大無匹的無能為力，正是所有醫生都竭盡所能想要逃避的感受。「最高級的心理自我防衛策略，就是在自己與患者之間豎起防護罩，」[88]放射科醫師理查・岡德曼（Richard Gunderman）在探討此一現象的文章中寫道，「這種表達方式與用字遣詞的習慣也導致了一種先入為主的認定，也就是如果治療失敗，一定是患者的問題。」把患者推出去當代罪羔羊，醫生至少就還能繼續對自己幫助病人的能力保持信心。

傑克・考克蘭認為醫學界應該重新評估現代醫病關係，「我們雖然稱其為醫病關係，但從很多方面來看，醫生其實都會以上對下的姿態對待病人；患者也因此總是得抱持著堅定不移的決心，以不問到答案絕不罷休的姿態不斷詢問，才有可能得到他們能夠理解的答案。然而那是他們的身體、他們的健康，患者本就該有權利知道答案。醫生該負責決定的是自己要回答『我知道』還是『我不知道，但我會努力進一步了解』，抑或是『這實在難倒我了，我覺得我們應該找更多人來討論。』」

我在二〇一五年認識了考克蘭，當時我就問他，為何醫生常常漠視那些症狀模糊曖昧的患者。

「是這樣的——患者來找我看病，而我能提供的就是專業知識，因為我的腦袋裡裝滿了患者需要的知識，他們才會來找我嘛。但假如我的大腦沒辦法提供患者需要的東西，那就顯得好像我是個騙子、是位不合格的醫生、是個笨蛋，而這對我來說可不好受；畢竟我一直以來都在化學科目表現頂尖、也順利通過醫生執照考試，而且長久以來都站在具備且能夠使用知識的金字塔頂端。所以，這種質疑自己、知道自己依然只是個凡人的感覺真的很差；我辜負了患者——這彷彿就代表了**我**的失敗。」

哈佛大學教授蘇珊・布洛克是開拓舒緩護理領域的先鋒，我曾問她，醫生為何總是漠視那些化驗結果不夠清楚明確的病人——為何會像她說的那樣，總是把病人當成「瘋子」？她給我的答案和考克蘭的說法相當類似。

布洛克說：「我認為這是因為醫生實在很難接受不確定性。他們擔心當下無法客觀判斷病因可能是因為自己的醫學判斷出了錯，不然就是受到矇騙——被病人騙了；而這也正是醫生最擔心的事。醫生面對那些症狀不明確的慢性病患者時會表現失常，通常正是因為他們很焦慮是不是自己的醫術出了什麼問題，又或者是被患有精神疾病的患者欺騙了；這些失誤都會令醫生感到倍受羞辱，因此他們只好直接給病人貼上精神有問題的標籤。」

但話又說回來，患者並不是客人，所以不會總是對的；而也要醫生足夠誠實，願意面對自己做了什麼、忽略了哪些線索、認知到治療可能造成的傷害，才能夠成就所謂良好的醫療照護。我也知道，假如我是自己的醫生，一定也不知道該怎麼提出醫療建議才好；畢竟我的檢驗結果數值一切正常，而且我看起來一點問題也沒有，因此他們無法體會我到底病得有多重。也正因為這樣，遇到某些醫生願意花時間在我身上，認同我對於自己身體出問題的判斷，同時承認他們不知道病因到底是什麼的時候，對我會有如此巨大、超乎我想像的影響。他們說的話對於身處恐懼深淵的我來說，就像一根帶來希望的救命繩。

一九二六年，法蘭西斯・W・皮博迪醫師（Dr. Francis W. Peabody）對哈佛醫學院的學生說道：「照護病人的訣竅就在於真心關懷。」[89]對大部分的人來說，軀體陷於病痛似乎令人格外孤獨，而那種孤獨也相當駭人；然而每個生病的軀體也總是在與他人對話，即便是在最孤立無援的情況下，我們的軀體依然存在「雙方互動」[90]（dyadic）的特性，且正如社會學家亞瑟・法蘭克所表示，會與醫療系統、與配偶、與各式各樣的對象對話。身為研究人員的凱普查克則強調法蘭克觀點中最貼近現實狀況的層面：人體是人類社交的媒介，而非用來承載美國超個人主義（hyperindividualism）的容器。

這種病體存在雙方互動性質的說法出現後，伴隨而來的種種議題也相當重要。患者是否該在形塑醫療系統的過程中擁有更大的影響力？我們是否該以實際標準來衡量醫療行為當中的「照護」層面——醫療系統應該要著手規範醫生，該花多少時間在這些無形的付出上嗎？已經開始失靈的美國醫療照護系統，是否該擺脫只以經濟層面思考的角度，開始也把倫理與道德納入考量？醫療產業是否合乎道德規範重要嗎？不管是患者還是醫師，大多數人都會對這些問題報以肯定答案；我也問了布洛克的意見，大多慢性病患者會期許醫師能在醫病關係中扮演情緒支持的角色，這種要求合理嗎？她回答道：「當然。假如醫療從業人員做不到這一點，那就只做到所謂醫療照護的一半，同時辜負了另外一半的價值。」

開始寫作本書後不久，一個陰鬱又下著雪的午後，我前往哈佛醫學院參加一場關於患者權益的演講。令我意外的是，當天在現場聽到許多位居醫院行政管理高層的人，聲稱「監督」病人就是他們的職責所在；我也聽出他們通常都把病人視為不理性又愚蠢的孩童，因此不能信任病人個人選擇的態度。然而卻也正是這些人在醫療界提出了「關懷」的重要性；他們在這樣的日子裡頂著寒風來傾聽更多意見，想要知道怎麼做才能對病人最好。但是多年來他們內心最重視的還是病人聽不聽話這件事，也因此反而對於自己真正想幫助的族群產生了輕蔑的態度。

忍受著疼痛、疲勞與憤怒的同時，我也陷入了深深的無力感。每一次我又約了診，前往診間抱著希望等待，坐在那些粗陋又充滿哀傷氛圍的辦公室裡，牆上掛著帆船照片，邊桌上則擺著被無數大拇指翻閱過而顯得油膩膩的雜誌，眼前的一切都是向辦公室傢俱批發商大量採購的產品。然而每一次與醫生實際碰面，卻總是那樣令我充滿困惑；在有限的十一分鐘內，我試著用我認為會讓醫生留下好印象的方式敘述病情，希望這能讓他們開始真心關懷我的困境。但每一位醫生的每一天都被各式各樣的事情塞滿了，他們有那麼多檢驗要安排、有那麼多官僚體制下的細節要處理，更別說他們長久以來接受的醫學訓練已經教會他們千萬別說：「我不知道你到底怎麼了。」因此就這樣，我和醫生兩個人一起站在那狹小、無菌的空間裡，卻彷彿身處於兩個截然不同的世界，如此遙遠。

第六章 替代療法

替代療法會吸引許多慢性疾病患者，正是因為它提供了名副其實的替代選擇：除了龐大、官僚、冷淡且對患者一視同仁、毫無個人化差異的現代醫療系統以外的另一種可能性。歷史學家安妮・哈靈頓（Anne Harrington）在《心的解藥：身心醫學史》（*The Cure Within: A History of Mind- Body Medicine*，中文書名暫譯）裡寫道：「要說秉持物理主義的現代醫學為疾病賦予了怎麼樣的故事，大概就是跟現代醫學一樣沒有人情味吧；這個故事關注的焦點是疾病而非患者，用來表達故事情節的詞彙也通通都是關於人體組織、血液、生物化學的專業術語。」[91]面對長久持續的痛楚和神祕疾病，那些不得不與機械化又不完整的醫學解釋打交道的人「開始渴望得到更好的——更好的故事」；我絕對就是如此。

替代療法建立的宗旨，是要為患者提供有舒緩效果的照護以及全心關注。慢性疾病患者通常都因為疾病的折磨而疲憊不堪，所以又有誰不會試圖使用或許能夠舒緩壓力的營養補充品，不會覺得權威人物關心他們精神狀況如何，給予直白的認可與安慰很受用呢？「你真的沒有瘋，而且是的，你**會**感覺自己好多了。」

西方醫療系統在一九九〇年代開始由技術專家主導，也因此日漸展現官僚作風；這樣說來，替代療法會在此時大為盛行也就不那麼令人意外了。美國國家衛生研究院（NIH）於二〇一六年所做的調查顯示，美國每年大約花費三百零二億在替代療法與輔助療法上[92]；真的有許多人會因為渴望得到良好的照顧而尋求替代療法。作家尤拉．畢斯於《疫苗：兩種恐懼的拔河》（*On Immunity: An Inoculation*）一書中提到：「當我們感覺很不好的時候，就會想要一些明確的『好』，這就是替代療法對患者的貢獻。」[93]從這個角度來說，我會想要明確的好，就是因為實在感覺很不好太久了，但我又搞不清楚到底是哪裡出了問題。

長期浸淫在傳統西醫領域的我，即便為了治病而付諸行動，諮詢整合醫學與替代療法的醫師，但我一開始其實不完全信任他們。我依然視傳統西醫專家為真正的權威，更何況網路上又流傳著許多根本不科學（也已經被推翻）卻號稱是替代療法的醫療資訊；因此我實在不知道哪些東西是真的值得相信，也很難在醫學發展前沿的最新資訊與虛假情報之間做出區別。然而隨著我身上出現越來越多「小問題」——內分泌失調、蕁麻疹、髖關節內軟骨破裂、頸部關節炎、甲狀腺疾病、不孕、疲勞感與腦霧——我覺得該是改變的時刻了；我得開始用不同方式看待我的身體，擺脫過去那種把人體各個部分視為獨立器官的視角，開始將整個身體當成一切都息息相關、交互作用的系統。自從我改變了觀點，不僅是對於身體健康的體驗產生了根本性的變化，我對醫學系統的看法以及尋求醫療照護的方式也不同以往。

自從我發現吉姆上網搜尋「白血病的症狀」以後，就下定決心去找一位許多親友都向我推薦的紐約整合醫學專家看診——我們就叫他K醫師吧。朋友有先向我預告K醫師的收費很貴，光是諮詢一次的費用就高達五百美元，而且他也跟大部分所謂的整合醫學專家一樣不接受醫療保險，原因就和那些超頂尖的西醫醫師一樣：醫療保險的官僚體制讓他們很難好好花費更多時間在每一位患者身上。我沒有多餘的五百塊美元可以這樣花，不過好險我還有信用卡，而且我當時使用的醫療保險會給付百分之八十醫療網絡外機構的看診費用。

許多替代療法的醫師都是「自然療法醫師」（naturopath），他們都有拿到經認可的四年制研究所學位；這種研究所會依循部分傳統醫學的課程，另外再教授視人體為整體、追求整體健康的治療法。如今現代醫學界裡「整合醫學」（integrative medicine）與「功能醫學」（functional medicine）的醫師越來越多，他們會以替代療法搭配傳統西醫治療方式，目標是將病人的身體視為整體，並嘗試找出疾病更複雜深入的病因，而不只是提供快速且只照顧到局部的治療方法而已。整合醫學與功能醫學還有另一項目標，就是在人體真正生病「之前」就處理潛在病因，透過帶領患者建立自我照顧的各種方式（如：營養均衡、睡眠充足、舒緩壓力），來讓身體重新回到功能更佳的狀態——也就是恢復原貌。傳統西醫關注的焦點是治療，而整體醫學的宗旨則是療癒與預防。

一般來說，替代療法或整合醫學的初次看診時間都會長達一小時左右，醫生或相關從業人員會在這段時間裡與患者一起檢視生活的各種層面；患者通常需要填寫一份很長的初診問卷，其中包括了關於睡眠、焦慮、咖啡因攝取、三餐通常吃什麼、是否處於能夠提供足夠支持的關係、身體有哪裡是「痛點」、是否有快要暈倒或感冒的感覺等等各種問題。除此之外，他們也通常會要求患者從一到十分為自己的壓力程度評分，有時還得明確指出壓力來源（工作、情感關係等等）。

就我的經驗而言，在看診之前填寫這份初診問卷其實是一種儀式，藉此，患者已經開始覺得自己**受到重視**，而這份重視能夠帶來令人平靜的安全感，就好像醫生化身為慈愛的雙親一樣仔細觀察你的一舉一動，敦促你為自己爭取更好的生活、更努力自我實現。這種受到重視的感覺——存在於醫師與患者之間的對話——就是替代療法大受歡迎、成功的關鍵所在。除此之外，替代療法還有一項很重要的元素——觸碰，這正好就是西醫徹底忽略的一環。例如針灸師會為患者把脈、觀察舌頭、皮膚或眼睛的狀態，下針的動作也因為這種程度的細膩觀察而成為一種照顧行為；針灸療程結束後，患者可以待在像母親子宮一樣令人安心的舒適環境裡，被舒緩的樂音與燭光圍繞並好好放鬆。我身上總是有些一般醫生看不出來的痛點，還記得當初按摩師和針灸師很快就發現問題所在，這種什麼都不用講，身上的痛楚就被好好關照的感覺實在令我驚喜不已。像這樣低調又和緩的受關注感，老實說真的**很讚**。

到了我和K醫師約診的那天，我前往市中心造訪他那有著北歐風格，質樸又明亮的的辦公室，那兒舉目所及絲毫看不到一般醫生辦公室裡那種螢光燈以及合成材質的座椅，而且室內光源是靠從高處窗戶引進的自然光照明，現場還擺著二十世紀中期現代風格的沙發，旁邊的咖啡桌上則放了好幾本室內裝潢書籍。

K醫師馬上就見了我，他咧著嘴露出大大的笑容與我握手；他體格瘦小、態度友善，而且有著明亮雙眼，身上透露出一股溫暖平靜的氣息。他本人是排毒療法的倡議者，而他那彷彿會發光一般的健康肌膚似乎就是其效果最好的證明。

他傾身靠近我並且問道：「妳為什麼來找我看診呢？」

於是我向他解釋了自己長期以來為疲勞與腦霧所苦的狀況，當然還有各種疼痛與變化多端的症狀；總之我就是覺得身體**有問題**。於是K醫師為我做了檢查，除此之外，他也仔仔細細徹底閱讀了我帶來的過往醫療紀錄。

他說：「先不管其他問題，目前看來你已經被疲勞感與病毒折磨得疲憊不堪；從醫療紀錄來看，幾個月前你檢驗出了EB病毒、巨細胞病毒和小病毒感染，所以我們今天一樣會做抽血檢查，看看可以從裡面找出什麼線索。」他建議我應該先給身體更多運作所需的資源，以努力重建健康狀態，因此請我服用有抗病毒效果的藥草，並且開始進行維他命點滴的靜脈注射療程（這種療法又被稱為邁爾氏雞尾酒療法〔Myers's cocktails〕），藉此提高身體所需的營養含量，讓身體運作得更順暢。他給了我一些被稱為「適應原」（adaptogen）的藥草，照理來說這應該可以讓我的身體更能適應壓力；除此之外，他也再讓我做了一次皮質醇唾液測試，看看身體產生皮質醇的功能是否出了問題（因而導致疲勞），接著再帶我回到注射室。兩年前我就在其他醫生的診所裡看過病人注射營養點滴的畫面，他們要坐在巨大的皮躺椅裡等點滴滴完。還記得當時覺得那景象看起來令人毛骨悚然；現在的我卻只想盡快嘗試這種療法。在生病的黑暗世界里，營養點滴代表的可能性令我振奮不已。

於是我帶著價值上百美元的營養補充品離開了K醫師的診所，等檢驗結果出來以後再回診。過了幾週我前往回診，K醫師告訴我——我也再一次得知——我身體裡的活性病毒抗體數據很高，這次發現的是EB病毒以及巨細胞病毒的抗體。除此之外，我的血液裡也被檢驗出了大量重金屬——包括了汞與鉛（我關注的疾病論壇時常有人在討論這個問題），還有高得驚人的鉈（thallium）；這種金屬常用於工業產品，在人體裡則沒那麼常見。也因為這樣，K醫師建議我進行「螯合療法」（chelation therapy），也就是把合成胺基酸（synthetic amino acid）注射到身體裡，幫助人體組織排出重金屬。

醫學界目前還不清楚螯合療法是否可以廣泛用於各類患者，許多傳統西醫的醫生也認為螯合療法可能會對部分患者的身體造成傷害（特別是在進行不只一次的情況下）[94]；對於西醫的醫生來說，螯合療法就是替代療法打著可疑的淨化人體名號來使用根本沒有科學實證的療法治療患者的最佳實例。這種療法可能會造成肝、腎損傷，甚至有證據顯示，螯合療法的效果只是讓重金屬在身體裡到處移動，而非真正排出人體。曾有一項研究觀察了體內含有大量鉛且進行了螯合療法的幼兒，卻未發現螯合療法為這些幼兒帶來任何神經行為上的益處。[95]不過光靠這項研究很難就此斷言；一項二〇一三年的研究發現，超過五十五歲的患者在接受螯合療法後，心血管問題發生率降低了百分之十八。[96]知名心臟科醫師艾瑞克．托波爾（Eric Topol）就向《紐約時報》表示，傳統醫學界應該要好好關注這項研究，因為其「確實顯示出螯合療法有所益處，挑戰了醫學界的主流觀念」。

各位可以試著想像，自己身上有令人摸不著頭緒的不適感，而這時有人告訴你，只要靠點滴就能慢慢帶走體內不自然累積的毒素與其他日常生活產生的雜質；這種可能性實在太吸引人了。我也和許多網路上的病友一樣，開始相信現代世界產生的各種毒素正在折磨、污染我的身體，淨化現代污染的儀式（即便是透過獨特的現代治療方式）因此格外吸引我——這代表我或許可以扭轉現代社會對我造成的一切傷害。而且你一旦知道自己身體裡存在有毒重金屬，就會想方設法地把它清除掉。很多我認識的人都說排毒很有用，K醫師也說自己親眼見證過排毒為患者帶來許多好處；但他也警告我，這項療程會讓我聞起來像大蒜一樣，不過我自己聞不到就是了。他調皮地笑著對我說：「療程結束後最好直接回家。」

我找了一天去進行螯合治療，現場有另外幾位女性和一名男性坐在超大的皮躺椅裡，其中一位女患者在護理師把靜脈注射的超粗針頭扎進她皮膚裡時，輕輕地呼了一聲痛。我靠在椅背上靜靜坐著，等待點滴慢慢進入靜脈裡的同時，嘴裡冒出了一股金屬味。我時不時覺得有陣陣冷意流淌過血管，手肘和上臂也開始隱隱作痛，那種痛很深沉，就好像我要心臟病發作了一樣。

乖乖坐在皮躺椅三個小時後，所有點滴終於通通進入了我的靜脈，而我也就滿身疲憊地搭地鐵回家了。回到家，吉姆親了親我後，一臉疑惑地對我說：「妳聞起來怪怪的。」

但我什麼也聞不到。

就在吉姆對我皺著鼻子的當下，我突然意識到這狀況跟我生病的感受恰好徹底相反，我感受得到自己身體有問題，但其他人顯然什麼也察覺不到；吉姆聞得到我身上的味道，但我卻什麼也沒聞到。

這些關於自然醫學的討論——替代療法和整合醫學，乃至於整個健康文化——其實都源自於我們對過去的懷念。我們討論的已經不只是如何提升健康的議題了，甚至還涉及某種後悔的心情，然而關於這個層面的議題卻很少有人著墨：人類對於在這世上造成污染卻無力回天而感傷，我們雖然享受著科學帶來的各種好處，卻也為傷害這個世界而感到後悔，同時也傷感於我們都過著人與人之間彼此疏離、令人精疲力竭的後資本主義生活；大家每天汲汲營營地到處奔波，隨時都盯著手機看。也因為這樣，「自然療法」那種淨化身體、恢復健康的理念也就更加吸引人了。靠著這些方式，彷彿就可以讓你我的身體回到未受現代科技污染的純淨狀態，進而回到那樣單純的時光裡，好像可以沿著這條自我淨化的道路找回人類墮落之前的人體樣態，彷彿可以自我療癒、無所不能。以這個角度而言，疾病好像就只是人體的自然狀態稍微偏離了正軌，而我們可以靠悉心照顧自己來主動控制這些問題。替代療法對於所謂的健康有一種奇妙的烏托邦式核心理念，他們相信傳統醫學就是毒，相信人體並不是一個容易故障、會出現各種毛病，只有靠科技及藥物才能修復的系統——也就是將死的軀體；他們反而認為，人體就像一台總是趨於健康狀態的療癒機器。如今的我吃著藥、生著病，而我只想回到過去——或著應該說，我想要擺脫眼下纏繞在我身上的隱形污染，也許就是這些壞東西在不知不覺間令我病得越來越重；我想要好起來，我想要最美好的一切。

然而雖然這種懷念過去的心態確實直面了現代生活的各種負面影響，卻也忽略了現代醫學為人類生活帶來的巨大改善。我們擁抱那些懷念的同時——或許是在遭遇到感染源時產生的「自然」免疫反應，或者是生乳的養分，也可能是工業革命到來之前的純粹生活——卻忽略了過去因為感染而導致的高死亡率、四處散播的髒污水源帶來的傷寒病（typhoid）、嬰兒喝下腐敗且未經高溫消毒的牛奶而致死的生活經驗；在那個時代，光是想要活下來就很不容易了。這份懷念之情也讓我們忘了，其實正是因為現代科技及醫學的進步，人類壽命才會提升、嬰兒與孕婦死亡率才會下降。美國人對於「自然療法」的嚮往顯現出他們對於主掌當今社會結構的巨頭——大藥廠、大醫療公司、大科技公司——的不滿。然而關鍵是，這種嚮往也深深受到現代西方世界所營造出最巨大的那種錯覺束縛：自以為可以透過自我淨化的手段來掌控生命。

我也依然深陷這種錯覺之中；自我照護這件事對我來說有種精神上的意義，那代表我一直在努力嘗試，試著透過淨化的儀式來療癒我破碎的人生，試圖找到繼續走下去的可能性。

從更實際的層面來看，我也是從這時開始相信，對於療癒這門學問採取開放態度的整合醫學醫生，或許是最有可能幫助我找到答案的人。我確實深信科學，但同時也發現自己已經站上了醫學知識的邊界，而這保守、只看數字與證據說話的傳統醫學領域對我來說已經不夠了。我的需求已與以往不同：我需要有辦法好好度過每一天、需要知道為什麼我有時候會覺得身體狀況比較好。替代療法與功能醫學對於營養及睡眠的重視，以及從崩潰邊緣挽救我身體健康的效果，真的對我大有幫助；即便那只是在我症狀最慘的時候為我稍微減輕痛苦，或是使身體狀況略有進步，甚至只是讓我終於有幾天可以感受到身體的活力與專注，對我來說都是難能可貴。有天晚上我忍不住對吉姆說：「我覺得我需要一位疾病偵探。」然而就算是最關心我的那幾位醫生，都不可能在短短十分鐘的看診時間裡宣告破案，找出我的病因所在。幸好專精整合醫學的醫師就有這種餘裕，他們的職責所在就是要好好傾聽患者訴說各種細節，然後嘗試找出方法提升錯綜複雜、彼此息息相關的人體系統功能。這些醫生不再把我的各種症狀視為各個器官產生的獨立問題，而是我的身體在承受某種生理壓力時所呈現出來的連鎖反應。

那些我看過的整合醫學醫生——我也確實諮詢了好幾位——從我的化驗結果看出了不少異常現象。我體內有抗核抗體（再說一次，那是去氧核醣核酸〔DNA〕細胞的自體抗體），因此表示我可能有類似於狼瘡的自體免疫結締組織疾病。除此之外，我體內的鎂（magnesium）、維生素D含量都很低，甚至幾乎沒有鐵蛋白（ferritin）（人體儲存鐵的一種形式）的存在，而且我的血壓有時候還會掉到收縮壓八十二、舒張壓四十九這麼低的地步；K醫生說過，這可能都是感染造成的症狀。除了這些問題以外，我還有兩種MTHFR基因多型性[97]——許多網友都戲稱這種基因為「媽的法克基因」（motherfucker gene）；擁有這種基因表示我的身體無法有效製造葉酸（folic acid）與維生素B_{12}，這很可能就是導致我總是感到疲勞與各種神經問題的原因。至於我的各種食物過敏問題，則可能是所謂的「腸漏症」——也就是腸道滲透率異常——所導致，而我的下視丘－腦垂體－腎上腺軸無法達到最佳狀態，可能就會使我產生些許「腎上腺疲勞」的症狀。

後來我詢問了傳統醫學醫生對於這種療法的見解；她說，就她自己的觀點來看，這些診斷都不夠明確，而且某些研究發現其控制組與患者在疲勞程度上並無顯著差異，因此西醫並不認為腎上腺疲勞真實存在。但她也表示，醫學上**確實**有一種名為艾迪森氏症（Addison's disease）的腎上腺機能不全（adrenal insufficiency）疾病，這種疾病的患者腎上腺產生的皮質醇與醛固酮（aldosterone）過少；因此她想為我檢驗皮質醇分泌水平，確保我沒有這種問題。這就是整合醫學與傳統醫學的差異所在了：前者在固定的模式中尋找細微變化，並且運用藥草與（據稱）能夠避免更多嚴重疾病的生活方式改變來改善情況；後者則是試圖找出嚴重疾病所造成腎上腺賀爾蒙分泌的極端差異，並且以強效類固醇進行治療——細微的腎上腺素分泌落差則可以忽略不提。也正因為這種邏輯，一旦線索消失，醫師就束手無策了；又或著更精準一點來說，假如你的病落在傳統醫學已知的疾病範圍之外，那他們就不太願意插手。我體內檢查出抗核抗體這件事，對我的整合醫學醫師來說是很嚴重的問題；然而某些傳統西醫醫師卻認為，要是沒有在我身上同時發現其他疾病表徵，那就不代表有什麼問題——畢竟很多人體內都有抗核抗體，但那也不代表他們每一個人都有病（不過我在多年後看了檢驗結果才發現，有位醫生根本沒告知我有抗核抗體這件事）。我真心尊重這些醫師只看證據說話的醫療方針，然而我也是真的確信自己並不健康。

但我在面對兩種截然不同的看法時還是十分掙扎：這**到底**代表什麼？那項檢查結果真的是健康警訊嗎？還是就像我朋友擔心的那樣，整合醫生只是想找個問題出來讓我花更多錢購買營養補充品？要是我身體感覺一切良好，整合醫學的醫師卻說我其實生病了，我可能就會更擔憂後者的可能性；然而我真的感覺不好，甚至都覺得自己快死了。因此我非常感謝整合醫學醫師從某些人稱為「科學知識邊緣」的角度為我治療，並且願意在找到線索時隨之行動，即便沒有確切的答案，能夠找出也許可行治療方法也好。K醫師建議我開始冥想、拉長睡眠時間；另一位整合醫學醫師則在發現我一吃蛋就會不舒服以後努力說服我不要再吃蛋了。這些醫師鼓勵我做出的生活改變——還有他們願意為我想辦法改變生活型態的那份心——對我來說真的很受用。

雖然有保險為我支付醫療網絡外的一部分醫療照護費用，找整合醫學醫師看診要價依然相當高昂——要是我找K醫師看診的那一年沒有保險給付，光是看診、醫事費用（如：靜脈注射、實驗室檢驗、補充藥劑）就得花上大約兩萬兩千美元。至於保險給付以外的應付費用，我就只好輪流用我那幾張零循環利率的信用卡來支付；我只能賭自己在恢復健康以後就能夠賺到足夠的錢來支付這些費用。

我每隔幾週就會去打邁爾氏雞尾酒療法的營養點滴，無論背後的原因到底是什麼，但這種點滴真的惠我良多（我的腦霧狀況減輕了幾天）；而且他們給了我——或者應該說是說服我購買——好幾百塊的營養補充品。除此之外，我還做了食物過敏檢測，結果發現我對小麥、大麥、蛋、牛肉、乳製品、豬肉、芝麻、蔓越莓、玉米過敏；根據測試結果，我的身體應該是對這些食物產生了延遲過敏反應。西醫不那麼重視食物過敏檢測，該檢測測量的不是引發食物過敏的免疫球蛋白E抗體（IgE antibody）——這就是造成立即免疫反應的元兇——而是免疫球蛋白G（IgG）、免疫球蛋白A（IgA）、免疫球蛋白M（IgM）抗體，這些抗體會對某些食物產生延遲的發炎反應。[98]因為不確定檢測方式是否有所差異，於是我分別在兩位醫師那裡做了過敏檢測；他們將我的血液樣本送到不同實驗室進行化驗，而最終的檢測結果卻都一樣。自從知道麩質和蛋會讓我不舒服以後，我就已經不吃這兩種東西了[99]；現在我也得放棄蔓越莓、芝麻、乳製品、牛肉、玉米——然而就我所知，這幾種食物其實從沒讓我覺得身體不適過。另外，醫師也發現我對塵蟎嚴重過敏，因此我乖乖遵照指示，每週用熱水洗床單與枕頭套兩次；除此之外，我還得每天晚上九點就上床睡覺，而且我對所有健康守則都絕不因循苟且（假如各位光看這些規矩都覺得累，就可以想像我得真正按照這套規則生活有多辛苦了）。隨著K醫師的療程推進，那些疲勞、令我覺得自己行將就木的衰弱感都減輕了，我真的覺得自己好多了。

然而我實在搞不懂自己身體裡那高得令人咋舌的鉈到底是從何而來，直到後來某一天在《瓊斯媽媽》（*Mother Jones*）雜誌上看到了一篇關於羽衣甘藍的文章；為了使肝臟順利排毒，我每天會有兩餐攝取羽衣甘藍，這種蔬菜符合能夠穩定血糖的原始人飲食法，也是其中一種我「可以」吃的蔬菜。但研究也發現，這種現在很流行的葉菜類綠色蔬菜不僅象徵著潮流人士對健康的堅持，也有從土壤中吸收重金屬——鉈——的特性。[100] 難道我努力追求能夠淨化人體的乾淨蔬菜所以一天吃兩餐的羽衣甘藍，反而吸收了令我身體無法好好運作的物質？這件事實在太諷刺，我的作家魂不禁被逗樂了。這下我才發現，原來人真的很可能在不知不覺中反而接受了自己極力避免的一切。而且老實說，羽衣甘藍根本不好吃。

至今依然有許多傳統西醫認為，替代療法的醫生盡是一堆傷害病人、佔患者便宜的庸醫。許多我在推特上追蹤的醫療改革推動者在面對替代療法的概念時，便會展露出近乎幼稚的憤怒；只要有任何對他們來說有庸醫感的東西出現，他們就會竭盡所能寫文駁斥。史蒂文．薩爾茲柏格（Steven Salzberg）是約翰．霍普金斯大學的生物醫學工程教授，他就是主流醫學界當中反對替代療法的一大意見領袖；他認為美國國家衛生研究院應該停止對替代療法研究和醫療機構（如：馬里蘭大學整合醫學中心〔University of Maryland's Center for Integrative Medicine〕）的補助，也主張如今整合醫學的學術研究中心會如雨後春筍一樣紛紛出現，並不是因為那些機構本身真的相信整合醫學背後的概念與價值，而只是想好好賺個盆滿缽滿。他在二〇一一年對《大西洋》（*The Atlantic*）雜誌表示：「他們的行銷手法實在很聰明，但其實只是危險的江湖騙術。這些所謂的醫療機構就只是用一些順勢療法（homeopathy）的手法搭配冥想、巫毒等等花招，再加上一點醫學界公認有用的藥物，就號稱自己是整合醫學了。」

對他來說，替代療法只會為病人帶來傷害。薩爾茲柏格也向《大西洋》的大衛．弗里德曼（David Freedman）表示，針灸所用的針會帶來「很高的感染風險」，而整脊治療更可能「扯斷頸動脈導致死亡」。[101]然而這種極端的醫療風險即便存在，發生機率也極低；正如弗里德曼所表示：「去年的《英國醫學期刊》（*British Medical Journal*）有項研究發現，全球經上報的針灸相關感染問題僅有兩百例。」而這個發生比例與西醫醫師時常毫不猶豫就採取某些醫療行為（例如不必要的剖腹產與開立過量的鴉片類藥物）的頻率相比，實在是小巫見大巫。《英國醫學期刊》於二〇一六年經估計表示，醫療過失是美國的第三大死因[102]；不必要的整脊治療與不必要的剖腹產手術相較之下，到底哪一種比較糟糕呢？這就端看各位的觀點來判斷了。

我會這樣說並不是要刻意降低這項問題的嚴重性；確實，一個不進行雙盲實驗的醫療系統不僅很容易受到江湖郎中的惡意扭曲與操弄，更可能導致過於渴望得到答案的患者極容易受到誤導。即便如此，我們其實卻常常忽略了病人尋求醫療照護背後哲學性的理由；人一旦生病就會開始自問：人體到底是由各種器官和身體部位組合而成，還是其實是一個整體系統？我們的身體健康難道只是各種身體運作機制結合而成嗎？還是遠遠不僅如此？而無論我們到底**是**什麼，我們生病時**想要感受的究竟是什麼**？對我來說，其中的中庸之道才是最吸引我的理解方式；難道我不能想要兩全其美嗎？

不管是西醫還是替代療法，面對慢性疾病時都會以隱喻的眼光看待患者的身體。對西醫來說，慢性病患者的身體就像一台零件需要一件一件保養、維護的汽車；然而對於慢性疾病患者來說，這種隱喻根本沒用，因為他們的身體各部位根本無法「維修」。替代療法則為患者提供了一種更吸引人的隱喻：人體是一個生態系統，療癒的關鍵就在於以整體的眼光看待整個身體——也就是讓患者覺得自己真正被看見——這就是訣竅所在。替代療法會奏效，或許有部分原因便是來自於這種隱喻；然而正如許多詩人所掌握的祕訣一樣，隱喻的好壞可以影響現實的優劣，可以讓患者形塑出自己身體狀況好轉或惡化的不同狀態。對於慢性病患者來說，替代療法若運用得當，或許就是可以改變患者生理狀態的絕佳隱喻——也就是療癒的隱喻。

不過，傳統西醫的醫師也直指其中啟人疑竇的問題所在：大多數慢性疾病的症狀都時好時壞，因此患者雖然在針灸後覺得症狀減輕了，但搞不好就算沒去針灸結果也一樣，甚至也可能只是安慰劑效應令患者產生錯覺。不過確實有證據顯示，功能醫學的療法能夠帶來經得起科學測量的正面影響。二〇一九年，研究人員對伊朗一間醫療機構的患者進行研究，他們發現「大笑瑜珈」（laughter yoga）——結合了大笑的和緩瑜伽形式——在控制會因壓力而惡化的腸激躁症狀上有顯著效果，甚至比抗焦慮藥物還要有效。針對針灸所進行的研究則顯示，某些針灸手法可以平衡自律神經系統，幫助人體關閉受到過度刺激的交感神經系統（sympathetic nervous system）——也就是用來幫助我們躲避掠食者和承受壓力的神經系統——同時也會啟動人體的副交感神經系統（parasympathetic system）來幫助人體重建與修復（我每次針灸完一回到家就能又甜又香地熟睡上好幾個小時）。[103]

我的其中一位整合醫學醫師——一位溫和有禮、著迷於蒐集資料且到哪都騎腳踏車的紳士——表示想要為我檢測是否罹患了萊姆病。我告訴他，自己身上從沒出現過同心圓狀的疹子，但他卻說其實不是每個人都會起那種疹子；於是他繼續問我，你有檢驗過嗎？還真沒有，罹患萊姆病這件事對我來說實在太匪夷所思了。後來結果出來了，果然是陰性；但這位醫師卻說，他認為我應該再做另一種檢驗方式更敏銳的萊姆病檢測，不過最終我還是選擇了忽略他的意見。我的其他醫生（例如K醫師）都把關注焦點放在檢驗結果**明顯**的病毒感染上，對我當時身上的種種病況來說，那似乎是更合理的解釋。然而就這個角度回頭看來，他們其實也像那些傳統西醫的醫師一樣，遺漏了重要的線索。

在我追尋答案的這段時期，整合醫學醫師比所有我看過的傳統西醫醫師都來得更能幫助我維持心理健康。但我也很清楚，我這種求醫方式其實就是把自己當成白老鼠來進行實驗；我的意思是，我很感謝整合醫學醫師似乎真心相信我感受到的一切，但我心裡也很清楚，他們所宣稱的信念說實在也就是他們創造收入的關鍵，就像以醫療保險為基礎的傳統醫學也是仰賴那一次十五分鐘的問診模式在運作、盈利一樣。

進入了節慶假期的季節——我吃得越來越少、丟掉越來越多充滿化學物質的保養品，同時把家裡所有塑膠製品通通集中在一個超大垃圾桶裡——我感覺自己好像變成了陶德．海恩斯（Todd Haynes）的電影《安然無恙》（*Safe*）裡的主角——為了保護自己免受環境過敏毒害，最後只好生活在徹底乾淨無菌的小屋裡。某天晚上，吉姆靜靜聽著我在廚房裡焦慮地走來走去，於是他建議我不妨一點一點整理自己現在已知的線索。

一天兩次，我得一邊聽著從背後傳來的時鐘指針滴答作響，一邊把所有裝著藥物和營養補充品的瓶瓶罐罐在廚房流理台上一字排開；大多數營養補充品都裝在塑膠罐子裡，這種罐子的白色小蓋子很容易就能轉開，我不禁心想：**好險我們沒有小孩**。首先我得先吞下超大顆的魚油膠囊——如果不夠專心或是水喝得不夠大口，可能就吞不下去。

接著就是各種不同的營養補充品——可以降低發炎反應，同時協助身體排出毒素的麩胱甘肽（glutathione）（這比我吃的其他營養補充品都有效）；同樣可以降低發炎反應的薑黃素（curcumin）（也就是經過濃縮的薑黃）；因為MTHFR基因多型性而必須補充的甲基化葉酸（methylated folate）以及維生素B_{12}；維生素D、益生菌、胰液分解酶（pancreatic enzyme）（這些能幫助我吸收食物營養）；葡萄柚籽萃取物；甘草（licorice）（幫助我對抗腎上腺疲勞的問題），而這些都還只是其中一部分而已。我大概吞到第十顆藥丸就會開始反胃，同時一邊想像著大量膠囊一路從食道滑進我空蕩蕩的胃袋裡，然後慢慢溶解。我這樣會不會反而把自己搞得更糟？然而我已經沒有餘裕去深想這一切；帶著渾身病痛的我如今就站在醫學領域所理解的邊緣，我只能靠自己親身實驗。

等到一陣不舒服過去以後，我繼續乾刷身體，精確秤出定量的無奶克非爾，繼續攝取亞麻籽與肉桂，同時小心監控我的化驗結果，這就是我的日常生活。後來某一天早上，就在我又準備要把所有裝了營養補充品的塑膠罐一字排開來開啟我的一天時，一股反叛的衝動掠過我心頭。我的健康狀況已經因為新的治療方式而有所進展，但我是不是依然把自己視為病人，仍然帶著恐懼生活呢？要是我因為疾病而把生活目標限縮在不顧一切地維持健康，那不就代表我被疾病打敗了嗎？

隔天，我和吉娜一起坐在布魯克林的咖啡店裡（會販售符合原始人飲食法的杏仁粉馬芬那種），手邊擺著一杯手沖有機咖啡。這時她問起我最近好不好，於是我開始描述自己最近的病況（甲狀腺抗體突然飆高到不行，然後我真的搞不懂腳到底為什麼會那麼癢？）。就在這一刻，我停了下來；我突然發現自己聽起來就像那種瘋狂養生的自戀狂。隨著不斷尋找正確診斷的過程，我的世界卻好像越變越小；我確實得到了診斷——橋本氏甲狀腺炎——但我似乎就這麼乖乖投降，讓診斷來定義**我**這個人了。於是我立刻話鋒一轉說道：「我還好，其實一切都還好。」同時一邊祈禱事實真是如此。

面對慢性疾病，並不是靠努力就能爭取到健康。反之，要好好應對那些千變萬化的全身性疾病，就得先確實認知到自己生病的事實，也要接受這種病就是時好時壞、反反覆覆，而且無法「戰勝」。一旦你感覺好一點，就會開始費盡心思地把所有精力都用來當**世界上最棒的患者**，期待這樣就能繼續維持良好的身體狀態。然而我又想到了我那幾位阿姨，她們用淡然處之、與之共處的態度面對疾病，把疾病視為需要處理但並不值得大驚小怪的事；我想，有時候我真該稍微抑制自己對健康的狂熱追求。根據D．W．威尼科特（D. W. Winnicott）提出的「夠好的母親」（good-enough mother）理論，面對慢性疾病的訣竅就在於當個夠好的病人就好；而對我來說，這就代表我該從替代療法與傳統西醫之間各取好處，同時放下那份以為單靠飲食與排毒就能克服所有疾病的冀望，以及對於過往純粹世界的追求。我得接受這份期待就和夢一樣不夠真實。

那週我和吉姆去看了電影，在前往電影院的路上，我們發現了一家無麩質披薩店。一走進店裡，我快樂且貪婪地大口吸納起司與烤麵團的香味。我指著一片油滋滋的蔬菜起司無麩質披薩說：「我要那個。」吉姆問我：「那裡有全素的口味，你不要那種嗎？」我看著那張又薄又皺的素披薩，上面的素起司就像放了太久的橡皮泥一樣。我搖了搖頭，吉姆則忍不住說道：「好啊，瘋一下。」

第七章 日益惡化

隨著邁入深冬，我在疾病裡也越陷越深，而且還和吉姆吵架了。他沒做到的那些事（例如沒陪我去看醫生）被我無限放大；他有做到的那些（陪著我、信任我），我卻總覺得不夠。有時候我會忍不住把對自身境況的怒意宣洩在他身上：他目睹我的痛苦，卻似乎一點也不著急，這讓我覺得自己被徹底背叛。他似乎真的相信我的所有說法，甚至直接認定我確實病得很重，這不是所有人都能辦到的信任；但他又似乎並不覺得自己有必要幫助我，解決在我身上縈繞不去的恐怖謎團。然而這樣要求他真的合理嗎？要是我對他說：**我希望你真真切切地感受到我的痛苦**，這樣對他又真的公平嗎？

我在社群平台的留言區常常可以看到類似的抱怨，這些人認為伴侶不願意幫助自己、不懂自己，甚至有些人的伴侶還會批評或責怪患者；至於那些已經努力伸出援手的伴侶，似乎也常常無法理解患者心中那股如浪潮般洶湧的需要。但說真的，我的天啊，那份需要；我一想到自己竟然這麼**需要**他人就覺得羞愧。我很需要實質上的幫助（例如有人金援我，幫我支付醫療帳單），然而我同時也需要——或者說我認為我需要——有人認同我所經歷的一切。就算是在最理想的條件下，要扮演病人伴侶的角色依然非常困難；你是最貼近問題的那個人，然而疾病就像一道玻璃一樣硬生生隔開了你們，你永遠也無法真正跨足病人的那個世界。我知道吉姆對於只有我一個人在面對疾病而身懷罪惡感，也因此不願意過於貼近地細細審視我所受的苦，因為那份罪惡感實在讓他覺得自己太脆弱了。

吉姆在面對挑戰時，習慣首先選擇用大腦好好思考狀況，最後才會用心去感受。他非常理性且深信證據的重要性，在面對所謂古老的智慧時總是十分冷靜；一開始通常會對那些大家認同的觀點懷抱質疑——甚至會提出反論，尤其是這些觀點違反科學常理，或被認為是「眾所周知的真理」時，他的懷疑尤為強烈。他不是那種會慢下腳步認真傾聽、了解，然後問：「**你還好嗎？你需要什麼呢？**」的那種人；不過吉姆那種總是活在當下、只專注眼前事物的特質，正是他這個人的天賦。雖然照顧人不是吉姆的強項，但他在我做完手術後為我烹煮餐點時，卻總是十二萬分地小心避開那些會令我想吐的食物。

第一次與E醫師約診後一個月的某個週五，吉姆一下班回到家，我就開始跟他吵架；我身體很不舒服，他卻一直在忙去西雅圖出差幾天的事。我開始處處針對他、怪罪他；然而我這麼做卻一點好處都沒有，反而感覺更糟了。生病的時候，你內心的那股需要會在胸口不斷漲大，一直往上竄直到快要噴湧出喉嚨的地步；我把這股需要想像成一種濃稠、黏膩又有毒的黏液，在我什麼也說不出口、表達不清楚的時候，就只能噴出這種毒液。

在我們吵架後兩天，吉姆就飛回了紐約。他人還在飛機上時，吉姆的姐妹來電問我：「吉姆人在哪？爸爸昏倒了，現在人在醫院。」吉姆的爸爸被診斷為腦出血，醫生一開始判定是他大腦裡的不穩定海綿狀血管瘤（cavernoma）出血了。吉姆的飛機一落地，我們立刻趕往康乃狄克州；一路上我回想著當初吉姆的爸爸教我開車的情景，那時我母親生病了，我得學會開車才能載她去看病（從小在紐約市長大的我確實很晚才學會開車）。

吉姆的爸爸隔天就恢復意識了。驚人的是，他在幾個月內就幾乎康復如初；醫生說他的大腦已經自行吸收了大部分的出血，於是他很快就開始做物理治療、打高爾夫球。他和吉姆的媽媽來我們這裡拜訪了幾天；他一直和善、大方地關心我的身體，問我現在可以吃什麼、不能吃什麼。而我實在好想跟他說：現在最該受到關心的人真的不是**我**。然而就在吉姆的父母來訪後幾週，他爸爸又昏倒了；這一次卻再也沒有完全恢復過來。這次醫生判定，因為吉姆爸爸的黑色素瘤（melanoma）已經轉移到大腦，情況並不樂觀。

吉姆的爸爸狀態看來會越來越糟，而我的病情也持續加重，這下我們又更難好好溝通了。我需要的太多，而吉姆所能給予的對當時的我來說實在不夠——而我其實也知道自己的要求對當下的他來說實在太過沉重，但他的疏離卻依然傷透了我的心。就在我驚覺自己身體出了大問題，卻又苦苦掙扎著不肯接受現實的那些時刻，沒有他在我身旁寬慰我一定會沒事（即便是善意的謊言也好）、說他會陪著我一起解決問題。不管這些安慰到底摻雜了多少善意的謊言，那都是我亟欲聽見的安慰話語；但我知道吉姆眼下正為了即將失去父親而痛徹心扉，此時的我不能向他尋求安慰。我母親當初也被診斷出了癌症，因此我親身體驗過那種突然被迫面對現實，必須接受父母即將死亡所帶來的震驚；我為他，也為他的家人感到心痛。某天，我在看書的時候正好讀到了托爾斯泰（Tolstoy）對伊萬・伊里奇（Ivan Ilyich）的評論：「其之所欲實乃不可求，然其心不改。」吉姆的爸爸在聖誕節前幾天過世了，原本歡樂的節慶也因此成了哀悼的時光。

二〇一三年一月，我搬到洛杉磯待了一個學期；我受邀以榮譽教授的身分，遠赴位於洛杉磯東部克萊蒙特（Claremont）的斯利克普斯學院（Scripps College）教授寫作課程。當時我正好有位朋友在距離學校四十分鐘路程的回音公園（Echo Park）附近有空房招租，於是便把房子租給了我。

我能夠獲得受訪學者的職位實在幸運；也因為這份好運，我開始想像自己像濟慈一樣一路朝著帶來康健體魄的療癒暖風前進，不過我當然也希望自己不要像濟慈一樣最終迎來惡化——而是在花粉健康補充品、青汁、螺旋藻（spirulina）以及甲基化維生素B_{12}和葉酸的幫助下順利康復。

我租下的屋子通風又明亮，客廳觀景窗外剛好有顆小小的金桔樹，臥室看出去則是一片鬱鬱蔥蔥、充滿綠意的谷地。吉姆這段時間會獨自待在布魯克林，他需要一些時間走出爸爸過世的傷痛。歷經了我們先前的爭吵，暫時分開各自冷靜一陣子也許是合理的選擇，對我們來說甚至可能是利大於弊。

與此同時，我可以在那裡享受陽光、好天氣、健行、無麩質咖啡店；能夠在新環境寫作、閱讀、思考，用彷彿在療養院休養一般的方式度冬，似乎是理想的自我療癒方式。我忍不住懷疑自己怎麼會這麼好運。

頭幾天，耀眼陽光曬在皮膚上的感覺實在令人舒心；採買家用品時，形形色色、色彩鮮豔的各種商品令我目不暇給，我住的街區還有許多手工麵包店、果汁吧、棕櫚樹以及隨著丘陵地形起伏的步道。我很愛在租來的小屋裡一個人打奇亞籽果昔、烤地瓜、寫作，這一切都令人心曠神怡。這種獨處時光彷彿能夠好好滋養我，而這也是我特殊的飲食習慣和自我療癒的全套療法——乾刷身體的儀式等等——頭一遭不再顯得特立獨行，而是大家都了解的常態。我抵達當地的那天晚上便和一位小說家友人共進晚餐，她帶我到日落大道（Sunset Boulevard）附近的餐廳用餐；就在我開口為自己麻煩的食物過敏問題道歉時，服務生歡快地說道：「我們所有餐點都是無麩質料理哦！」

一個人待在素未謀面的新城市裡，這種狀態令我覺得奢侈；有大把時間可以用來閱讀或思考自己的渴求，這似乎就預示著精神的療癒。有幾天，我甚至為眼前愉悅感滿溢的狀態感到有些不安——我的靈魂彷彿被喚醒了；我不禁心想，自己上一次像這樣渴望除了身體健康以外的目標，到底是什麼時候呢？

抵達洛杉磯後幾週的某天早上，我在屋外金桔樹旁的小花園喝咖啡，一陣輕微的電擊感突然在我的雙腿與雙臂流竄。瞬間刺了一下，然後再刺痛一下，然後是接連的陣陣刺痛感；這種電擊感總是不會在固定位置出現，所以我根本不知道下一次會是哪裡刺痛——可能是上臂、小腿，也可能是大腿內側。這時我心想：**別又來了**。

我是在大學畢業以後才首次出現了這種電擊般的刺痛感，從那以後就時不時會開始痛；以前這種電擊感通常都在我洗澡後或走路去上班的時候出現，如電流一般在我雙腿上下流竄。於是我常常不得不在停車計費錶旁停下腳步揉揉小腿肚，而我總是擔心這動作會讓我看起來像是在大街上自摸的怪人。每次電擊感的出現都令我猝不及防，而且通常會在持續三十分鐘後突然消失。

這股討厭的電擊感每年夏秋兩季都會復發，那是種強烈到變得有點像是被電流電到的搔癢感；我去看了皮膚科醫生，但連醫生也無法確定到底是怎麼回事，只能判斷是我的皮膚太乾燥所導致。除此之外，水也會觸發這種電擊感，所以我常常在洗澡與游泳時被水刺激到又麻又痛，不得不草草了事，後來就乾脆就只在洗臉盆洗頭了。我在網路上確實遇到了幾個跟我有著類似症狀的患者：其中有些人被診斷為水過敏（water allergy），他們也跟我一樣只能用海綿擦澡；不過不同的是，我有時候會一連好幾個月或好幾年都沒事，而且不是每次碰到水都會發作。事實上，關於我身上這種電擊感，我唯一能肯定的是症狀總是從早上開始，而且天氣越潮濕就越嚴重；但我已經好多年沒發作了，當初症狀消失的時候，我真心希望它再也別出現了。

然而這次發作卻比以往都來得嚴重，我只能用彷彿正在取暖一般的快速搓揉動作來舒緩雙臂與雙腿的不適。假如不這樣搓揉，原本的麻痛感就會進展成被火燒炙般的痛楚，那種痛實在令我難過到想把自己的皮膚一條一條扯下來。

到了週日，我跑去銀湖（Silver Lake）日落街區一個很新潮的地方上芭蕾課；我站在教室前排，身邊盡是身材纖細的金髮女郎，她們身上都穿著緊身褲與八〇年代風格的運動衣，整個教室的色調與裝飾看起來就像時髦的水療中心。其中一位在《我們的辦公室》（*The Office*）出演的女演員恰好站在我後方；就在大家一起舉起兩磅重的啞鈴，跟著細心安排的音樂同時輕抬手臂時，電擊感又出現了——先是我的左上臂一陣刺痛，然後又沿著我的右小腿出現了兩次電擊感。

我試著忽略它——但過沒多久我就只能用一隻手拿著啞鈴，空出另一隻手來瘋狂摩擦雙腿與手臂，這動作莫名地舒緩了電擊感；然而電擊感這時卻突然加劇。我的腿不由自主地抽動，左臂則瞬間往外揮動且抽搐著，好像真的有電流通過一樣。

我在心裡大罵：「媽的！」然後滿臉通紅又尷尬地逃出了教室。

待在洛杉磯的那個春天，我每天早上都會出現這種症狀，而且每次持續的時間都比過去平均的三十分鐘還要久——長達一小時，後來甚至拉長到兩、三個小時，因此我每天都得花一整個早上拚命忍受這種折磨。也因為這樣，我根本無法工作，只能蜷縮在沙發裡看電視，並努力忽略身上那一股股火燒火燎般的痛楚；我有時候也會在留言板上看到其他人抱怨和我有著相同症狀。我嘗試過各種清潔用品，換過一件又一件的緊身褲，然而無論怎麼試，大多數時候我依然只能絕望地深陷於痛苦，不停哭泣。

某天早上，我又搓揉雙腿了好一陣子，結果突然發現腳上佈滿了小小的紅點，上網查了查資料才發現這是瘀斑（petechiae），也就是微血管出血。身上出現這種斑點就代表身體可能有某些潛在健康問題；以前我的身體從來沒出現過這種紅色斑點，現在卻到處都是奇怪的瘀青與瘀斑——脖子、腹部、腿上，到處都是。與此同時，我的疲倦症狀也惡化了；我每週三都得開車到斯利克普斯學院教課，而就在其中某一次，我竟然在沒什麼車的十號州際公路上邊開車邊打了十五分鐘的瞌睡，才驚醒沒幾秒，眼皮又開始越來越重，車子開始往右飄移，這下我才悚然警覺起來，被這情況嚇得心臟狂跳。

那天我在學校的寫作工作坊教課，電擊感又突然侵襲我的身體。我努力凝視著教室裡的某一點，希望盡可能在不抖動身體的情況下從桌子下偷偷搓揉雙腿；隨之而來的舒緩感實在太強烈，簡直就像迎來高潮一樣——緩解了像電流一樣四處流竄的刺痛感以後，隨之而來的則是股令人舒服的熱流。

隨著一位學生突然出聲道：「教授？」滿教室的學生都對我投注以好奇與擔憂的眼神，接著他繼續問我：「您有聽到我的問題嗎？」

我在加州的日子日復一日；每天早早起床前往風景秀麗的伊利西安公園（Elysian Park）散步，走回租屋處的路上，在「健康食譜」（Cookbook）這家小型高級蔬果店駐足一番——那裡販售的都是我前所未見，漂亮又新鮮的高級蔬果——我會買顆要價五美元的葡萄柚、一整盒閃閃發光的飽滿椰棗。我把大半薪水都花在這些來自永續農業的有機蔬果了，身體總該好起來了吧？回到租屋處以後，我會為自己打杯果昔，或吃點自製的奇亞籽加亞麻籽布丁，然後嘗試寫點東西；說實在的，我的寫作狀態不太理想——詩寫得不好就算了，論文則是根本寫不出來。

時至今日，那幾個月的記憶對我來說已經非常模糊，因此只能參考我當時寫下的各種紀錄來回憶狀況；我在那段時間幾乎沒見什麼人，而且對當時的我來說，要認識新朋友實在太累了。

某天早上，我起得特別早，覺得全身不對勁；我打了杯果昔，逼自己多少吃點東西，接著就換衣服準備出門散步。然而每做一個動作都令我感覺手腳有千斤重一般，接著腹部開始劇烈刺痛；我坐在沙發上感覺自己快要喘不過氣了，於是趕緊打電話給遠在布魯克林的吉姆。

「我身體很不舒服。」我對話筒另一端的吉姆說道。

腹部的劇痛令我差點昏了過去；不過我沒有真的昏倒，而是嘔吐了起來。我再把話筒貼近耳朵，聽見了吉姆說話，但這時他的聲音卻令我的頭痛了起來；我請他先別講話，只要靜靜地在電話另一端陪我開車到藥局買止痛藥就好。我實在很痛，痛到連走路都難，但在吉姆努力不懈的鼓勵下，我終於成功慢慢從停車場移動到了藥局裡，找到止痛藥後付了錢，再開車回到租屋處。然後我立刻打電話給醫生約診，吞下兩顆止痛藥就倒頭大睡。

睡醒後我感覺好多了。一瞬間我忍不住想，剛剛的一切該不會都只是一場夢——或是某種預兆。我致電婦產科醫師緊急預約看診；那是個天氣晴朗、空氣清澈又涼爽的日子，我心裡卻充滿擔憂。我行駛在日落大道上，慢慢接近一個小小的十字路口——我這邊是綠燈，而且時速不到五十公里——一位年輕男性駕駛著一台紅色福斯Jetta轎車，載著兩個朋友衝過十字路口，直直朝我的側面撞來。因為撞擊的強大力道，我的頭先往前撞以後再被用力地往後甩；等到我的大腦終於恢復運轉，意識到發生了什麼事以後，才發現整個車頭都被撞爛了——幸好我沒有再往前六十公分左右，不然情況可能更慘。接下來我們開始交換保險資訊——對方駕駛很清楚是自己的錯——找了拖吊車把車拖走以後再去租車。雖然沒有受傷，但隔天早上我卻發現、身體的電擊感與疼痛比之前更嚴重了。

兩週後我去看了醫生，經檢查一切正常，不過醫生也大膽猜測，這次的劇烈腹痛應該跟我的子宮內膜異位症有關。於是她勸我要加緊腳步認真備孕，畢竟時間不等人、我也不再年輕；她出言提醒，子宮內膜異位症患者常常會因為胚胎著床的過程而產生發炎反應，導致更難受孕。

其實就算她不提醒我，我也很清楚懷孕的時機稍縱即逝——我已經超過三十五歲了，而我還是很想要孩子。吉姆和我從二〇一〇年復合後就一直努力嘗試懷孕，然而兩年後我的所有朋友都生小孩了，我卻還是沒有順利懷孕。後來我的病情越來越嚴重，一種令人悲傷的脆弱感也隨之而來——在這種情況下要懷孕似乎是難如登天。但我真的很想要孩子，因此一等到身體狀況有所好轉，我們就立刻找了生殖醫學專家諮詢；對方建議我們嘗試以人工生殖技術受孕，不過我們也忍不住懷疑，這真的是個好時機嗎？我們想再等一等，等到我的身體夠強壯、足以撐過孕期。

醫生說的話殘忍到令我震驚，但同時品嚐到了一絲自傲；我知道她的勸告就現實層面而言有多荒謬，她卻一點都沒察覺，而這是因為她不像我有連續好幾個月的時間，一睜開眼睛就得面對那副卡在困境中苦苦掙扎的軀殼。身而為人，我們總以為自己走在一條永遠指向健康的道路上，然而她和我不一樣的是，她確實還走在那條路上，我卻已經踏入了一個全然陌生的領域。正因為這個領域對於世人來說如此陌生、疏離，置身其中的我才驚覺，那條我們以為就在腳下鋪展的康莊大道其實根本不存在，名為健康的終極目標也不過只是幻想而已。我身處的領域對於世人來說實在過於陌生，因此置身於其中病人反而覺得**自己**的狀態才是健康，而在這個領域之外的那些健康人士才是患者，或至少可以說他們是自以為健康。

當然了，我還是對生養孩子這件事保有希望，就像小說裡雖然意識到自己的命運卻仍毅然決然深入逆境的人物一樣。

我一直努力寫作，但這個學期對我來說實在艱難。我煮了蔬菜與雞肉，在氣候宜人卻顯得格外漫長的午後緊緊盯著電腦螢幕；一分一秒過去了，文字卻依然無法在紙張上組織出合適的文句。

我感覺到距離自己的思維與自我如此遙遠，這份沮喪似乎使我變得更加蒼老；我看電視、散步、做物理治療，時間就這麼在不知不覺間流逝。我覺得自己好像一顆電力被榨乾的電池；而且這才猛然發現，現實與我原先的設想截然不同，我原以為這時候的我身體一定好多了。（都德寫道：「我其實不相信自己會好起來，卻總表現得好像那該死的痛楚等到明天太陽一升起就會消失不見一樣。」[104]）

一天傍晚，我跑到洛斯費利茲（Los Feliz）的獨立電影院看電影，黑漆漆的影廳裡除了我以外只有三個人，也許都是出於某種原因決定暫時逃離自己的日常生活；我就坐在那裡看著老套的結局掉眼淚。我搞不清楚自己為什麼掉眼淚——那部電影其實不太好看；但在走回家的路上我終於明白，電影裡的主角面對的所有問題都與人生這個**宏大**的主題有關，然而我卻得面對自我隨著每一天一點一點死去的現實。

我開始感受到一種既說不出來也吞不下去的恐慌；我不知道該怎麼描述這種感受，這種恐慌不僅無影無形，還無聲無息，同時又扁平得沒有一點起伏。

但並不是所有人都對疾病有這樣的感受——也不是所有疾病都會帶來這種感覺。安納托．卜若雅（Anatole Broyard）在確診了前列腺癌後寫作了《病人狂想曲》（*Intoxicated by My Illness*），在書中提及自己受到確診重大疾病一事「刺激」的經驗：「知道自己生了病，可說是人生數一數二的重大事件。」[105]蘇珊．桑塔格則對《紐約時報》表示，對她來說，被診斷出癌症「為我的生活增添了強烈的刺激感，可謂是件樂事。」[106]然而我的病既不是什麼重大「刺激」，也沒為我的人生帶來什麼強烈的感受，只是讓我的靈魂日漸衰弱無力，一點一點地慢慢榨乾精神與意志力。

人生了病，若是沒有確切疾病名稱，就根本得不到什麼同情。就像詩人克里斯蒂安．維曼（Christian Wiman）所說，我們在得知親友確診某些疾病的時候，通常會感受到「愉悅中夾雜著恐懼的輕顫」[107]，因為你突然意識到「**我也可能會死！**」然而要是連醫生都搞不清楚你生了什麼病，所謂痛苦帶來的輕顫就不會出現，也很難激起親友心中那種愉悅與恐懼夾雜的感受；至於他們內心那份微乎其微的恐懼與顫抖也很快就會轉變為不可置信的心情，沒辦法像維曼那樣因為年紀輕輕就確診前列腺癌而經歷許多「百感交集的同情」。

不僅如此，你還可能面臨他人對你產生混雜了各種感受的厭煩。要是在你一點一點慢慢陷入流沙之中滅頂的時候，身邊的人卻都轉開眼神對你的痛苦視而不見，這不是太可怕了嗎？

當一個人不再渴望，他也就不存在了；憂鬱症患者想必能夠理解這種感受。情緒陷入谷底的時候，我想起了詩人喬治．赫伯特（George Herbert）的這首詩，他描述了精神上陷入絕望的時期，聽起來就很像得了憂鬱症會呈現的樣貌：

誰會知道我枯萎的心
能重迎新綠？心早已
深埋於地底，正如花朵凋謝，
風中零落，朝著孕育它的根系而去，
彼此相隨於
嚴酷天氣裡，
失去生氣，無人知曉。[108]

而我，也一樣彷彿被深埋於地底，越來越難以鼓起足夠的意志力寫作。我面對的疾病也彷彿嚴酷的天氣，迫使我只能默默守著自己的人生無人知曉。奇怪的是，我到現在依然會覺得自己像個騙子；我一直想著，**我不是我自己。那我到底是誰？這個覺得「我」不是「我自己」的「我」，又是誰？**

吉姆依然守在我身邊，但兩個人的心卻漸漸彼此遠離。我的病好像把我囚困在了遙遠的北境，我彷彿被流放到了一個隱形國度，而這一切都令我憤怒；我只想重新躋身於世人的行列。

面對這種黑暗陰鬱的時刻，我還是不斷懷疑有問題的也許**是我**，也許其實**都是我**的人格特質造就了這一切；說實在，我並非真心認定問題出在我，但無論如何都找不出症狀背後的原因，從實驗室得出的化驗結果也無法進一步證實我到底得了什麼病。如果我罹患的是那些大家都認識的疾病，我還會這樣覺得嗎？未知疾病的不確定性是否造成——且加劇了——這些疑問，抑或這就是長期生病的負面效應？還是，兩者皆然？

時至五月，吉姆來洛杉磯幫我打包、準備接我回家；我們打算在飛回紐約之前來場公路之旅，造訪猶他州（Utah）的阿納薩齊壁屋（Anasazi cliff dwellings）、新墨西哥州、亞利桑那州。我們一路向西在空曠又平坦的公路上開了好幾天，沿路疾駛行經的龐大岩層彷彿訴說著其獨有的語言，一種寂靜無聲、堅忍不拔、平靜祥和的言說；相形之下，我的病與我這個人好像就只是時間這場偉大風暴中的區區一斑而已。我在想，我到底能不能——甚至是應不應該——乖乖接受自己的身體正在慢慢衰弱、再也無法回頭的事實。

我們從其中一個阿納薩齊遺跡向下探尋，一路走到了陡峭的峽谷底部，為的就是一睹那深深嵌進岩壁的壁屋。不過因為出發得比預期晚，太陽早已高高掛起、不斷散發著光與熱；那是一個空氣乾燥的六月天，即便是以美國西南部的氣候而言，都可稱得上是異常炎熱的一天。峽谷確實陡峭，不過因為我們循著岩壁上的之字形路徑往下深入，也多虧了懸崖的遮蔭，所以一路走來並不太辛苦。我們在峽谷底部徘徊，看見岸邊有綠樹叢生的小溪，在那兒可以滿滿感受到脫離俗世的出塵之感，我們也認真端詳了阿納薩齊族那鑲嵌在岩壁上的神祕住屋。

準備往上爬回峽谷頂部的時候，正好是陽光最猛烈的時刻，回程的沿路也已毫無遮蔭；要想回到車上，我們得循著岩壁步道走上一．二公里。才走沒多久，我的肌肉就已產生了劇烈的灼熱感，心跳也變得飛快；一股熱意在我體內不斷聚積，感覺皮膚好像都要腫起來了，而且身邊所有光線都令我雙眼刺痛。每一次轉彎我都得停下來休息、擦汗，就連一對看起來年近七十的德國老夫妻都輕輕鬆鬆地超越了我們。

走到路程的大約三分之二左右，我的水喝光了；我頭昏腦脹，感覺整個世界都在天旋地轉。我和吉姆在一片突出岩層形成的遮蔭底下停下腳步，靠著岩壁休息，四周的熱意已經強烈到彷彿自成一個維度，而我就在那炙熱的溫度中即將滅頂。

我對吉姆說：「我不知道自己走不走得回去。」腦中同時閃過許多健行者在距離步道起點僅八百公尺左右的距離脫水身亡的事件。

他回答：「好，那我們休息一下，你看起來不太妙。」

吉姆把他的水遞給了我；有他支撐我的手臂，我們終於慢慢回到峽谷頂部，我的雙腿也開始不由自主地不斷打顫。回到車上，我就像全身失去了控制一樣不斷顫抖，吉姆從冰箱裡拿了一瓶水給我，但我連雙手也直發抖，轉不開瓶蓋。

我問他：「這樣正常嗎？」

他低著頭端詳地圖，形成的陰影正好遮住了他大半張臉，這下他得一個人開完所有路程了；他嘆了口氣低低答道：「嗯，我覺得不太正常。」

全身不斷發抖的狀態一直持續到我抵達旅館房間，把自己泡進水裡放鬆全身肌肉以後，緊繃的精神才終於在精疲力竭之下徹底崩潰。那天晚上我躺在床上，為自己竟然膽敢奢望懷孕生子的想法感到羞愧；我連自己都照顧不好。

我們終於在接近週末時回到了位於布魯克林的家，我對吉姆說：「我想要在手腕植入晶片，用它來讀取自己身體到底出了什麼問題。我想要單靠一個設備就能了解身體細胞每一天的狀況；我希望它能夠在我身體出問題時直接顯示故障代碼——例如：『錯誤四十二號！』——再附上一本解釋故障代碼的手冊，能這樣該有多好。」

吉姆笑了，他知道我有多需要控制感；接著他又換了嚴肅的表情對我說道：「想像得出來。」

第八章 女人問題

借蘇珊·桑塔格的措辭來說，社會對於生病的女性總抱持著苛刻的想像，其中一種就是認定女性的身體不適都是她們的臆想。[109]時至今日，對於女性時常想像自己有病的刻板印象依然存在，醫學文獻中有關「問題患者」的案例也幾乎都是女性。[110]慢性疾病的醫療界也存在共識：身患如疲勞、疼痛等模糊症狀的年輕女性時常四處求醫，尋找真的相信她**生病**的醫生。美國免疫疾病協會調查指出，超過百分之四十五的自體免疫疾病患者「曾在罹病初期被認為是疑病症患者」。[111]在我訪問的將近一百位女性當中，雖然所有人最終都被診斷出自體免疫疾病或其他具備明確病因的疾病，但其中超過有百分之九十的受訪者在求醫過程中都被醫生告知生理狀況沒有問題，且因此被建議尋求焦慮或憂鬱症治療。[112]

大約在我開始生病的那段時間，祖母和父親在某次家族聚會上告訴我，二〇〇〇年初過世的那位姨婆很喜歡告訴大家自己生病了。姨婆是個身材纖弱的藝術家，雖然臉上總是掛著大大的笑容，但幾乎每次我拜訪她時都看見她躺在床上。我很喜歡這位姨婆，也記得她時不時就會提起自己的症狀，好像對於身體發生的一切都非常愉悅似的。姨婆過世後十年左右，好幾位阿姨也相繼被診斷出自體免疫疾病，所以姨婆的病看來也許其實真有其事，不過我們家族中依然有不少人認為她只是在尋求關注。

女人要是罹患了來源不明確的疾病，普遍就會被認定是疑病症在發作：這種先入為主的概念不僅結合了現代醫生對於不確定性的反感，還囊括了社會在不知不覺間對女性產生的偏見，導致當今的醫療產業工作者很容易直接把模糊曖昧的身體症狀視為焦慮或憂鬱症的跡象。不過事實證明，醫生其實應該花費更多心力觀察症狀時有時無的年輕女性——研究顯示女性罹患自體免疫疾病的比例可說是一面倒地高，更別說現在自體免疫疾病其實也已經越來越普遍了；但想要透過血液檢查來提早發現病情卻還是無比困難。據估計，每四位女性中就有一位會罹患自體免疫疾病，因此任何腦袋清楚、理性的醫生在面對身體不適且有自體免疫家族病史的患者時，都應該停下來想想：**眼前的病人很可能就是那四分之一的女性**。然而從我在網路留言板上看到的許多貼文，還有受我訪問的眾多女性的個人經驗來說，我只聽到了許許多多女性患者被醫師忽視的故事。

夜半時分，我心跳飛快地在黑暗中驚醒，令我真心感到恐懼的，其實是醫生可能根本不相信我——要是醫生不相信我，在這尋找答案以及治療方式的過程中，我就不會有任何夥伴；要是根本沒人相信我真的生病了，我又怎麼有辦法好起來？

在我生病之前，一直都以為現代醫療系統一定會以客觀、嚴謹的科學方式，盡其所能地照顧病患；畢竟以前的我是身體健康且身處社會中上階級的白人順性別女性——換句話說，就是享有特權的族群——以我過去為數不多的就醫經驗而言，我沒什麼理由懷疑這種信念。然而不得不更深入與醫療系統交手之後，才發現我過去的認知原來是大錯特錯。直到現在，女性要想持續擁有第一流的醫療照護依然相當困難；正如芭芭拉・艾倫瑞克（Barbara Ehrenreich）與迪爾德莉・英格利什（Deirdre English）在《為她好：兩世紀以來給女性的專業醫療建議》（*For Her Own Good: Two Centuries of the Experts' Advice to Women*，中文書名暫譯）一書當中所述，醫療系統對待女性的方式與對待男性的方式並不相同，性別真的會影響患者所得到的醫療照護優劣——假如妳是個女人，這種現象為妳帶來的大概就是負面影響了。[113]

直到最近，大多數醫學研究依然幾乎只以順性別男性與雄性動物為研究對象。一項二〇一一年的研究發現，各領域的研究實驗當中，以公鼠為實驗對象的比例高達五分之四；也就是說，研究人員並未將母鼠囊括進研究範圍。[114]《紐約時報》指出，這些研究人員擔心「雌性動物的賀爾蒙週期會帶來更多變因，影響研究結果」。

除此之外，這些研究也未考慮到男女在生物學上的差異——例如新陳代謝的變化、體脂肪佔比、酶活性（enzyme activity）——這會導致不同性別的人對於醫療藥品產生不一樣的反應。低劑量阿斯匹靈能夠降低男性的心臟病風險，對六十五歲以下的女性來說卻沒有同樣效果。一項二〇二〇年的研究發現，β受體阻斷劑（Beta-blockers）甚至可能導致患有高血壓的女性產生更高的心臟病風險（該作者發現，女性長久以來在β受體阻斷劑臨床研究的代表性十分不足，因此進行了這項研究），[115]女性會因麻醉而導致的併發症也比男性更多。二〇〇一年，美國醫學研究院（Institute of Medicine）發表了一份名為《生物學對人類健康之影響探討——性別是否重要？》（*Exploring the Biological Contributions to Human Health— Does Sex Matter?*）的研究報告，並歸納出了結果：「確實重要，不同性別個體的生物學差異以各種令我們意外的方式影響人體健康。更無庸置疑的是，性別還帶來了更多我們意想不到的影響。」[116]然而即便有了這些發現，醫學界的變化依然不大，導致醫學界對於女性的了解嚴重貧乏。直到二〇一四年，美國國家衛生研究院婦女健康研究副主任珍妮．奧斯汀．克萊頓醫師（Dr. Janine Austin Clayton）仍向《紐約時報》表示：「我們對於女性在生物學各層面的了解，與對於男性的認識相較之下，實在是少了許多。」[117]

也正因如此，許多獲得美國食品藥物管理局（FDA）核可的藥物，後來才被發現其對於女性會造成預期外的傷害，或是女性需要的劑量與當初獲核可的劑量有所不同。唑吡坦（Ambien）就是其中一個例子[118]，這種安眠藥物在女性身體裡的代謝速度比男性慢上許多，因此許多女性在服藥後隔天早上因為藥物未完全代謝而發生車禍。直到二〇一三年，美國食品藥物管理局才要求藥廠將女性的核可劑量大幅降低百分之五十；《藥命傷害：醫藥界惡習與科學家疏懶導致女性被錯待、誤診以及罹病的真相》（*Doing Harm: The Truth About How Bad Medicine and Lazy Science Leave Women Dismissed, Misdiagnosed, and Sick*）的作者瑪雅．杜森貝里（Maya Dusenbery）就在該書中指出，「於一九九七年至二〇〇一年期間，被美國食品藥物管理局發現存在『無法接受的健康風險』而要求撤出市場的藥物當中，有百分之八十對於女性的風險比對男性來說更高。」[119]在當今的科學研究領域，針對性別差異的研究投入依然甚少，這也就代表我們無法了解某些藥物其實對於男性更有效，對女性則不然，也無法知道這些藥物在跨性別族群性別轉換的不同階段可能有哪些作用。醫學界並未蒐集及分析分別以性別認同和生理性別為基礎的研究資料，這明顯是極為嚴重的疏忽。

然而醫學界忽略的不僅僅是對於婦女健康的研究而已，他們甚至也無法好好醫治罹病的婦女。[120]一項研究發現，女性在急診室裡獲施鴉片類止痛藥物（也就是最強效的止痛藥）的比例，比男性少上百分之十三至百分之二十五。[121]一項針對女性心臟病病發跡象的研究顯示，她們接受心導管檢查術（cardiac catheterization）（也就是幫助醫生辨別患者是否發生心臟病的檢查方式）的比例僅有男性的一半。[122]二〇一四年一項瑞士的研究也指出，女性在急診室等候看診的時間，平均比男性多出十五分鐘。[123]

這種種現象的問題核心在於，醫師通常不把女性主訴的症狀當一回事；假如有女性患者向醫師表示疼痛或不適，她的說詞常常會被帶有性別偏見的眼光視為是在表達主觀情緒造成的問題，而非反映其身體基於客觀角度的「實際」生理現象。即便是在面對像癌症這樣重大的疾病時，女性對於自身症狀的說詞也時常被認為有誇大之嫌；因此各位應該都想得到，要是醫師無法在女性患者身上找出症狀肇因時，會有什麼反應。一位受訪的年輕女性就表示：「我希望醫生好好看著我的雙眼告訴我：『我不知道你到底怎麼了，但我相信你真的不舒服，而且我們一定會找出答案。』這樣會讓我更願意相信這位醫生。然而實在有太多醫生過於傲慢又以為自己無所不知，這些醫生都說：『你身體一點問題也沒有，你只是憂鬱而已。』這真是太羞辱人了。」

至於有色人種女性就醫看診時所面臨的未受妥善治療與誤診困境的比例數據，更赤裸裸地點出了醫學界的問題。[124]我們不時可以從研究發現，與白人患者相比，黑人與拉丁裔患者就診並表明症狀後，更常未受妥善治療；黑人女性向醫生表示的症狀又更頻繁地受到忽略，也因此導致了糟糕的後果。一項研究顯示，黑人女性受醫師轉診進行心導管檢查術的比例比白人女性更低。美國疾病管制與預防中心（Centers for Disease Control and Prevention）的全國衛生統計中心

（National Center for Health Statistics）於二〇二〇年提出的調查報告顯示，美國黑人女性因懷孕或生產併發症而死亡的比例為白人女性的二・五倍之多。[125]

英國哲學家米蘭達・弗里克（Miranda Fricker）便以「證言不正義」（testimonial injustice）一詞來闡述此一現象——對於某群體的偏見很可能導致該群體當中個人的可信度受到不正義地貶損；弗里克認為這就是一種知識的不正義（epistemic injustice），其減損了發言者「給予知識」的能力。[126]讀到弗里克的文字時，我忍不住打了個冷顫；這種被錯待的感覺絕對就是我開始生病、就醫以後的感受。而這也正是哲學家吉兒・斯陶弗（Jill Stauffer）所稱的「道德上的孤獨」（ethical loneliness），她以此一詞為書名的著作中就提到了這種「不受傾聽的不正義」（injustice of not being heard）[127]；有些人不僅被錯待，甚至連遭受到的不平等也無法受到承認，而這份殘酷造就了這些族群在道德上的孤獨。「道德上的孤獨」一詞反映出了無法發聲的族群所承受的獨特傷痛，以及與他人溝通的可能性僅僅因為個人身份就受到抹煞的那份痛苦；這是一種極為深沉的孤獨。

黛安娜・C（Diana C）二十八歲時住在皇后區（Queens）從事內容行銷。她就曾面臨連醫生也無法診斷出的慢性健康問題，後來終於被診斷出僵直性脊椎炎以及腦動靜脈血管畸形（arteriovenous malformation）；這正是導致她總是疲倦不堪又時常頭痛的原因，後來也因此接受了多次神經外科手術（她現在已三十三歲，除了正職以外也兼任病人代表*〔patient advocate〕）。

*譯註：以代理人身份為病人及家屬表達或主張特定立場，或協助其解決醫療上各種層面的問題。

獲得診斷結果之前的幾年，她至少看過十位醫生，然而大多數醫生一旦發現無法從化驗結果看出什麼明確的問題以後，就會選擇直接忽略她陳述的病情。她告訴我：「我真的不懂為什麼那麼多醫生都認為我在捏造症狀，難道我真的看起來閒閒沒事，非得浪費時間假裝自己生病嗎？他們確實**多少**研究了一下我的狀況，但卻不肯更深入探尋真正的問題所在。」她繼續補充道：「更糟糕的是，他們總是動不動就認為我是因為焦慮而產生那些症狀；醫生通常會先檢查一兩項指標，假如都不符合，就會直接判斷那些症狀一定是因為焦慮所導致。醫生要是能直接說：『我不知道這到底是什麼問題。』就好了，身為病人的我們通常都習慣於信任醫生的權威，所以如果醫生說：『那就是焦慮症狀。』你很可能就會多少相信，那**確實**就是因為焦慮而產生的問題。」黛安娜當然也相信像焦慮這樣的心理狀態確實可能讓人身體不適，但她實在很難接受焦慮會造成她「從頭到腳徹底虛弱，好幾個月都下不了床」的可能性。她停頓了一下又繼續說道：「焦慮應該是醫師在排除其他所有可能性以後，最後一步才考慮的選項。」

長久以來，女性罹患疾病時常被認為是在裝病，或因為身心失調而出現各種症狀[128]；到了十九世紀的西歐與美國，隨著歇斯底里症被歸類為正式醫學診斷，再加上西格蒙．佛洛伊德（Sigmund Freud）的潛意識（unconscious）理論興起，此概念就更加廣為世人所接受。時至今日，即便醫生沒有明確地想到（或甚至沒有接受）佛洛伊德的理論，該理論依然在這些醫生的養成過程中扮演了相當重要的角色；對他們來說，假如一個人的身體出現了醫學無法解釋的症狀，那麼就是身體在表現心理問題。即便醫師不會直接對患者引用佛洛伊德的理論，然而在診間、檢查室裡，醫師依然會下意識地有這種認知；毫無疑問，我們都受到了這種理論的影響。

但為什麼會這樣呢？古埃及與古希臘人——正如我那身兼古埃及學家（Egyptologist）及古典學家*（classicist）的父親告訴我的——認為各種症狀的根源都來自女人的子宮（子宮的希臘文為hystera，歇斯底里〔hysteria〕一詞就源自於此）；[129]希波克拉底學派的醫學觀念認為，子宮會在身體裡四處「亂跑」並造成各種疾病，其中就包括了「歇斯底里窒息症」（hysterical suffocation），因此子宮與女性疾病有關的概念就此在歐洲一路傳承到了中世紀後期。到了十三世紀，某些宗教學者甚至將那些後來被貼上「歇斯底里」標籤的症狀，視為由魔鬼引起的女性特有疾病；有位學者就這麼表示：「倘若醫生無法辨認出某種疾病的根源，其必為魔鬼的作為。」[130]

十九世紀晚期，歇斯底里這項醫學診斷被運用得十分廣泛；當時的醫生認為歇斯底里是一種器質性（或身體上的）疾病，包含疲勞、焦慮、腹痛等各式各樣的症狀則是神經系統負荷過重所致。許多維多利亞時代的醫師都相信，子宮與當時剛剛被發現沒多久的神經系統彼此之間息息相關，也正因為如此，女性便成了查爾斯．E．羅森堡以及卡洛爾．史密斯．羅森堡（Carroll Smith-Rosenberg）所稱的——「其生殖系統的成果與囚徒」[131]（一八七〇年時甚至還有位醫生寫道：「上帝在創造女性時，彷彿是以子宮作為她們的核心」）。除此之外，當時也普遍認為「動腦」會耗盡女性來自子宮的能量，導致她們身體疲弱；還有許多醫生認為歇斯底里症的「流行」與女性提倡選舉權以及其智識提升有關（作家夏洛特．柏金斯．吉爾曼以及愛麗絲．詹姆斯皆被

*譯註：指古希臘與古羅馬文化的研究者。

診斷出了歇斯底里症）。像希拉斯・維爾・米契爾（Silas Weir Mitchell）這樣的醫師則發明出了至今依然臭名昭著的臥床休息療法（rest cure）（吉爾曼就是接受了這種治療），嘗試以嚴格限制飲食及保持安靜的方式來醫治患者；然而這種療法根本沒效。

男醫師因為女病人頑固又不乖乖聽話而感到挫敗，於是便把歇斯底里當作她們有潛在情緒問題的表徵——也就是我們現在依然常聽到的說法：身體會透過生理症狀把藏在心裡的真實情緒表現出來。

把這種思維帶入主流醫學界的人當然就是西格蒙・佛洛伊德了；就像其他醫生一樣（也包括他的老師，法國神經學家讓－馬汀・沙可〔Jean-Martin Charcot〕），佛洛伊德原本也相信歇斯底里症是一種身體上的疾病，然而正如安妮・哈靈頓在《內心的解藥：身心醫學史》一書中所描述，因為佛洛伊德對於歇斯底里症患者的治療一直不見效，於是他開始轉而相信那些症狀都是在表現患者因為受到性侵、性衝動遭到壓抑等事件而產生的創傷。對佛洛伊德來說，身體會說出患者藏在潛意識裡的真相，而且只有醫生能夠正確詮釋；正如哈靈頓所述：「自此，醫生擔負起解讀人體密碼的重責大任……即便有時候患者反對或否認醫生所做的詮釋（甚至特別是在這種情況下），醫生的見解相較於患者的說詞而言，依然佔絕對優勢。」對他們來說，精神分析就是發揮創意的過程，分析師會在這個過程中發現患者意識中存在卻又無法承認的真相。[132]

這下你就瞭解了；在這樣的背景下，醫師搖身一變成了這些女性身體症狀的專家，而女性患者越是主張自己認定的事實，其症狀就越容易被視為其內心衝突受到壓抑的表徵，或是表現出了這些女性患者的執拗與適應不良。哈靈頓也提到，在佛洛伊德的理論出現後，患者再也不是「最清楚自己身體狀況的人」，而且還「不見得應該擁有最後決定權」。[133]

雖然佛洛伊德對於歇斯底里症的觀點聲勢不如以往，然而他的思維對於現今大眾的影響依然不容小覷。倘若一位女性患者的病一直好不起來，我們可能就會（下意識地）認為問題出在**她**自己身上。不要懷疑，這種女性心理困擾時常從身體表現出來的觀念，在醫者的思維裡依然無處不在[134]，只不過多次被冠上不同的名稱——剛開始是「布里奎特氏症候群」（Briquet's syndrome），到了一九二〇年代又變成了維也納精神分析師威廉・史特克爾（Wilhelm Stekel）口中的「身體化」（somatization）（也就是精神上的心理衝突以身體症狀呈現的過程），近期則又變成《精神疾病診斷與統計手冊》（*Diagnostic and Statistical Manual of Mental Disorders*〔*DSM*〕）所列出的「身體型疾患」（somatoform disorders）；這些疾病名稱正是醫生找不出女性患者身上有什麼毛病時會拿出來安撫患者的診斷結果。杜森貝里直指，這些疾患都與患者身上的性別標籤脫不了關係，甚至連醫學院的學生都會用縮寫「SDBLVP」來記憶這類型的疾患，也就是「困擾女性又煩死醫生的體化症」（Somatization Disorder Besets Ladies and Vexes Physicians）。

在我寫作本書的時候，就曾經有位我根本不認識的男性藝術家，在讀了我寫的幾篇關於疾病的文章後自顧自地來信指教了我一番。他試圖說服我，我身體的一切不適都來自於那些被壓抑的情緒，而我會壓抑那些情緒是因為我不夠勇敢、不願意接受事實——他的觀點顯然是源自約翰・薩爾諾，然而他卻扭曲了薩爾諾原本的概念，並形成了狹隘的世界觀，絲毫無法接受我可能是真的生病了的事實。我禮貌地向他表達意見，表示我拒絕接受如此簡化的答案，結果他竟然把我的拒絕當作壓抑情緒的證據，想要繼續向我證明他的看法無誤。

令人感到諷刺的是，許多支持女性主義的思想家反而助長了這種思維；他們把十九世紀的女性疾病解讀為當時女性因受限於社會角色而承受心理壓力的表徵，進一步固化了醫學界把難以判別的女性疾病歸咎給心理問題的看法。以這樣的解讀角度來說，讓女性生病的不是經過昇華的性慾望，而是壓迫女性的父權主義；這些學者的著作確實闡述了女性在家庭及社會層面面臨的無力感所帶來的創傷，然而由於他們把關注焦點放在造就歇斯底里症的社會心理原因，導致世人更加堅信這些女性並不是真的罹患了生理疾病。從這裡我們可以看出，就算是從第二波白人女性主義者的角度出發，女性的身體依然是乘載情緒與社會創傷的載體，而非可能罹患器質性疾病卻始終沒有獲得正確醫學診斷的人體（當然，這些女性可能同時背負創傷也罹患生理疾病）。[135]

這種重新解讀歷史的作為，又進一步貶損了女性對於自己身體狀態判斷的可信度。所以時至今日，女性在走進醫師的診間時，即便周遭圍繞著經過消毒的平滑診療檯以及精密工具，她們進入的依然是一個只將她的間歇性症狀（如疲勞和焦慮）視為女性軀體在表達心理問題的空間。這種現象也造就了糟糕的後果——為人所知甚少的疾病常常被醫生、患者、各種非專業人士當成心理問題來看待；自體免疫疾病、纖維肌痛症候群、慢性萊姆病、肌痛性腦脊髓炎／慢性疲勞症候群也都被視為歇斯底里症候群的現代版本。

我有位朋友是作品曾在頂尖博物館展出的知名視覺藝術家，某次在高速公路上出了車禍以後就不斷受疼痛所苦，並為此找了一位洛杉磯的醫生看診。然而她一走進診間陳述完症狀，醫生劈頭就問她：「妳最近有感情問題嗎？」當初那場車禍導致她的神經系統出現了複雜的失調症狀，而這位醫生卻因為她沒有任何外傷，就直接認為她的長期疼痛是心理因素導致。結果她延遲了好幾個月才獲得正確診斷並接受治療，這段時間裡她也因為持續疼痛而不得不停止作畫——疼痛限制了動作幅度，她只好改變創作型態開始繪製小型畫作。她花了超過一年的時間才找到對的醫生，正確診斷出神經受損的問題並進行對症治療。如今她已幾乎徹底痊癒，作品的尺寸大小也不再受到身體動作與疼痛的限制。上次我見到她時，她談及即將著手創作的全新藝術計畫，她將以巨大、使人身歷其境的印刷作品取代破舊、廢棄的真實建築，彷彿要展示她重獲健康的喜悅。

第九章　出錯的免疫系統

我實在花費了太多時間尋找令我受苦的實際病因，因此在被診斷出自體免疫甲狀腺炎後，我得很努力才能抵抗這種疾病帶來的隱喻——它彷彿在說我這個人本身就有什麼問題。然而要想掌握人體免疫系統運作的機制與原理，就不可避免地一定會提到某些象徵。

「免疫系統」一詞本身就已隱喻了免疫細胞的運作方式；以現代醫學界的角度而言，免疫系統是由後天適應習得以及先天免疫反應交織而成的多層網絡。在某種程度上，人體免疫系統是透過暴露於病原體下足夠的時間來學習產生免疫反應，這樣的理論在網絡與系統性思維興起的一九六〇年代成為主流。一九六〇年，澳洲病毒學家法蘭克・麥克法蘭・博內特（Frank Macfarlane Burnet）以及英國生物學家彼得・梅達沃（Peter Medawar）因為發現了「獲得性免疫耐受性」（acquired immunological tolerance）而共同榮獲諾貝爾獎；博內特與梅達沃發現，保羅・埃爾利希所提出的「天厭自毒」概念——也就是人體對於傷損自體的恐懼——其實並非絕對。更甚者，免疫反應其實可說是一種「教育」，而這種教育過程也有可能發生嚴重錯誤。[136]

自從我開始研讀各種關於自體免疫運作過程的資料，便發現自己對於免疫系統的理解實在過於貧乏，畢竟我從高中開始就沒再讀過生物了。於是我訂購了一些免疫學課本，而為了確保學習品質，我請了一位在哈佛主修生物學且對研究免疫系統有相當熱忱的大學生凱勒柏（Caleb）來幫助我學習，另外還找了一位擔任生物化學教授的好友手把手教我，請他用我可以理解的方式帶領我認識免疫系統的作用。

向這兩位專家學習的過程中，我發現免疫系統的各個分支其實有相當不同的作用；先天的免疫系統就是人體與生俱來的第一道防線，在有病原體或外來物質入侵時會立刻反應，指揮自然殺手細胞（natural killer cells）以及如巨噬細胞（macrophage）和嗜中性球（neutrophil）等吞噬細胞（phagocyte）——也就是各種白血球——擊退病原體，這些白血球通常就會直接吞噬掉病原體。至於獲得性免疫（也被稱為「適應性免疫」或「後天免疫」），則是人體第二道更為複雜細膩的防線：它會在遇到病原體後產生特定反應，接著就**記住**這些病原體；適應性免疫細胞包含了B細胞（B cell）與T細胞（T cell），它們會與先天免疫系統攜手合作對抗感染。

我也學到了免疫系統的主要構成器官是骨髓（bone marrow）和胸腺（thymus）；胸腺是一種柔軟的灰粉色三角形腺體，位在心臟上方，因為形狀很像百里香（thyme）的葉子而得名。胸腺是人體中少數在進入青春期後反而會縮小的器官，因為到了這時候，我們體內的免疫細胞大致都已製造齊備。骨髓與胸腺各自會產生大量的B細胞與T細胞，然後這些細胞就會在那兒學習面對各種物質該產生的反應（B細胞與T細胞也分別以產生它們的器官命名：bone marrow的B、thymus的T）；這兩種細胞都有攻擊感染源、療癒傷口等功能。B細胞會製造抗體——也就是一種Y型的蛋白質，它們會結合並且鎖定某些病原體，其作用的方式不禁令人想起俄羅斯方塊電動遊戲。每種抗體都有其專門對付的病原體，因此透過檢驗抗體就能讓醫生了解人體曾經遭遇過哪些病原體的侵襲——身體會記住自己遭遇過的敵人。

經過兩位專家的指導，我開始將免疫系統視為一所負責教育免疫細胞的大學，許許多多天真無知的免疫細胞會在那兒成長、茁壯——而且彷彿就像在大學選擇主修科目一樣——也會受訓以專門應付特定種類的外來物質。在這些適應性免疫細胞（adaptive immune cell）初遇抗原（antigen）或某些外來物質的時候，就會產生結構與化學變化。凱勒柏畫了一張圖來說明抗原與抗體互相緊密結合的樣子；天真的免疫細胞只要接觸了抗原——彷彿被輕輕一吻以後，這個免疫細胞從此就成為專屬於它的敵人（這也是大部分疫苗能夠發揮作用的先決條件：疫苗裡含有經過調整的病毒，身體就能據此製造出專門用來與這些病毒結合的抗體）。T細胞又被稱為「輔助性T細胞」（T-helper cell）（準確來說應該是CD4+輔助性T淋巴細胞〔CD4+T-helper lymphocytes〕），它們會透過刺激B細胞製造抗體，並啟動殺手細胞T來增強免疫反應，藉此殺死受病毒感染的細胞。

自體免疫及過敏便是免疫細胞把並非威脅的物質（甲狀腺、肝臟、花粉、貓咪皮屑）誤判為病原體所引發的免疫反應，其背後的原因可能是「分子相似性」（molecular mimicry）；也就是你的免疫系統原本是想攻擊會致病的EB病毒蛋白，卻攻擊到人體裡看起來與其很相似的分子。

免疫學使用「調控」（regulation）一詞來描述人體喚回免疫細胞大軍並且暫停其破壞力的機制。凱勒柏有一天用了一個我在其他地方也看過的比喻：「T細胞就像正在受訓的小兵一樣，隨時會被派出去攻擊病毒，然而這些小兵的自我控制能力不足，因此才需要軍官來監控它們的行動，而這位軍官就是『調節T細胞』（regulatory T cell〔T_{reg}〕）；調節T細胞負責告知T細胞這一波攻擊已經結束，該是回到基地的時候了。然而要是身體裡的調節T細胞失去作用，你的免疫反應就會失控，導致身體出現異常不適的症狀。」

人在受感染時會很不舒服，就是免疫系統的發炎反應所導致——而我過去並不了解這一點（這也是許多人在接受像COVID-19疫苗那樣的針劑以後會有一段時間覺得不太舒服的原因，畢竟疫苗的功用就是要激發免疫反應）。找到病毒或細菌的細胞會運用名為「趨化激素」（chemokine）與「細胞激素」（cytokines）的化學物質召來白血球以引起發炎反應；這些化學物質就像雷達訊號一樣，隨著目標越靠近，其作用也會以遞增方式變得更為強烈。凱勒柏為了讓我更容易記住這個免疫進程，還用了只要是《魔戒》（*Lord of the Rings*）迷都一定會立刻產生深刻印象的比喻向我解釋：「就像受到了甘道夫（Gandalf）舉起手中棍杖大喊：『速至對抗邪靈』的感召，白血球馬上就通通聚集到感染或傷口處」，然後就會形成發炎反應，於是血液、白血球以及其他免疫細胞全都立刻衝了過來。

「發炎」一詞的原文「inflammation」源自拉丁文的動詞「inflammare」，意指「點火」；發炎反應也確實會因為各種細胞急速趕至傷口或人體組織受攻擊的區域而導致該處發熱、發紅。若身體能夠有效且恰如其分地在受傷時發揮這種機制，那確實對保護人體來說很有好處；然而以長遠來看，發炎反應對於人體組織與細胞仍存在傷害性，它會使我們產生疲勞、懶怠的感受。

經過凱勒柏的解說，我終於開始理解自己為什麼每天早上起床都如此痛苦了；免疫系統一直以為我受到感染而持續運作，於是當下我的身體幾乎被發炎反應所占據。到了晚上，情況更是因為免疫系統製造的促發炎細胞激素及其他T細胞數量達到頂峰而惡化，以至於我每天早上醒來都覺得身體一片混沌又萬分不適。我不禁對免疫系統的運作機制感到驚奇，它是如此的複雜，甚至可以說是優雅也不為過；然而卻也是因為這份複雜，人類才難以徹底了解免疫機制的各種層面。此時我腦中突然閃過了一個念頭：真希望我能夠早點深入瞭解免疫這回事；真希望我能早點學會如何更加**尊重**我的免疫系統。要是我多尊重它一點，我是不是就會比較健康——它是不是就會好好保護我？

隨著深入瞭解免疫系統與自體免疫疾病，我心中生出了許多疑問；以科學角度了解關於免疫的各種機制與現象後，我開始思考，自己到底是罹患了有特定名稱的單一疾病，抑或我身上所發生的其實是一連串不斷使我昏沉困倦的發炎反應。隨著了解越多，我也不禁開始同情起我的醫生，面對那些深入研究自身複雜病情以後就自以為知道真相的患者，也難怪他們會沮喪又挫折。經過了深入而龐雜的研究以後，我反而開始覺得自己不大可能走出這層層迷宮——或許我再也找不回原本正常的身體了。現代醫學界存在許多關於免疫失調與自體免疫反應的理論；部分研究指出，有一定比例的自體免疫疾病是由病毒對基因的影響所引發，有些是微生物群落減損導致，還有些是源自於病原體多次攻擊免疫系統所累積的影響，更有些是人體暴露在不知名化學物質之下所產生的反應。有些人則認為，關鍵在於人體中的維生素D含量過低，或是吸收了太多鹽分。我最近做的血液檢驗顯示我的免疫系統有許多異常，但為什麼會這樣呢？免疫系統為什麼會陷入混亂？是人類現代生活造成的毒害，還是微生物群落的缺陷所導致？至於我感染過的那三種病毒——EB病毒、巨細胞病毒、小病毒——又在我的病況中扮演了什麼樣的角色？是不是我的免疫系統裡依然有未完全清除的感染源？我又要怎麼樣才能分清楚各項症狀的肇因？

當然了，許多免疫介導疾病的發生都有遺傳因素牽涉於其中；正如莫伊塞斯．維拉斯奎茲－馬諾夫（Moises Velasquez-Manoff）於《當代的疫病：以全新角度理解過敏與免疫疾病》（*An Epidemic of Absence: A New Way of Understanding Allergies and Autoimmune Diseases*，中文書名暫譯）一書中指出，以上種種肇因「皆為產生這些疾病的根源……免疫系統的問題並非單一因素所導致。」馬諾夫指出，一九八二年在奧勒岡州的波特蘭，有一名男嬰死於多重器官疾病，然而他的家族在他出生前就已有十七個男嬰夭折；研究人員發現，這些嬰孩身患一種因X染色體上的FOXP3基因變異而產生的自體免疫疾病。FOXP3基因的功能為製造及維持扮演軍官角色的調節T細胞正常運作，以指揮其他免疫細胞停止繼續對抗發炎反應。[137]因此要是這種基因出了問題，就會導致身體持續發炎（這種疾病在男性身上發生的比例比女性來得高，是因為生理男性身上只有一條X染色體，不像生理女性一樣有另一條無基因變異的X染色體來平衡這項生理功能）。科學家也藉由深入研究能夠影響調節T細胞的基因，進一步研究產生自體免疫疾病的機制。

時至今日，科學家已辨識出將近一百種與狼瘡有關的基因變異；麻薩諸塞州（Massachusetts）劍橋市（Cambridge）布洛德研究所（Broad Institute）的免疫學家兼遺傳學家尼爾．哈柯恩（Nir Hacohen）在亮晃晃的螢幕上向我展示了五顏六色的資訊，顯示會影響人體產生各種疾患的基因組變異，那數量實在多到我無法一眼數清到底有幾種。

不過與此同時，針對雙胞胎所做的研究也證明了基因不能決定一切，而只是導致自體免疫疾病的其中一項因素；另一項主要影響因子是環境。一九五〇年代，西方各個已開發國家研發了各種疫苗、抗生素，並提升了衛生與經濟條件，傳染病的罹病率因此逐步下降（至少在COVID-19疫情席捲全球之前是如此），然而自體免疫疾病卻開始在這些國家流行起來；反之，開發程度不那麼高的國家人民罹患自體免疫疾病的比例反而較低。例如在二〇〇二年就有項研究發現，住在英國的巴基斯坦裔第一代孩童，其罹患自體免疫第一型糖尿病（autoimmune type 1 diabetes）的比例是巴基斯坦當地孩童的十倍之多。[138]

正如約翰霍普金斯自體免疫研究中心（Johns Hopkins University Autoimmune Disease Research Center）前主任諾埃爾．羅斯所言，透過各式各樣「由搖籃到墳墓」的長期研究發現，廣義而言的西方世界環境為人類免疫系統功能帶來了重大轉變。[139]但這是為什麼呢？目前已有許多針對此現象提出的理論；某些研究人員將其歸因為已開發國家的衛生條件越來越高所致：人體免疫系統因為環境非常乾淨、衛生而缺乏攻擊的目標，只好轉而對自己的身體出手。一九八九年，免疫學家大衛．斯特拉欽（David Strachan）提出了「衛生假說」[140]（hygiene hypothesis），他認為孩童生活在衛生條件越高、家庭規模越小的家庭裡，面對的感染源就越少，這些孩童罹患氣喘與過敏的機率也就越高。他的理論認為，人得暴露在各式各樣的細菌下才能提升免疫。研究人員則認為，若依循這樣的思路，就表示人類的免疫系統原本就具備了積極對抗細菌與病毒的能力；而根據此理論，環境若是缺乏主要的感染源，免疫細胞就會轉而攻擊它們本該包容的無害人體組織；維拉斯奎茲－馬諾夫便在《當代的疫病》一書中大力闡述此觀點。[141]衛生假說對於讀過神話的人來說想必帶有某種寓意：為了遠離疾病，卻反而使疾病入侵了我們的生活。

當然了，我們也想知道，傳染病罹病率下降與自體免疫疾病罹患率上升究竟只是稍有關聯性，還是真的有實際因果關係。我與許多研究學者談過，其中大部分的人並不滿意衛生假說這個理論；他們認為紐約市地下鐵的細菌就跟在農場裡一樣多，而且感染其實是導致自體免疫疾病發生的關鍵之一。創辦了聚生研究基金會（PolyBio Research Foundation）的微生物學家艾咪・普蘿（Amy Proal）認為，真正的關鍵其實不在於我們碰到哪些細菌，而是那些細菌**參與了哪些人體反應**，以及人類生活各層面的轉變如何形塑了這些細菌在我們體內造成的影響。

我們都知道，自二十世紀以來，人體內的微生物群落就開始產生重大轉變；幾十年來，西醫習慣使用抗生素對付治不好的病（例如感冒），而這些藥物會對人類腸道中的各種細菌進行無差別攻擊，導致那些「好菌」也跟著引起疾病的壞菌一起被消滅。除此之外，美國大眾的飲食習慣也因為開始攝取大量加工食物而在短時間內迎來急遽轉變；如今有越來越多證據顯示，加工食物會破壞人體內的腸道菌叢並導致腸道滲透率升高，食物分子從腸道滲入血流當中——也就是所謂的腸漏症[142]。面對這種情況，免疫系統會提升免疫反應，也因此引發食物過敏與各種自體免疫反應。

史丹佛大學的微生物學家賈斯汀・索恩堡（Justin Sonnenburg）以及艾瑞卡・索恩堡（Erica Sonnenburg）則強調，現代飲食習慣缺乏可以餵養好菌的植物性纖維；美國人會在食用蔬菜前先行清洗的習慣也導致我們無法攝取到某些土壤中含有的細菌，人類腸道中某些種類的菌叢也就因此慢慢營養不足，終至滅絕[143]。這些菌叢一旦從我們體內消失，就算轉換飲食型態為蔬食也無法補救。

除了以上種種因素之外，西方國家選擇剖腹產的孕婦也越來越多，而經剖腹產出生的嬰兒就會缺少自然產產程中經過產道、受各種重要微生物洗禮的過程。二〇一五年一項刊載於《兒科》（*Pediatrics*）期刊的研究便指出，剖腹產的嬰兒「罹患氣喘、結締組織疾病、幼年型關節炎（juvenile arthritis）、發炎性腸道疾病（inflammatory bowel disease）、免疫缺陷、白血病的風險大幅提升」。[144]突然間，經由剖腹產出生這件事似乎成了我漫長病史的一個重要原因，而在青少年時期和二十幾歲時因為感冒而接受數次似乎並非必要的抗生素療程，好像也成為我後來得承受疾病之苦的其中一項原罪。

同時，西方國家環境自一九五〇年起便驟然增加了許多可能有害的化學物質，導致人民的免疫系統暴露在化學物質的影響之下。我們的免疫系統在一天之中可能就得招架來自面霜、石油廢氣、殺蟲劑、森林大火、紙張與塑膠等大量化學物質。一項於二〇〇五年進行的研究便從十位新生兒的臍帶血裡採檢出兩百八十七種工業化學物質[145]，其中包含了阻燃劑、殺蟲劑、戴奧辛（dioxins）；另一項二〇一一年的研究則是從懷孕婦女的母體與胎兒血清樣本中，發現了五十五種過去從未在人體中出現的化學物質。[146]令人傷感的是，研究人員也在母乳中發現了乾洗會使用的化學藥劑、油漆稀釋劑、阻燃劑等多種化學物質。專事醫學領域的記者唐娜・傑克森・中澤（Donna Jackson Nakazawa）在《自體免疫戰爭：一百二十六個難解疾病之謎與革命性預防》（*The Autoimmune Epidemic*）一書中指出，可能有部分化學物質會導致人體產生「自發性」變化[147]，致使人類的免疫系統開始自我攻擊，就像致癌物會引發癌症一樣。阿肯色兒童醫院（Arkansas Children's Hospital）的凱斯琳・蓋伯特（Kathleen Gilbert）以及尼爾・龐福德（Neil Pumford）也發現，如今連地下水與土壤裡都存在用於油漆與去污劑的化學物質三氯乙烯（trichloroethylene，

TCE），而這種物質會使基因易感（genetically susceptible）老鼠體內的T細胞產生自體免疫反應。[148]

然而如今科學界對於化學物質可能導致免疫介導疾病的原因與機制依然所知甚少，研究人員也很難獲得相關的研究資金（畢竟這種研究無法研發出可能盈利的藥物）；在美國國家衛生研究院的研究預算中，投注於探討環境化學物質對人體影響的資金不到百分之六。更慘的是，美國的化學物品監管簡直糟透了：美國於一九七六年頒布了《毒性物質管理法》（Toxic Substances Control Act），旨在控管有毒物質的使用；然而卻在未經測試的情況下，以不溯及既往的原則通過對六萬兩千種化學物質的許可，並設立了極低的未來管控標準，美國的化學公司也未受強制披露其所使用的化學物質是否可能導致免疫失調。二〇一六年，美國提出了《毒性物質管理法》修正案，這就表示美國環境保護局（EPA）必須進行檢驗，以確定新的化學物質是否會對人類或環境造成負面影響[149]；然而即便如此，美國如今依然持續使用許多已知為致癌物及污染物且被歐洲禁用的化學物質與殺蟲劑。[150]

無論導致免疫介導疾病興起的真正原因是什麼，我們現在都已更加明白，感染是觸發免疫反應的一大要因。而正如自體免疫疾病研究之父諾埃爾・羅斯向我表示的：「要是把基因遺傳比喻為槍，那麼真正扣下板機的便是病毒。」研究人員如今也開始著手研究病毒觸發自體免疫反應的生物機制；某天我與辛辛那提兒童醫院醫療中心自體免疫基因體學及病因學中心（Center for Autoimmune Genomics and Etiology）的前主任約翰・哈黎（John Harley）通電話，他和他的團隊發現了一項可能致使EB病毒引發狼瘡、多發性硬化症，以及其他多種自體免疫疾病的基因遺傳生物機制。[151]

我在生病之前，並不知道這世上有些病毒只要一感染過就不會從人體內永遠消失——而是進入潛伏期，默默待在人體裡長達好幾年，等到免疫系統因為忙著抵抗其他感染而應接不暇，或是人體製造免疫細胞的能力隨著年紀增長而下降後，便會突破免疫系統的防線再次活躍起來（帶狀疱疹〔Shingles〕是種令人疼痛難當的疹子，倘若人體免疫系統因年紀漸增而衰弱，潛伏於體內的水痘病毒便有可能重新活躍起來引發帶狀疱疹）。哈黎向我解釋，處於潛伏期的EB病毒會「在B細胞裡遊蕩，盡量把自己隱藏起來避免被免疫系統發現」——這也表示EB病毒的基因表現會變得較不活躍——而倘若EB病毒又重新活躍起來，就可能造成新一波的症狀。這種現象通常會出現在免疫系統較弱的人身上，且根據血液檢驗結果來看，我正是這些人的其中之一。這時我才慢慢意識到，自己身體系統裡那些時隱時現的病毒究竟多有影響力——我可能其實根本沒有重複感染，而是免疫系統並未發現潛伏病毒的存在。但是為什麼會這樣呢？除此之外——倘若這些病毒**確實**在我的疾病中扮演了重要角色——它們又是否真的觸發了我的自體免疫反應？

現在我們還不了解為什麼只有一部分的人會因為某些病毒的出現而觸發自體免疫反應，但某些人卻不受影響。「我們還不清楚免疫系統產生自體免疫的關鍵因素到底有哪些。」哈黎認為自體免疫研究現在的狀態就像老式收音機上能夠粗略調整頻道的普通旋鈕，也就是指當前的研究還未走入如同微調旋鈕那樣更深入細節的狀態；然而以他的觀點來看，他們已經慢慢朝更加完備而全面的研究方向邁進了。

就科學界目前所知，自體免疫的發生並不全然都是基因遺傳所導致；不是所有具遺傳風險的人都會產生自體免疫，所以我們可以知道除了基因以外，一定還有觸發病程的其他關鍵因素。

艾咪・普蘿是創辦波士頓聚生研究基金會的微生物學家；當初她在喬治城大學（Georgetown University）就讀醫學預科時罹患了肌痛性腦脊髓炎／慢性疲勞症候群，於是便著手研究治療後萊姆病症候群以及長新冠症候群等因感染而引發的疾病。她在病情最沉重的時候臥床長達八個月，甚至還有人勸她尋求精神科的幫助；幸好她終究還是復原到能夠順利畢業的程度，並且在澳洲梅鐸大學（Murdoch University）取得了微生物學博士學位。她說自己如今最感興趣的就是病原體致使基因表達和免疫失調的機制，以及微生物群落對慢性炎症的影響。

普蘿認為，許多如肌痛性腦脊髓炎／慢性疲勞症候群、治療後萊姆病症候群（又稱慢性萊姆病）、長新冠症候群等難以診斷、治療的疾病，其實都是強大的病原體以及「連續感染」（successive infections）所導致。她也進一步解釋，畢竟「大多數病原體都會降低（或至少是抑制）人體的免疫系統作用以利生存」。經她觀察，假如一個人感染了萊姆病卻未進行治療，就很容易再度受到感染，也因此可能「進一步損害其免疫反應，導致病原體侵襲身體其他健康的部位；就像雪球從山坡上滾下來越滾越大一樣」。

令這一切顯得更加複雜的是，我們開始發現人體裡不僅僅只有腸道裡充滿了有機體，連人體組織當中也是。普蘿針對這一點表示：「人體裡一直都有其他生命存在。」這些有機體會釋放出各種化學物質，左右我們以為屬於「自我」的各種層面；人類從心情到生理健康等各種狀態，其實都會受到這些有機體的影響。普蘿於是開始思考，某些炎症或許正是這些有機體在人體內失衡，進而影響免疫系統所導致，而許多病原體很可能也會直接滲透人體組織，導致我們難以在血液裡發現它們的蹤跡。

普蘿與我所認識的其他研究學者不一樣，她不喜歡把細菌分為「好菌」或「壞菌」；對她來說，細菌就是各有不同作用的有機體。她真正感興趣的還是作為「超生物」（superorganism）或是「合生體」（holobiont）的人類究竟要如何維持體內平衡，以及細菌改變基因表現、產生致病力，進而影響人類健康的原因與機制；答案其實就在免疫系統與人體內生物群落的互動當中。

她把微生物群落（不管是在人的腸道、其他器官、組織還是嘴巴裡）與人體免疫系統之間的關係，比喻為幼稚園裡一整班的小朋友與老師；老師——也就是免疫系統——在班上的時候，小朋友全都表現得乖巧懂事，然而要是老師離開教室（假設是去抵禦病毒了），平常表現良好的小朋友們就失去了約束的力量，這也就表示微生物可能會開始使壞。這下大家都開始蠢蠢欲動，釋放出各式各樣的化學訊號慫恿其他微生物一起作亂；例如牙齦卟啉單胞菌（P. gingivalis）是導致蛀牙最主要的病原體，但她觀察到其實很多人口中都有這種菌的存在，卻依然好好的一點蛀牙也沒有。然而要是你的免疫系統不夠強大，無法好好監控牙齦卟啉單胞菌，它就會開始製造傳訊分子（signaling molecule）來調控生物膜（biofilm）的生成，旁邊的其他有機體就會驚覺：等等，這下我們可以形成生物膜了嗎（生物膜是一種黏稠的結構，細菌會以具組織性的方式於其中形成群落、相互交流；生物膜外通常會有海綿狀的分子基質〔molecular matrix〕，負責保護其免於免疫系統的攻擊）？這樣一來，沒多久你就滿嘴蛀牙了。

即便如此，這依然沒有解決我們的疑問：為什麼有將近百分之八十的自體免疫疾病患者都是女性？其中一種可能性是因為女性有兩條X染色體，因此X染色體上的基因突變就可以重複發生兩次[152]；另一種可能性則是因為雌激素（estrogen）有調控免疫系統的功能。一般來說，女性在受到感染或注射疫苗後所產生的免疫反應都比男性強烈（想想男性感染COVID-19的死亡率比女性來得更高就知道了）；經研究發現，雌激素會與適應性免疫系統的B細胞、T細胞相互作用，導致這兩種細胞更有「自體反應性」（autoreactive）。[153]一篇關於自體免疫的文獻便指出，「許多自體免疫疾病較易影響處於巨大壓力下（如正當孕期、賀爾蒙劇烈波動）的女性」。[154]另外也有多項研究發現，女性的內分泌轉變與罹患狼瘡、多發性硬化症、類風溼性關節炎、第一型糖尿病等疾病有所關聯；正規醫學訓練也教導學生，處於生育年齡的女性更容易罹患自體免疫疾病，這可能是因為孕期與產後的賀爾蒙改變所導致。經研究更發現，女性在更年期前後十年罹患自體免疫疾病的風險會變得更高，因為這時她們體內能夠抗發炎的細胞激素開始減少，會促使發炎的細胞激素反而增加。[155]

如今興起的表觀遺傳學（epigenetics）研究領域主張，人類後天產生的基因表現（gene expression）變化也可能導致自體免疫疾病。大家過去在學校學到的知識都說達爾文（Darwin）對於物種演化的觀點才是對的，拉馬克（Lamarck）的理論並不正確，所以認為人的生命經歷可能導致後代基因改變的表觀遺傳學理論正好與我們高中所學的生物知識背道而馳。實際上，表觀遺傳學所指涉的改變並非基因序列上的變化，而是指基因表現「開」或「關」的轉變；科學家也發現，這些轉變**真的能夠**代代相傳給後代子孫。有些行為確實會改變蛋白質進入或「讀取」基因的方式，而表觀遺傳便決定了這些改變帶來的結果；經研究發現，吸煙、值夜班、感染、壓力、飢餓等些事件都會導致身體的表觀遺傳改變，而其中某些改變更會傳承給後代。

這一切背後的科學原理實在太過複雜，然而經過一位專門從事相關研究的朋友在某個寒風刺骨的午後為我解說表觀遺傳學後，我的腦海裡便出現了一幅畫面：一座巨大的圖書館裡收藏了世界上的所有書籍，而這些書籍皆以螺旋狀的方式堆疊，纏繞的方式就像DNA的雙股結構一樣（DNA在任何時刻所蘊含的基因資訊都比我們可能運用到的所有部分要來得多）。對於在圖書館中四處瀏覽的人來說，某些書剛好放在螺旋外側，比那些位於內側的書更容易拿取；因此除非圖書館裡有某種能夠旋轉書堆，讓**其他**典藏轉而朝外擺放的機制，否則外側的書被拿起來閱讀、運用的次數就勢必比內側的書籍要來得多。以人體而言，這種機制就是「甲基化」（methylation），透過這項機制，人體基因中的某些部分就會比其他部分更有表現機會。[156]然而要是甲基化的過程產生改變，就可能導致自體免疫疾病或是引起免疫反應或免疫失調；不過直到目前為止，科學家依然找不出其確切原因與影響機制。[157]

然而，表觀遺傳學依然只是人生經驗影響人體的其中一種途徑而已，創傷與壓力也是其中一項因素。在我生病期間就有某個（男）人對我說：「生病的好像都是那些經歷過童年創傷或壓力值爆表的A型人格女性，為什麼會這樣？」我不知道為什麼會這樣，但他確實也沒完全說錯。儘管研究人員煞費苦心地想要區分壓力（醫療系統通常視其為可觀察的外部壓力）以及創傷（醫療系統通常視其為心理學領域的生命經驗），但兩者其實都會以相當複雜的方式影響人體免疫系統。[158]就連交感神經系統與副交感神經系統之間的關係以及賀爾蒙分泌，都會受到壓力及創傷的擾動，然而人類至今對於這些現象的了解還只有區區皮毛而已。各位可以把賀爾蒙想像成連結人體各個系統與器官的迴路，而且會按照受到的刺激產生反應——這正是西方醫療系統所缺乏，以整體角度看待人體的思維——若能以這種角度思考，就能理解為何創傷與壓力會使人體進入頻繁拉警報的警戒週期，並因此引起一系列「自律神經失調」（autonomic dysregulation）的表徵，或是在不知不覺間導致神經系統失調。[159]在這一系列複雜的身體變化當中，其中可能有某些細微的變化會引起身體症狀，但這些症狀卻常常被視為單純的心理問題。壓力或創傷實在太常被當成不繼續深究疾病生物機制的理由；身體健康的人會這樣主張，其實就展現了他們面對慢性疾病所帶來的殘酷現實的態度——生病是病人自己的責任，不該由整個社會為其負責。

綜觀以上種種科學研究我們可以發現，自體免疫疾病、過敏、氣喘、食物過敏等問題在西方世界比其他地區更為嚴重，這種現象背後可能有許多種原因。我首先想到的是後資本主義下的現代生活壓力，不管是環境污染、社會的不安全感、各種供給食物的自然系統遭到破壞、過度仰賴抗生素、無數令人焦慮的事、脆弱不堪的社會安全網（至少在美國是如此）。在這樣深沉的壓力下，美國人體內的微生物群落與身處的環境都一代不如一代，而我們也只能繼續把這一切傳承給後代子孫；他們不管是體內還是外在環境，都受到了飲食習慣與化學物質的進一步破壞。

然而肇因與疾病之間的因果對應，到底是誰造就了誰呢？罹患這些疾病的患者為何會時而安然無恙，時而彷彿體內有惡靈需要驅逐一樣地深陷於肉體四處流竄的痛苦不可自拔？我們至今依然沒有正確答案。紐約市的特殊外科醫院（Hospital for Special Surgery）設有芭芭拉・沃克婦女及風濕性疾病紀念醫療中心（Barbara Volcker Center for Women and Rheumatic Diseases），麥可・

D・洛克辛（Michael D. Lockshin）便是該中心的主任；他在《廢墟塔上的王子：時間、不確定性與慢性病》（*The Prince at the Ruined Tower: Time, Uncertainty, and Chronic Illness*，中文書名暫譯）一書中寫道：「我的患者、學生以及我本人所存在的這個世界充滿了不確定性，如今我已坦然接受這一點。我們無須逃避也無須害怕，不確定性其實正是人類可以學習運用的另一種工具。」[160]以洛克辛的觀點來說，倘若醫生想要學會處理自體免疫疾病，接受不確定性的存在正是其中關竅。

十九世紀的詩人約翰・濟慈曾於書信中表達他認為偉大藝術家該有的條件；病中的我在重讀濟慈的這份信件後，對於自己身為病人的境況也開始改觀。濟慈寫作這封信的時候正面臨母親死於肺結核的境況，那在當時是種病因不明的神祕疾病；不久後，濟慈的弟弟湯姆以及他本人也都因為感染肺結核而病亡。濟慈寫這封信時才二十出頭歲——他試著向弟弟說明區分偉大藝術家與不錯的藝術家的關鍵；濟慈將這種至關重要的特質稱為「消極能力」（Negative Capability），也就是「能夠接受不確定性、神祕與懷疑，不煩躁不安地追尋事實與緣由」的能力。[161]

我不禁認為，濟慈會如此重視「接受不確定性」，是因為他的家庭總是籠罩著肺癆揮之不去的陰影；老實說，這種「消極能力」似乎正是濟慈能夠在直面痛苦後繼續好好活下去的關鍵。正因為濟慈曾經如此近距離目睹失去與痛苦的生命經驗，才能夠孕育出如此深刻的洞見（身患慢性疾病的人都知道，活著的每一刻都充滿了不確定性）。濟慈的文字不僅令我釋然，也令我醒悟自己感受到的一切亦是許多人的共同經驗；而我也意識到，我會一直覺得自己的疾病在他人眼中彷彿不存在一般，正是我身處的美國文化以及美國醫療系統所使然。人類至今對疾病依然所知甚少，但我們的文化卯足全力要淡化這項事實。一位身為醫生的好友告訴我，他們在醫學院便被明確教導，絕對不要對病人說：「我不知道。」因為這種不確定的態度對醫生來說只會招來無數醫療訴訟。我們在面對不確定性時就會說這句美國人都朗朗上口的話：「**做就對了；殺不死你的只會使你更加強大。**」也難怪身為病患的我會忍不住「煩躁不安地追尋事實與緣由」。因為疾病，我不得不進入了濟慈那所謂「神祕的密室」（Penetralium of mystery），在那受神祕陰影籠罩的角落感受一切不適與不滿，特別是身處於提倡戰勝逆境的美國文化之中——在這個把復原視為最大目標的環境下——這樣身不由己的感受愈發強烈。

多年後寫下這些文字，我依然感受得到當初得知自己真的罹患慢性疾病的那份哀苦——接下來只能接受自己的人生已與過去再也不同。其中最困難的部分便是要帶著這份不確定感過活；我不知道搞清楚病因的那一天究竟會不會來到。也許在未來的某一天，醫生能夠告訴我那到底是什麼病；然而此時此刻，我或許就只能和其他罹患神祕疾病的患者一樣，迷失在追尋答案、處置、治療的路途上，惶惶不安地遊走在科學知識的斷層之間，找不到方向。然而身處於醫學知識邊緣的大家卻能肯定一件事：我們都站在這知識的斷層裡靜靜等待著答案。正如濟慈在其生命歷程中一次又一次地見證苦難——弟弟湯姆的死亡以及傳染病橫掃倫敦的慘況——他轉而以自己的審美眼光看待這些生命經驗。他在信中稱這個世界為「造靈谷」[162]（the vale of Soul-making）：「你難道還看不出來嗎？充滿苦難與煩惱的世界正是鍛鍊才智、塑造靈魂的必要條件。」我知道，這世上沒人會故意選擇受苦；然而在面對痛苦的時候我們依然懷抱希望，期許其他人也能夠了解，我們生活在一個得不到答案的世界裡。

我現在的醫師是師承洛克辛的風濕病學專家；初次見面時，她提到了我的血液檢驗報告帶來的種種不確定性與未知挑戰。我的檢驗結果裡雖然有許多不正常數值，卻無法藉此歸納出除了自體免疫甲狀腺炎以外的單一特定病因。因此她認為我應該是罹患了某種風濕病學專家尚未定義出來的免疫失調疾患——也許是某種結締組織疾病（而且我的體內依然檢測出了抗核抗體）。當下我便知道，這下終於找到能夠幫助我的醫生了；我的血液檢驗結果雖然曖昧不明，但這份不確定卻並未令她否定我生病的可能性，她願意相信是某些科學尚未了解的肇因令我生病。

第2部

層層謎團

第十章 自體免疫的隱喻

「恐怕我無法**自我**解釋啊，先生，」愛麗絲如此說道，「你看，我已經不是我自己了。」

——路易斯・卡羅（Lewis Carroll），《愛麗絲夢遊仙境》（*Alice's Adventures in Wonder*）

我記得疾病對我來說是多麼曖昧不明、模糊不清，我想描繪出它的輪廓卻無能為力；從加州回到紐約後，整個世界看起來就像瀰漫著濃濃迷霧的高原，令我不寒而慄。

我還在唸大學的時候，文學圈流行的說法是把自我視為建構中的個體，而不是統一或連續的連貫體驗。過去那個身體健康的我坐在鑲嵌著木質裝飾的研討室裡，歡快地引述愛默生（Emerson）的論點：「人的心意與思想不總是連貫。」或是韓波（Rimbaud）所說的：「吾即他者。」然而在面臨身體狀況惡化以後，我才知道自己大錯特錯；現在的我已經知道人有自我，這一點毋庸置疑——因為我失去過自我。我對於過去的自我只剩下模糊的記憶，而且只能靠直覺判斷過去的我並不是這個樣子。

在這樣的狀態下，我的病使我不得不開始認清自己到底是誰——就像學者米利安・貝陵（Miriam Bailin）描繪維多利亞時代病房景象的著作中所稱「迫使你面對自我」的情況。正如貝陵所展示的那樣，在十九世紀的時代背景下，發燒是對患者生命具有某種象徵意義的症狀；而在小說裡，發燒的場景通常代表主角在精神上遭遇了危機，同時也是「一個人在個人、道德或社會層面上休養生息，等待復原再重新出發的重大事件」。[163]

就我的情況而言，復原似乎是遙不可及的夢想；然而我還是難以擺脫疾病迫使我面對自我的這件事，而且也不是只有我有這種感覺。我在雅虎（Yahoo）和臉書上加入了許多網路社團，發現自體免疫疾病真的時常令患者質疑自己——會受苦是否都是因為自己的人生選擇。這些患者通常認為疾病就是他們內心掙扎的隱喻，即便他們知道這種疾病的成因有很大一部分其實來自基因，但依然會把患病視為一種命運的審判。有位在青少年時期曾經歷厭食症的年輕女性告訴我：「我甚至覺得自體免疫這件事本身就帶有一種隱喻——好啦，這下我的身體**真的**開始自毀了。假如你罹患的是其他疾病，好像就可以奮起對抗來自外部的敵人。例如要是得了癌症，你就會心想要好好對抗癌症；然而倘若罹患的是自體免疫疾病，這時候我們的敵人到底是誰呢？難道真的要與自己的免疫系統為敵嗎？而**你**代表的是自己的免疫系統還是那些正在受到攻擊的器官？在這種情況下，**你**到底是誰？」對她來說，自體免疫疾病幾乎可以直接被視為她先前傷害自己身體（厭食）的衍生問題，具體表現了她的內心矛盾。

我訪問的許多患者似乎都認為，自體免疫疾病是一種會迫使你認真、仔細審視自我的疾病。許多我在網路社團遇到的女性病友都認為，自體免疫疾病的出現就是要強迫你正視自己的生活、更真實面對自我。例如我就遇到了許多自認為了身邊所有人鞠躬盡瘁的母親或妻子、受虐女性，或是對現代科技（如微波爐以及辦公室生活）產生質疑，渴望回到過去的男性；這些人都相信，自體免疫疾病會發生是源自於他們糟糕的個人選擇，而這種疾病就是在逼迫他們面對自我，重新思考自己的原貌並回首來時路。二十世紀末至二十一世紀初有一種廣為流傳的說法：一個人若產生了自體免疫現象，就代表這個人的身心已開始不同步，因此不僅得治療身體，更得療癒思維。《為人體所不容：自體免疫簡史》一書中，安德森與麥凱便將自體免疫會導致患者自我質疑的現象稱為「二十世紀末的代表性疾病」。[164]

我在越南的沙灘上看著手上的疹子，忍不住自問：「這到底代表什麼意思？」在面對疾病時，問這樣的問題或許有點奇怪，但人就是很容易認為所知甚少的疾病背後有其他象徵意義。自體免疫疾病就有這種特性；免疫系統轉而攻擊它本該保護的人體，這件事似乎就帶有隱喻的意味，因此很容易誘使患者以心理問題的眼光看待其生理症狀，這正是它與其他當代疾病格外不同的地方。

作家兼詩人的莎拉・曼古索（Sarah Manguso）就在她充滿真知灼見的回憶錄《另一種腐朽》（*The Two Kinds of Decay*，中文書名暫譯）中寫道：「所有自體免疫疾病都會令人想起關於自殺的隱喻，因為這種疾病代表你的身體正在由內而外自我毀滅。」[165]

這樣的思維在我看來實在是無處不在。某天我採購完家用品，正在排隊結帳時順手翻閱了《原始人飲食雜誌》（*Paleo Magazine*），以下這篇關於自體免疫疾病的文章便映入眼簾：

> 自體免疫疾病是一種對自我的誤解：患者自己與非己之間的界線趨於模糊……各式各樣的症狀則是身體在呼救。要各位以愛取代憤怒並不是什麼軟弱的新時代（New Age）

哲學，而是確實有許多研究顯示，負面情緒會使發炎反應惡化；若是你好幾年來都對自己的身體抱持著憤怒，就從現在開始練習自我原諒吧，此時就是最佳機會。

因為把自體免疫疾病視為人體與自己的抗爭，患者也就很容易理所當然地接受科學家灌輸他們的隱喻：二十世紀中期，科學家開始把免疫系統視為不僅僅能夠保護身體對抗外來異物，還要能夠包容「自己」的身體系統。

十一月的某個雨天，我與《為人體所不容：自體免疫簡史》的其中一位作者瓦威．安德森約在曼哈頓的柏威里飯店（Bowery Hotel）碰面；安德森熱衷於從歷史角度研究自體免疫現象，同時也對所有被視為已知的事物抱以歷史學家應有的謹慎態度。據他解釋，同時也是諾貝爾獎得主的澳洲病毒學家法蘭克．麥克法蘭．博內特於一九四八年提出假設，認為免疫系統正是靠分辨自己與非己來學習如何「包容」人體本身的組織，並在同年提出的論文中寫道：「區別『自己』與『非己』或許就是免疫學的基礎。」[166]

博內特的理論至今依然是許多研究學者看待免疫系統的框架，也對科學界用來陳述自體免疫的語言產生了極大影響；安德森告訴我，博內特對於自體免疫論述基礎的貢獻「基本上就表示，『自體免疫』最值得研究之處其實並非免疫系統為人體抵抗外來物質這一點，而是免疫系統能夠包容人體本身的現象」。然而在這樣的過程中，大家也開始更常討論免疫學中「自己」的這項概念，而不是探討人體包容自體組織的現象。[167]當初博內特其實也很猶豫是否應該使用「自己」這個字眼，畢竟這不是一個科學詞彙，但後來他還是採用了。安德森認為，這是因為博內特深受佛洛伊德以及法國哲學家亨利・柏格森（Henri Bergson）的影響。安德森表示：「要不是博內特長期浸淫於這些哲學思想當中，也無法想出人體包容自己這樣的概念。」因此在免疫學上會使用「自己」這個字眼描述人體本身的組織，其實是意外使然——也可以說是機緣巧合所致——對一般外行人來說，這個字眼則代表了個人的人格。而話說回來，另一種描述自體免疫的方式，其實就是免疫系統學習包容人體組織，並學會分辨致病與非致病物質的過程。

除了詞彙的由來背景之外，流行文化與醫學界也把免疫系統視為一支被派來保護我們的英勇軍隊。以中立的角度來看，先天免疫系統與適應性免疫系統都是會對病原體與毒素等物質產生反應的免疫細胞；例如巨噬細胞就是巨大的白血球，專門負責吞噬其碰到的病毒或毒素。然而科學家卻把這種現象比喻為搜索與殲滅的任務——我們的免疫細胞負責在該行動中「攻擊」並「剿滅」入侵人體的病原體——這也是一般大眾對於人體免疫反應的想像：把免疫反應想像成某種抱有民族國家主義的軍國組織、自然的防禦系統（我發現自己在寫作這些段落時，實在難以徹底避免使用如「擊潰」、「抵禦」這樣的字眼）。

喜劇演員喬治・卡林（George Carlin）就曾在表演中回憶普瑞來（Purell）乾洗手問世前的孩提時代，探討當時的各種現象，也凸顯出上述比喻是如何深植一般民眾的思維。他說自己的免疫系統「相當於配備了生物性的全自動軍事突擊用步槍，不僅有夜視功能，還有雷射瞄準鏡」。[168] 他進一步描述：

> 我的白血球在血液中巡邏、偵查、尋找所有陌生或不應該在體內的物質，一旦發現

任何異樣——察覺任何一種可疑的細菌——它們絕不胡搞瞎搞。白血球會立刻掏出武器，給那些王八蛋一點顏色瞧瞧，然後把這些倒楣的傢伙直接踢進我的腸子裡！腸子裡！白血球絕不廢話也不會事先宣讀米蘭達警告*（Miranda warning），更沒有什麼三次好球才正式出局的屁事。只要一次來犯，殺！就滾去大腸裡吧。

我們也跟卡林一樣，總認為免疫系統就是一種強而有力的個人防禦系統，或像芭芭拉・艾倫瑞克一樣視其為「近乎隱形的神奇防護斗篷」。[169]這種運用感性建構出的概念令我們自然而然認定，免疫系統必然是種好東西；然而，免疫系統其實也會做出像是「幫助」癌細胞這種事，甚至會像艾倫瑞克所說的：「致使腫瘤散佈到全身各處。」[170]二〇〇八年的《科學人》雜誌就指出，巨噬細胞——也就是那種可以吞噬病原體的先天免疫細胞——有可能受到癌細胞的「重新教育」，成為使腫瘤不斷滋長的「工廠」。[171]

以擬人化的角度看待白血球（不同於我們看待肝細胞的眼光），加強了我們為免疫系統賦予的特殊地位，也因此視其為與我們關係親密的保衛者。然而一旦發生了自體免疫反應，原本應該保衛人體的免疫系統轉而攻擊自身，這種現象自然就會被我們視為一種對人體的背叛；而人體本身既是付諸背叛行動的主體，更是遭到背叛的對象。對於免疫系統的隱喻形塑了我們的觀點，也

＊譯註：美國警察或檢察官在逮捕或審訊嫌犯前會向嫌犯告知他們所享有的沉默權，也就代表嫌犯有拒絕回答執法人員的提問或對其告知息的權利。

因為這樣，要是抗體被視為對抗細菌入侵的軍士，那麼自體免疫的過程也就成為誤傷友軍的行動了。有這樣的隱喻存在，我們又如何在面對自體免疫疾病時，不去檢討心理層面的因素呢？

不過你可能也會好奇，我們用什麼角度**看待**自己罹患的疾病到底有什麼大不了？事實上，這些隱喻對於我和其他受訪的患者來說確實具有深遠而巨大的影響力，許多人把他們的疾病視為一種個人的失敗，更會因此自我譴責。

於是在這樣的背景下，大家很容易受到隱喻的誤導，把其實只是意外所致或是社會系統所造成的疾病當成個人的問題。我們有時候只是剛好在某個壓力很大的時間點感染病毒而引發免疫反應，抑或身體因為自家樓下乾洗店使用的化學物質產生不良反應——把這種現象視為對於個人品格的重要評價實在太不理智；然而這正是那一套免疫系統自我攻擊的隱喻會對世人造成的影響。除此之外，把自體免疫反應與自殺行為畫上等號其實也是同一回事；畢竟癌症也是人體細胞本身出現故障，複製細胞的機制失控所導致——但我們選擇把癌症當成人體需要對抗的他者，卻在某種意義上把體內的抗體**當成了**自己的化身。[172]

雖然這種將抗體與自我混淆的現象根源於免疫學早期使用的詞彙——自己，但認為疾病乃形而上的症狀轉化為實際病徵的概念其實由來已久；這種觀念深植於西方猶太教與基督教共通的思維，至少可以追溯回基督教認為疾病與罪惡密不可分的概念。我們在雅各書第五章十六節就可以讀到：「所以你們應當彼此認罪，互相代求，這樣你們就可以痊愈。」[173]就基督教教義而言，疾病是精神受到玷污的跡象——因此也就隱喻著罪；在福音書當中，承受病痛者一旦接受了基督教信仰，疾病便會痊癒。英文中的「pain」（意指痛苦）一詞來自於拉丁文的*poena*（意指遭受懲罰所承受的痛苦），之後則有古法文的peine（亦意指懲罰、痛苦）；由此可見，此一詞本就帶有懲罰的意味。二十世紀，佛洛伊德與其追隨者更直接為疾病賦予心理學上的意義，進而更新了這種思維框架：身體症狀自此雖不再象徵著罪，卻代表了禁忌或患者深藏於內心的情緒——而這依然是一種隱喻。

而如今，在我們的世俗、個人主義國家裡，這種模糊、不具確切名稱的疾病便不可避免地被視為揭示真實自我、提升自我的良機，而這種自我提升的行為正與我們新自由主義社會執著的其他價值不謀而合。整體社會實在太關注自我實現的價值，從而掩蓋了此一事實：真正出了錯的並不是**我們自己**，而是整個社會結構——缺乏恰當的支持系統、化學物質監管規範不足、食物資源不平等、醫療健康服務只靠東拼西湊將就；結果自體免疫反而被患者內化成了把自我管理發揮到極致的機會。事實上，自體免疫疾病象徵著美國社會這個龐大集體的缺陷；假如自體免疫疾病是某種控訴，那它針對的絕非任何個人的人格，而是指出了我們總是忍不住把社會問題視為個人問題的傾向，忘了那其實是這個時代、這個社會的所有公民無法好好合作、集體行動而產生的困境。

除了區辨自己與非己的理論，我們也可以用別的角度看待自體免疫。一九九〇年代，免疫學家波里・馬辛格（Polly Matzinger）對自己／非己理論——假定免疫系統幾乎只會關注外來物質——提出質疑；她提出了另一種理論，也就是我們今日所知的「危險理論模型」[174]（danger model）：免疫系統真正的關注的目標是**危險**，而非只有外來物質（她的理論解釋了免疫學中最令人費解的一點，也就是為何母體可以包容胎兒的存在；就馬辛格的理論而言，那是因為胎兒對人體來說並非危險的存在）。馬辛格也認為，自體免疫疾病會發生，正是因為免疫系統會在面臨危險時發出化學物質作為呼救手段，而這些化學物質可能是來自於身體**內部**遭到損壞的細胞而非外來物質。以馬辛格的理論模型來說，自體免疫並不是人體與自己對抗產生的結果，而是人體生理功能運作出現問題（例如細胞複製出錯）的表徵。在這樣的論述背景下，自體免疫就不再是自己對抗自己的苦戰，而是人體被現代社會的各種化學物質、病毒、創傷、食物供給問題等壓力壓垮的現象；人體發現周遭充滿危險，於是產生自體免疫反應。

不過博內特為免疫學現象命名所帶來的象徵意義，依然深深影響了醫病雙方面對自體免疫的態度；我們依然把自體免疫視為人體開始自我攻擊的過程，而這種自我矛盾般的衝突也幾乎必然會令患者認為，或許就是他們在生活中所產生各種自我牴觸的情緒，造就了自己的身體症狀。

不過在充滿衝突與不合邏輯的現代西方文化之中，確實充斥著如同自體免疫一般的現象；自體免疫的核心其實**就是**衝突——但我認為這份衝突是來自於政治社會，而非患者本身。諷刺的是，即便我訪問的自體免疫患者對於政治社會層面的負面影響有所認識，卻還是會和我一樣隱隱約約在內心認為**自己**一定也有某些問題存在，並且得承擔責任，想辦法扭轉、改善令他們壓力爆棚、悶悶不樂的現實。在美國，即便有上百萬國民身受自體免疫疾病之苦，相關的醫學中心卻沒幾間。除此之外，關於規範化學物質使用的政治行動也少之又少——即便社會發起了「黑人的命也是命」（Black Lives Matters）的抗議行動，但能夠對抗如「風化現象」般侵蝕非裔美國人生命的結構性種族歧視的行動，依然是大大地不足。而那些可能孤零零承受疾病之苦的患者自己，就只能想方設法試圖搞清楚到底是麩質、蛋還是經過乾洗的衣服導致他們症狀惡化；有太多像我這樣的患者，每晚都得在為家人烹調晚餐的時候另外準備一份自己能吃的餐點。

事實上，將自體免疫視為人體內在衝突，背後的真正意義是用來鞏固社會的現況與價值觀，闡明其生理機制的目的倒是其次。首先，這種論述能夠讓患者產生故事來解釋病況，試圖對自己的疾病更有掌控感；同時也能讓自體免疫疾病產生生命故事一般的意義，否則各種病症就只會淪為診間裡陌生醫師——與患者根本還沒建立起關係——花十五分鐘描述的大量醫學術語而已。與其接受這些陌生詞彙，患者可以選擇透過這項理論來為自己構築一個故事，讓自己在遭逢罹病的痛苦時，還能感覺有稍微多一點的掌控權——或許能帶來生理與心理療癒的可能性。也因為這樣，自體免疫疾病便成了患者個人的困境，而非社會集體的問題。

其次——這一點也與前者有關——這種思維也讓其他健康的人能夠心安理得地認為，自體免疫疾病患者的困境與自己無關。藉由這種思維，就能認定那些患者的病都是他們自找的，抑或是說，是自體免疫疾病找上了他們，所以那是他們的問題。自體免疫疾病自此成了患者的個人困境；假如他們為自己的負面思考所困，那麼這種人生觀就是他們得努力克服——或接受的挑戰。

倘若神經衰弱（neurasthenia）導致的敏感是十九世紀的患者樣貌，那麼以高度個人化的角度關注健康狀態便是二十一世紀的病人形象——也因為這樣的特性，導致我們在過著瘋狂又無時無刻不與他人連結的生活、孜孜矻矻努力不懈工作的同時，又把因疾病而衰弱的病人視為挑剔或過分敏感的族群。外科醫師伯尼・S・西格爾（Bernie S. Siegel）是耶魯醫學院（Yale School of Medicine）的教授，他在一九八六年出版的暢銷著作《愛、醫藥與奇蹟》（*Love, Medicine, and*

Miracles，中文書名暫譯）中寫道：「這世上沒有無法治癒的疾病，只有沒救的人。」[175]這樣看來，美國會用如此沒救的方式面對前所未見的疾病——COVID-19——也實在絕非巧合；當時眾多的美國人竟然認為，那些高風險患者——也就是長者與身體有狀況的族群——應該乖乖待在家裡不要出門就好，這樣其餘健康的人就可以不用戴口罩了，儘管這種策略最終會導致更多人死亡。

話說回來，有誰的內心不是多少有點衝突呢？在初次面對罹患神祕疾病這種令人費解的厄運時，誰又能夠忍住不脫口而出：「為什麼是我？」要是沒人能說明你到底生了什麼病，那麼編織一個關於這種病的故事來說服自己，可以說是意外地容易；為什麼是我？**就因為**是我。就像這樣，你會開始把疾病當成自己的其中一個身份，同時覺得罹病的根本原因就是自己。愛麗絲・詹姆斯就在她的日記中寫道：「我實在是一個怪異的存在。」[176]可以看出，她直接把自我與身上那無法診斷的疾病連結在一起。W・N・P・巴貝里昂（W. N. P. Barbellion）是英國的博物學者，他在二十世紀初因多發性硬化症而逝世；罹病的過程中，他透過日記詳實記錄了身體因為生病而慢慢衰弱的過程。這份絕無僅有的罹病紀錄最後一天的內容便是：「自我厭惡」[177]；讀到這裡，我的靈魂不禁為那份塵封已久的哀傷而顫抖。

然而事實上——雖說未有醫學文獻記載，但我認識的許多病人都是如此——身體的不適感在被判定為疾病之前，會帶來一種似乎是心理上的恐懼，而這份恐懼感便為之後辨別症狀究竟源自身體抑或為心理表徵奠定了基礎。兼具作家與編輯身份的諾曼・卡森斯（Norman Cousins）寫作了《笑退病魔》（*Anatomy of an Illness, as Perceived by the Patient*）一書，其中就提到自己的結締組織疾病突然惡化導致失能的前一晚，他正好從俄羅斯飛回紐約，從機場開車回到位於康乃狄克州的家途中，他「感覺到從骨頭裡沁出了一股不適感」。[178]不適、不舒服；到底是不適或不舒服的感覺出現後產生了疾病，還是因為生了病才產生不適感？

某夜我因做夢而驚醒，夢裡我和媽媽一起走在布魯克林那兩側種滿了連翹的街道上，我們倆都因為見到了彼此喜極而泣；我實在好想念她，那股思念令我覺得身體中間好像破了個洞一樣，好痛。路燈的橘色調透過百葉窗條照進了我們小小的臥室，散發出的詭異的光芒；吉姆面容無比放鬆地睡在我身邊，空調則發出一成不變的嗡嗡聲。

我的思緒開始以隱喻的觀點運作——到底是誰先出現——率先到來的究竟是母親的死，還是我的病？是母親的逝世引起了我的病嗎？還是我其實一直以來都病著，只是我的身體因為母親逝世而開始哭喊著想要媽媽？要是母親沒有過世，我會是我本來可以成為的那個女兒嗎？我還會是那個可以無憂笑著而不是總為身體擔憂的女兒嗎？

我記得，卻也記不得了。二〇〇八年底最後三個月，我母親不斷進出醫院，身體狀況急遽衰退，也因為癌細胞侵入大腦而開始意識混亂；那時我的身體狀況也惡化了。當時他們夫妻倆一起住在康乃狄克州，家裡還養了兩隻總蜷縮在母親腳邊的狗狗。連續數週的時間，我都在布魯克林和康乃狄克州之間來來回回，替父親分擔照顧的重擔；某天我陪著母親在沙發上休息的時候，她短暫地清醒了過來，張開那雙帶著暖意的棕色眼睛對我說：「梅格，我不希望妳把人生都耗在奔波勞累上，妳還有別的生活方式可以選擇。」二〇〇八年聖誕節，媽媽過世了，終年五十五歲；

隔天早上我便因為鼻竇感染趕忙去費爾菲爾德（Fairfield）的診所就醫，醫生檢查了我的耳朵和鼻子以後對我說：「真慘，竟然等到這麼嚴重了才來看醫生；沒關係，用了抗生素就沒事了，但妳要好好休息。」我乖乖用了一整個療程的抗生素，也確實好好休息，但卻不是真的從此就沒事了。

我很難肯定事情開始發生的時間點，畢竟有很長一段時間，我根本不確定自己到底有沒有生病；有時候我會想，是不是從我孩提時代常常膝蓋痛又疲憊不堪的那時候起，我就已經病了？還是一直到我大學畢業舉家搬遷到康乃狄克州萊姆鎮（Lyme）的租屋處，開始出現神經症狀的時候，才是這場病的起點？也許正如同一位知名女性主義歷史學家在我的一場關於慢性疾病的演講後所提問的，我的人生會不會其實就是一場漫長的慢性疾病——她的意思是，我是否是因為一直覺得自己是病人，所以才會持續「生病」？（亞歷山大．波普〔Alexander Pope〕曾感嘆：「這漫長的病程，就是我的人生。」[179]但歷史學家認為，波普自孩提時代起便罹患了波特氏病〔Pott's disease〕，也就是脊椎結核。）

我並不認為真的是母親離世導致我生病；應該說，我確實知道不是這樣。然而我卻也很想知道，如我生命堡壘一般的母親從這世界上消失，是否帶走了某些事物，並且令不適感與疾病入侵，打破了在她過世之前我身體還多少存在的平衡。還是我應該這麼想：母親過世時，我的狀態變得很差，或許這種對身體的消耗再加上感染病毒，對我的免疫系統造成了太多打擊，也因此成為我生病的轉捩點，一切就從那時候開始如滾雪球一般越演越烈。

在我意識到已經分不清「自己」在攻擊「自體」時到底是否帶有「我」的神智與影響時，這份自我與疾病的糾纏不清變成了扭曲的鏡像，成了一座我害怕永遠無法逃脫的怪奇歡樂屋。是不是每一次我為工作而感到焦慮或跟吉姆吵架的時候，「我」其實都是在害「自己」生病？「我」是誰？「自己」又是誰？其中帶有攻擊意圖的又是誰？以及這意圖是否重要？面對這一切，我既疲累又困惑。背負著這沉重的疲憊感，我從鏡像中看見的自己彷彿是一個個碎裂的人體小碎片，映照出了我的眼睛、胸腺、體內殘存的病毒，在這裡、在那裡、無處不在。

第十一章　身與心

無論我對於內心衝突與疾病之間的關聯有什麼想法，自從生病以後，我就一直很認真關注壓力在我生活中扮演的角色。我從科學研究資料裡讀到，持續性壓力會對人體產生巨大傷害；這裡說的壓力不是原始時代人類得奮力逃跑躲避獅子獵捕的情景（這似乎是許多作者都會舉的例子），而是日常生活當中持續磨礪我們心智，不斷消磨現代人韌性的壓力，這種壓力會對人體造成實質損害。[180]

在接觸這種現象背後真正的科學原理之前，我倒是先從許多人口中聽到了簡化過的大眾版本；在這追尋答案的過程中，我尋求了許多替代療法的專業人士協助，其中確實有些人認為，我會生病的部分原因來自於我的企圖心——我太努力工作了。雖然他們不像我講得這麼詳細，但對方總是說我「太逼自己」所以才會「壓力太大」，導致我的腎上腺負擔過重，進而損及免疫系統。有位營養學家則是叫我別再忽略「身體真正需要滋養的部分」；還有位物理治療師說，人體的右側代表了「陽剛」特質，所以我才會是**右**臂受傷——照她所說，人的右側代表的就是我們勤奮不懈的那一面，於是她印了一張人體脈輪（chakras）的分佈圖給我，建議我「把能量接地」。另外一位針灸師則勸我道：「也許可以試著別想那麼多。」

若是在以前，我大概會覺得這些建言都只是新時代思想的口號；至於最後那句不要想太多，其實就類似於十九世紀的醫生提供給愛麗絲．詹姆斯和其他「歇斯底里」患者的建言，他們認為動腦會使女性子宮消耗太多能量，因而導致身體虛弱。但我還是對這些話上了心，畢竟其中還是有一些道理已被視為常識。好好睡覺、放鬆精神、吃天然食物——我其實也知道，假使多年來都承受持續性壓力、睡眠不足、飲食不規律，最終可能就會導致原本健康無恙的身體開始走下坡。

所以我現在學會了拒絕某些工作，也盡可能早早上床睡覺；除此之外，我也試著接納這個和過去截然不同，懂得自我照顧、放鬆的全新自我。**當時**的我也漸漸發現，這種被工作與擔憂填滿的生活其實是出於我的選擇，是我禁錮了自己。（朋友就曾寫訊息建議我放輕鬆，我回應他：「我會努力做到。」他說就是這份「努力」可能會令我更無法放輕鬆。）現在，要是有人說我多少也該為自己的病**負責**，我仍然會忍不住猛地一顫。即便我刻意忽略，還是很難不聽出他們話中那股自我欺騙的意味；他們想安穩自己的心，自我說服因為他們不像我那麼緊繃／充滿壓力／或隨你想怎麼形容，所以絕不會像我一樣莫名其妙就生病了。但無論壓力在我生病這件事裡扮演了怎麼樣的角色，我依然認為那不是**主因**；當然了，我還是會想像自己也許能夠因此而得到一份神奇解藥——你看——改變行為模式就能體會到身心終於趨於完整的全新感受。

這種想法也許天真，但我依然繼續試圖從科學研究裡尋找答案。研究顯示，大家在回電子郵件或查看手機的時候皮質醇會升高，這就是想要隨時隨地與世界保持連結得付出的代價。[181] 如今居住在城市或人口稠密區的人比過去任何時候都要來得多，交通繁忙的程度也隨之節節升高。睡眠不足會像飲酒一樣損害身體機能；[182] 連續十七個小時清醒的人，行為表現會近似於酒駕程度的酒醉狀態，長期睡眠不足還會導致身體發炎、生病。[183]過大的噪音會引發大腦與恐懼連結的腦區活動，進而導致血壓與壓力賀爾蒙（如皮質醇）升高[184]；據世界衛生組織建議，良好睡眠環境的音量上限為不超過四十分貝——街上只要有一台卡車踩下煞車，發出的聲音就超過這個音量了。[185]

許多人其實都知道，為了身體健康著想，我們需要有足夠的休息時間來抽離日常生活的各種混亂；生活在現代世界，每個人的壓力都一天比一天更大：各種資訊不斷湧入，許多繁瑣的官僚事務或要求，生活中充斥著電子郵件與簡訊。至少自蒸汽機發明之始，美國人就已漸漸開始渴望降低生活中的各種刺激了。精神學家希拉斯・維爾・米契爾就擔心「成千上萬複雜難解的問題……今如今在如蜂巢一般萬頭鑽動的繁忙城市裡奮鬥的人群感到茫然無措」。[186]他也忍不住懷疑「我們生活的腳步是否太快了？」；米契爾早在一八七一年（而不是二〇二一年）就出版了《過勞致損耗》（*Wear and Tear; or, Hints for the Overworked*，中文書名暫譯）一書，他認為美國在十九世紀步入現代生活以後，人們因為受到了新生活型態的過度刺激而導致精神勞累。當時也因為這套理論，帶動了歇斯底里症與神經衰弱的診斷。[187]

壓力影響健康這項概念的現代版本，由兩位科學家在二十世紀初期提出。首先是哈佛的生理學家沃特・B・坎農（Walter B. Cannon），他發現情緒會影響人體生理的現象。[188]起初坎農運用當時剛剛問世的X光技術來研究動物體內的蠕動（peristalsis）——也就是腸道收縮，將廢物排出體外的現象；在這過程中他注意到，動物在戰鬥或承受壓力時會減慢體內的蠕動。經過抽血檢驗，他也發現這些動物體內含有比平常更高的腎上腺素，也就是腎臟附近的腎上腺所分泌的賀爾蒙。發現情緒會改變動物生理現象的證據以後，他進一步實驗並發現了兩項重要醫學觀念；其一就是廣聞人知的「戰或逃反應」（fight-or-flight response）。坎農發現，動物在面對危險時，消化速度會減慢（因為消化會消耗肌肉能量），同時分泌像腎上腺素這種賀爾蒙，以盡可能逃離獵食者的追捕。其二是現代版本的理論；當動物在得知不再有威脅後，身體便會回到基本狀態，坎農稱這種調節的過程為「體內恆定」（homeostasis）。坎農更在一九三六年發表演說，勸告臨床醫師正視美國人面臨的全新疾病：現代生活破壞人類的體內恆定。過去奪走許多人性命的是「瘟疫」，如今致使現代人體內恆定遭到破壞而致病的原因則是「壓力」。現代生活的快速節奏加劇了人們「長期不安的情緒」，而這正是全新的疾病肇因。

假如說坎農是首位在醫學上提出「壓力」一詞的人，那麼匈牙利裔醫師漢斯．謝利（Hans Selye）則是在發現壓力會抑制免疫系統後，使這個詞彙能夠以今日所代表的意義普及於世的推手。當年還很年輕的教授謝利主要研究內分泌學，也就是賀爾蒙在動物體內交互作用的方式；為了研究賀爾蒙的影響，他打算將從卵巢抽取出的物質注射到實驗用鼠的體內來進行實驗。然而正如羅伯特．薩波斯基（Robert M. Sapolsky）在《壓力：你一輩子都必須面對的問題，解開壓力與生理、精神的糾纏關係！》（*Why Zebras Don't Get Ulcers*）一書中所提到，謝利做起實驗來實在太過笨拙，導致實驗用鼠四處逃竄，而他也就不得不在實驗室裡追捕這些老鼠來替牠們注射。實驗結束後，謝利發現這些實驗用鼠產生胃潰瘍、腎上腺增大、「免疫組織縮小」的比例異常地高；起初他以為是注射的卵巢抽取物質造成的影響，但在另外進行了控制組實驗後，他發現這些注射生理實驗水的老鼠產生胃潰瘍、腎上腺增大、免疫組織縮小症狀的數量也異常地多。回想這兩組實驗結果後他終於明白，對於這些老鼠來說，危險的警訊——被動作笨拙的教授在實驗室裡到處追捕所造成的壓力——或許才是令牠們生病的主因，於是他設計了新的實驗來驗證這項假說，最終證明了他的推論。

為了描述這個引致動物生病的過程，謝利運用「壓力」以及「一般適應症候群」（general adaptation syndrome）這兩個詞彙來概括身體面對壓力源所產生的反應（如今我們則稱其為「壓力反應」〔stress response〕）。[189] 透過這項突破性的研究，他發現負面情緒不僅會使身體產生壓力，持續存在的壓力還可能導致賀爾蒙失調等各種問題，例如過敏、潰瘍、高血壓、腎臟疾病等等。壓力反應是一種身體的適應能力，目的是在遇到危險狀況時使身體各處的含氧量增加，幫助我們從獅子獵食的血盆大口順利逃脫；然而這種機制對西方人來說卻適應不良：人體與生俱來的身體設計無法面對現代日常生活中長期性的壓力。謝利也發現，假如壓力持續存在，就會從幫助我們活下來的助力轉變為一種傷害。

時至今日，長期壓力可能導致人生病的概念——一個人的思想與體驗，被科學證實有可能改變人的生理現象，並導致疾病發生——如今已受到普羅大眾接受。人體在長期承受壓力的情況下，會持續釋放一波波的壓力賀爾蒙，導致血壓升高、造成心血管疾病或動脈硬化[190]，並引發腸道相關疾病，例如導致腸激躁症惡化[191]；除此之外，還會導致皮質醇分泌失調。[192]

壓力對於自體免疫及其他免疫相關疾病的影響也日趨顯著。近來，科學家發現他們忽略了壓力反應的一項關鍵：在壓力源出現的頭半個小時左右，免疫系統會變得**更加**活躍[193]；這在演化上是很合理的現象——人體準備好應付可能出現的傷口或感染。過了一個小時以後，人體通常就會試著釋放類固醇激素，抑制身體繼續產生白血球，平復免疫系統的活躍程度並回到基礎狀態。但有些人的免疫系統過於活躍，免疫反應持續卡在那個高昂的狀態；薩波斯基觀察後發現，對於這些人來說，「壓力的起伏使他們的免疫系統越發活躍，並逐漸發展成自體免疫現象」。[194]研究發現，某些類風濕性關節炎患者體內的免疫細胞對於體內類固醇濃度升高的反應不良，因此類固醇就無法有效降低免疫細胞的活躍程度。而這種持續性壓力反覆出現的現象也正如薩波斯基所言，會提升「體內發生某些不諧狀況」的風險，免疫系統也因此更有可能攻擊錯誤的目標，導致患者身上出現更多症狀。

這麼說來也合理，許多自體免疫疾病患者——也包括我——壓力大的時候確實會覺得身體症狀惡化。我發現在我病況最沉重的那段時間，光是預期即將迎接令我感到有壓力的事件，就可能使我在當天早上起床時比平時更加不舒服（例如當天可能有重要活動，或是整天行程滿檔卻又都不是我喜歡做的事），而這也令我更加擔憂，我的病會不會其實真的來自心理因素。不過在認識了壓力對於人體影響的運作機制後我終於理解，壓力確實可能會影響生理表徵。舉例來說，薩波斯基指出，人體在面對預期或想像中的壓力時，反應和面臨現實產生的壓力**相仿**；這種想像力和預期心理使我們受到壓力的傷害。人的潛意識會把我們意識裡擔憂的事情當成事實，因此人體就會作出相應的調整。

認識人體的壓力反應雖然解決了我的其中一種恐懼，但同時也帶來了另一種擔憂。我在德卡爾布大道（DeKalb Avenue）狂奔想趕上公車，一路跑下來我頭髮濕了、外套的扣子也解開了，我焦急地想趕往目的地赴約，這時我突然驚覺：**糟了！我又壓力大了！**於是我停下腳步深吸了一大口冰冷的空氣；我感覺得到皮質醇在體內流竄，心臟也在狂跳。沒多久，努力**避免**自己被壓力淹沒的那股壓力，反而開始令我感到疲憊不堪，我也因此進入了一個焦慮的惡性循環。有天晚上，我跟吉姆提起了關於壓力的新知識——也就是壓力可能會改變免疫系統的現象，他說：「以妳生的病來說，這種狀況也太兩難了：生病不舒服會讓妳壓力大，但壓力太大又會讓妳病得更重。」

那晚，吉姆說的話不斷縈繞在我心頭，揮之不去。我知道不可預測且缺乏掌控的情況會令人感到有壓力；根據研究顯示，假如患者在承受疼痛時可以自由掌控使用止痛藥的時機，那麼他們真正使用止痛藥的頻率會大大低於由護理師掌控用藥時機的對照組。然而我的情況卻是這樣：我生病了，但對於自己的病一點掌握也沒有；我不知道我到底得了什麼病，所以根本無從治療起，更不知道各種症狀到底會在什麼時機因為什麼情況而出現。我罹患的疾病本身就會令我產生壓力，這種病引發的疼痛時有時無且沒有一定型態，還會在全身四處遊移，我根本不知道到底是什麼造成這些疼痛，也因此一直處於充滿壓力的狀態。就像其他跟我面臨同樣困境的患者一樣，我對我的病束手無策，甚至不知道它什麼時候會發作。我的這種病會因為壓力而產生相應的**反應**，然而這疾病本身又是一種持續存在的壓力源，彷彿一塊沉重的大石壓在身上令我無法脫身。這就是為什麼我們都如此渴望得到明確的診斷結果。

自從了解壓力對人體的顯著影響以及其相互作用的循環以後，我忍不住開始反思美國社會缺乏安全網的現況，以及長久存在的系統性種族歧視；這正是令許多美國人生病的關鍵。研究公共衛生的學者俄琳．T．傑若尼姆斯（Arline T. Geronimus）於一九九二年提出「風化假說」（weathering hypothesis），解釋了為什麼許多黑人年輕女性在與富裕的白人年輕女性相較之下面臨了更多健康問題，以及在懷孕及分娩上遭遇更多困難。[195]風化假說認為，由於系統性種族主義造成的持續性壓力，非裔美國女性在青壯年時期會遭遇更多疾病侵擾，當中也有些人面臨著身為社會經濟弱勢所帶來的種種挑戰。進一步研究顯示，社會經濟上的劣勢以及社會結構所帶來的不安全感，會導致人體裡的端粒（telomere）[196]——衡量人體是否老化的指標——縮短，同時使人承受更高的身體調適負荷（也就是壓力對人體所造成的損耗）。即便那些保守派可能會把所謂的「生活型態」一詞當作捍衛自身立場的武器，將健康與否歸咎為這些族群的個人責任，但傑若尼姆斯的研究提醒了我們，人的身體健康與否與社會結構息息相關，種族歧視導致黑人必須時時保持警覺狀態，他們的健康狀態也因此被壓力削弱；這份警覺心就是一種無形的生理損耗。[197]這些災禍會存在並非個人的不足，而是整個社會的失敗；系統性的種族歧視不僅使這種令特定族群缺乏安全感的狀態持續存在，甚至助長問題越演越烈。我到現在才明白，一個人的免疫系統狀態不僅反映了他的社會經濟地位，更顯現出他身處於亟待改善的城市裡，身為一位公民所歷經過的一切。

第十二章 正向思考

與壓力致病這套理論相對的概念，就是正向思考有療癒作用的信念了。一九七九年，諾曼．卡森斯出版《笑退病魔》一書，紀錄了自己展開名為「大笑療癒」的旅程。卡森斯當時剛確診會導致脊椎關節融合在一起的僵直性脊椎炎，連醫生都勸他準備身後事了，他卻反其道而行，獨自著手展開一個複雜的全面療癒計畫。他受不了長時間待在醫院的生活，也覺得醫院的食物不夠營養（「對我來說最不可饒恕的一點就是，醫院裡提供的竟然幾乎都是加工食品，內含會傷身的防腐劑以及人工色素。」[198]），所以他乾脆直接搬到飯店住。卡森斯不服用止痛藥，同時說服醫生讓他攝取高劑量的維他命C；他放下了憂慮，決定靠持續維持愉悅情緒來控制身體分泌的化學物質——這就是他的大笑療癒。

讀了卡森斯的書以後我開始思考，**何不試試以歡笑自我療癒？**於是我開始計畫如何「找樂子」。我也想和卡森斯一樣藉由喜劇來自我療癒，於是我坐在沙發上，準備讓威爾．法洛（Will Ferrell）和瑪雅．魯道夫（Maya Rudolph）好好逗樂我一番。我打電話給朋友大聊特聊，還泡了長長的熱水澡；就這麼花了好一段時間放鬆以後，我卻因為都在看電視而沒回電子郵件、沒寫書稿而感到更加焦慮。我不喜歡那種沒時間的感覺；我後來才發現，我不喜歡的其實是沒有時間**做**

正事的感覺：沒有足夠的時間處理預定的事務，也沒辦法按照現代工作型態的需求時時刻刻與外界聯繫。到了下午兩點，我開始忍不住每幾分鐘就看一次錶，想知道時間到底過了多久，巴不得快點開始把工作做完（假如你要**努力**才能夠找樂子，那樣的時光並不會在不知不覺間飛逝而過）。

梅格，別把人生都耗在奔波勞累上。我媽一定會這麼對我說。

為何我當初沒有好好聽她的話？為什麼我就是做不到？要是我媽媽還在，我一定會二話不說，拋下一切好好花時間陪她。坐在窗邊看著後院的人面雕飾周身冒出的繁茂綠葉，日本紅楓火紅得十分張狂，而我彷彿陷入了遠方迷霧，直到門鈴響起才恍然發現：樓下鄰居訂購的文具用品送到了。我也想要有這種機會，可以急切地打開擺滿鉛筆與筆記本的包裹，深吸一口充滿全新開始的氣息。但事實上我已經很幸運了，我還可以工作——寫作——那正是我的心之所向、快樂泉源。寫作就是我了解自我的方式：我是個一直在尋找意義之聲的人，藉由一頁又一頁的文字思考自身的痛苦；然而現在我卻軟弱地追求著他人所定義的樂趣。

最近一波對於正面思考的提倡源自於一九七〇年代，當時有多項研究顯示正面思考能夠幫助癌症病患對抗病魔，於是世人開始視癌症患者是否具備「能夠支持療癒的人際關係」或有沒有「戰鬥意志」為決定罹癌結果的關鍵因素。[199]史丹佛大學精神科醫師大衛・史皮格（David Spiegel）進行了一項知名研究，他發現罹患轉移性乳癌（metastatic breast cancer）的女性患者若有支持團體的力量，她的「情緒波動會比較低……也比較不恐懼」。這些患者也活得比控制組的患者更久——存活時間平均為三十六・六個月，為控制組十八・九個月的兩倍之多。[200]

史皮格一開始也對這項實驗心存懷疑，同時預期實驗結果會證明正向思考根本沒用——但實驗結果與預期相反，他仍欣然接受——全美國亦然。時至今日，我們到處都看得到這套正向思考能帶來療癒的說法。二〇〇四年，蘭斯·阿姆斯壯（Lance Armstrong）在《CBS週日晨間》（*CBS Sunday Morning*）節目上宣布自己戰勝了睪丸癌；曾擔任紐約巨人隊（New York Giants）線衛的馬克·賀茨利奇（Mark Herzlich）則公開表示，自己是因為抱持著正向態度才有辦法擊退骨癌，他表示：「不得不說，一個人要是能保持積極樂觀，確實會過得更好。」除此之外，安妮·博耶（Anne Boyer）也在《不死精神》（*The Undying*，中文書名暫譯）一書提到關於乳癌的「粉紅漂洗」（pinkwashing）一詞，就是我們常常聽到乳癌倖存者大力提倡正向能量的現象。[201]

據稱，正向思考能令患者在面對疾病的當下拿回些許主控權，代表他們在這混亂世界裡還能找得到某些有跡可循的事物。這套說法令意志力與心態的存在再度有意義了起來——即便疾病帶來的折磨通常會向你我證明意志力只是虛假（或者說被高估）的信念；也難怪這麼多美國人依然相信正向思考對健康的影響力。至於我，即便在直覺上難以信服這套滲透美國文化的說法，但也還是希望正向思考能夠拯救我脫離疾病的苦難：美國人如此熱愛正向思考，反映了大家依然希望所有罹病故事都有乾淨俐落的結局、都能夠提振人心。我孜孜矻矻地試著跟隨卡森斯的腳步自我療癒，卻發現才沒過幾天，保持正向態度的壓力反而令我心頭越來越沉重。我該怎麼處理內心的害怕與所有晦暗的想法？我該把這些念頭都壓下去嗎？我該假裝自己嘗不到來自於恐懼的那股鐵鏽味嗎？我又該怎麼在面對難以捉摸又永不止息的疲倦、感受到體內粒線體失調時保持積極正向？我愛我的朋友，我想找回自己真正的人生，這難道還不夠正面嗎？

史皮格發表研究結果以後，後續許多研究以及他在二〇〇七年所做的進一步研究都無法複製當初的結果，也沒辦法顯示出保持樂觀態度與癌症結果之間的關聯性。[202]其中，賓州大學的心理學教授詹姆斯．科因（James Coyne）所做的研究最為嚴謹；他研究了將近一千一百位癌症患者，卻發現樂觀態度、正向思考與癌症存活率之間並無關連。自此，大部分的研究都認為，正向思考對乳癌結果的好壞並無影響。[203]

雖然正向思考對我來說依然是種過度簡化的概念，不過讀了這些科學證據以後，我也了解大腦（或是思想）與免疫系統確實會以深刻又複雜的特殊方式對話，也會以各種科學家尚在研究的方式受思維、心態、心理「促發」影響，這實在令我驚嘆。

科學界長久以來都認為神經系統與免疫系統之間沒什麼關係，吸收了這些科學資訊的我也因此一直以為免疫系統是單獨作戰的身體系統，就像人體內的獨立承包商一樣，總是忙著獨自擊退感染源。[204]然而就在我開始搜尋關於身心連結的資訊以後才發現，心理神經免疫學（psychoneuro-immunology）這個領域正蓬勃發展；除了壓力以外，思維與無意識的促發**確實**也會影響人體的免疫表現，這就是該領域的研究重點。目前確實有科學研究發現這兩個系統之間的深刻連結——以及其間持續溝通的現象——而其中一項實驗也改變了科學家過去的看法。

一九七四年，羅徹斯特大學（University of Rochester）的心理學家羅伯特．艾德（Robert Ader）與免疫學家尼可拉斯．寇恩（Nicholas Cohen）攜手合作，用老鼠進行了一項行為制約實驗，發現大腦對於免疫系統確實有巨大的影響力。[205]這項發現其實是源自一場美麗的意外；艾德的實驗原本是設計來觀察「倘若在老鼠通常都很喜歡的糖精溶液中，加入會導致噁心感的免疫抑制藥物環磷醯胺（cyclophosphamide），是否會讓老鼠轉而厭惡糖精溶液」。實驗結果正如他所料，老鼠確實開始對這種溶液敬而遠之，即便之後的糖精溶液裡並未加入環磷醯胺，老鼠依然不願意喝。

令人驚訝的還在後頭。艾德接下來繼續給老鼠喝**未加入**藥物的糖精溶液，看看老鼠因為實驗而產生的厭惡感是否會持續；出乎意料的是，他發現其中有多隻老鼠開始生病——有些甚至死亡了。至於那些控制組的老鼠則安然無恙。

換言之，實驗組的老鼠喝下一般的糖精溶液時，其免疫系統還是產生了以為藥物存在的反應，而這單純是因為牠們的大腦受到實驗制約，因而直接把這種溶液與免疫抑制反應連結在一起。艾德與寇恩接著又進行了第二項實驗，以確保第一次實驗結果並非偶然；這次他們也得到了同樣的結果——即便老鼠已經不再攝取真的具免疫抑制效果的藥物，心理上的聯想依然會削弱牠們的免疫系統。艾德與寇恩在描述這項實驗的論文中做出結論：「中樞神經系統與免疫運作的過程之中或許確實存在緊密的關係，只是科學界尚未成功探究。」

這項發現為大腦與免疫系統之間的連結帶來前所未有的全新觀點，其中最令人讚嘆的則數鑽研老化與疾病的哈佛心理學教授艾倫·蘭格（Ellen Langer）主導的多項實驗。正如《紐約時報》刊載的文章所述，蘭格對於「人若想自我治療，就得觸發能夠使人體自我療癒的心理『促發』現象」[206]這個概念投注了大量心力；蘭格也發現，人類的免疫系統會對各種潛意識的暗示產生反應。在一項她稱為「逆時針」研究（"counterclockwise" study）的代表性實驗中，她觀察了兩組老年男性；研究人員鼓勵其中一組老年男性以比實際年齡年輕上二十歲的角度看待自己，除了聽以前的音樂以外，也會以現在式的口吻談論過去的新聞（研究人員也會把他們視為較年輕的人）。一週過去後，這些老年男性的視力與聽力都有所進步，身體變得更強壯也更有活力。[207] 蘭格對《紐約時報》表示：「這聽起來簡直就像露德*（Lourdes）的神蹟一樣。」

某個陰天的週日早上，天空一片灰濛濛，我和蘭格通了電話。那次與蘭格通話對我來說是數一數二具挑戰性的對談，促使我跳脫原本侷限於二分法的思維模式，引領我抵抗美國人草率決定擁抱正向思考的心態。假如說我花了多年時間嘗試解開身心狀況交織的現象，那麼與蘭格的對話從某種層面上來說，則顛覆了我長久以來努力抗衡的概念——身心相互連結。老實說，與蘭格的對話令我想起了內心那位詩人早就知道的事：從某種意義上來說，思想也是我們肉體的一部分。真正的重點在於該如何運用這種概念，如何用它來面對人體與健康存在的所有不確定性。

蘭格的母親在一九七〇年代確診了轉移性乳癌，蘭格就是在那時對身心關係萌生出興趣。蘭格說她當時二十九歲，堅決不允許任何心態不夠「振奮」的人見她母親；過了幾週後，醫生再次為她母親進行檢查確認癌症病程，卻發現癌症病灶消失了。當時那位腫瘤科醫生將這起病例歸類為「醫學奇蹟」，但蘭格告訴我：「醫學在這件事裡其實沒有發揮任何作用。」她也是從那時開始研究人的展望與期待對健康的影響，並取得了令人驚訝的研究結果：人的思維真的會改變健康狀況——前提是這個人要真的**相信**自己的想法。例如她就針對大家都認為飛行員視力絕佳的概念進

＊譯註：露德為一法國小鎮，亦是天主教會的聖地，當地的泉水被譽為有療癒效果的聖水。

行了一項實驗；蘭格發現，假如受試者相信自己身處於飛行模擬裝置裡，視力就會有所進步，而在受試者條件相同的情況下，即便實驗時使用的飛行模擬裝置壞了，結果卻依然不變。[208]她也在另一項實驗得到了同樣的結果；在研究糖尿病患者的血糖濃度後發現，糖尿病患者的血糖會隨著對時間的**感受**（而非實際時間）起伏，這項發現大大衝擊了該如何控制第二型糖尿病的概念。[209]關鍵就在於，假如我們只是單純想像某種結果，帶來的改變就不會太大；但如果我們有具體的**感受**，就可能產生實際改變。

在我們的對話間，蘭格強調她的主張並不表示人會罹患癌症、病重身亡都是他們的責任，也不代表她認為人可以靠著下定決心就在一夜之間治癒自己；她的意思是——假如有正確的途徑——也許我們有可能辦到瞬間自我療癒。她知道人類如今身處於由生物醫學掌控的世界，於是想要找出方法「讓人類能夠運用心理力量控制自身的健康與福祉」；她進而解釋了自己在著作中所提及的用心的力量，教導人們如何以「不一樣」的方式用心。她說：「幾年前我曾經摔斷腳踝，當時醫生說我往後就只能跛著腳走路了。後來我根本忘了這個舊傷的存在；現在走起路來一點都不跛。」

某種層面上而言，我們可以說蘭格是實用主義者；她嘗試讓大家注意現實中有哪些潛在因素（從環境到心情）令我們的病況更加嚴重，進而控制這些因素。她不動聲色地調笑道：「假如你在穀倉裡待上半小時，花粉熱*（hay fever）症狀就變得更加嚴重，那我就會建議你遠離穀倉。」（她不會建議你待在穀倉裡然後說服自己沒事。）不過她也相信，積極改變態度來克服社會與文化層面上的各種暗示，對於控制健康狀況來說也相當重要。

我拿自己病況每天輕重不一的現象來請教她；她首先立刻接受了我的症狀是因為真的生病了這個前提，接著針對像這樣狀況起伏不定的疾病闡述道：「假如病況時好時壞，那我就會先問患者：病況好和病況不好的日子之間有什麼差異？如果你有時候狀態不錯，那就表示這病不是隨時都存在。我們要探究的就是這現象背後的原因，也要找出讓這個『有時候好』的狀態更常發生的方法。」

某些推崇身心理念的人會簡化心靈在這其中所扮演的角色，以及其對於身體的複雜影響；與蘭格的理論相比，這些人的想法確實簡單得多。大部分的人似乎都分屬兩個不同陣營：要不是全然否定心靈對於身體的影響，就是全盤接受心靈左右身體狀態的能力，以至於忽略了現實的身體狀況。我會喜歡蘭格的理論就是因為她不僅創造了接納心靈神祕影響力的空間，也讓世人了解，即便人的思想對於控制疾病扮演著重要的角色，這其中的機制卻並不是如此簡單。

我們對於感受的**期待**確實會影響真正的體驗。北卡羅萊納大學教堂山校區醫學榮譽退休教授諾廷・哈德勒（Nortin Hadler）就談到了所謂的負面標籤效應：有明確證據顯示，被醫生下了診斷的患者通常會比未獲診斷的患者更容易覺得自己病情嚴重、身體脆弱；[210] 患者投注大量心力關注症狀也會導致症狀變得看似更加嚴重。這項研究也顯示，讓自己分心不去設想病情的最糟狀況確實會對病況有所幫助。我發現用這招對付疼痛確實非常有效，但要是碰到頭暈、腦霧、神經症狀，這一套就沒用了。

＊譯註：又俗稱乾草熱。

會影響疾病的當然遠遠不止心靈力量——這就是正向思考那套理論想要否定的概念。芭芭拉·艾倫瑞克在《失控的正向思考》（*Bright- Sided: How Positive Thinking Is Undermining America*）一書中寫道：「正向思考的反面……其實就是堅持責任在己。」[211]正是這份堅持導致自助叢書在這數十年來層出不窮，而且也有許多替代療法的提倡者認為癌症是抑制壓力所導致的疾病（進行了知名正向思考實驗的大衛·史皮格就曾聽過癌症患者的母親表示，自己參加的支持團體迫使她接受兒子會生病是因為「沒有好好被愛」的這套說法）。[212]一直到了一九八九年，這套思路已經變得無所不在，導致普林斯頓市（Princeton）市長在確診眼部黑色素瘤後不得不特別在報上刊載聲明，澄清罹癌並不是**她**的責任。普林斯頓市長在文中總結了替代療法對於癌症的看法：「把癌細胞視為一個人內心憤怒的化身，在身體裡四處流竄[213]，」然後斷然回應道：「拜託，真的夠了吧。」對她來說，這套思維剝奪了實際面對痛苦疾病的她應該擁有的那份尊嚴：「假如我真的死了，我不想用覺得自己是個輸家的心情死去。醫生說我正在面對的是一條未知道路，他根本沒遇過其他用這種特殊化療方式治療眼部黑色素瘤的患者。這一切都很嚇人，而我希望能夠有尊嚴地面對現實。」

有尊嚴地面對現實。我並不認為自己得了心因性疾病，也同樣不希望讓其他人有這種感覺；然而身為一位好的詩人，也許就是特別容易受那些交織在身心之間的複雜關係吸引，也特別容易在意那些真心想要更深入探究免疫系統與神經系統之間連結與互動的科學家。蘭格不畫地自限的理論令人耳目一新，而且也可以對應到我的親身經驗——我堅信自己生病的原因絕對不是只有心理因素而已，但我的病況也確實因為改變生活型態而有所轉變，這正是西方生物醫學仍然不夠了解的部分。我希望大家能更細膩地討論身心之間的關係，畢竟心理會影響身體、身體也會影響心理的這套理論已經不是什麼令人意外的新知了；問題是，有太多患者的病徵直接被簡化成一定是兩者其一的問題，目的就是為了阻止患者繼續問更多、更深入的問題。

讓所有人都能夠有尊嚴地面對現實——我想，這就是我想盡辦法說出自身故事的原因。我希望讓大家看見，我們的文化不僅強化了慢性疾病當中心理因素的存在感，又把患者無法「克服」疾病的現象當成一種病，這其實就是在要求患者面對疾病**保持**體面的同時，又奪去了屬於他們的那份體面。

第十三章 可能性

二〇一三年八月我發表了一篇文章，文內述說了我罹患自體免疫疾病的親身經歷，同時提及那些連醫生也無法解釋清楚的症狀；那之後我收到了全國各地的來信。[214] 有些人認為我生病是因為牙齒裡的汞填充物（我一整口牙裡的汞填充物確實多到有點荒唐）；也有人認為是無線網路路由器散發出的電磁輻射害我生病。另外還有位來自紐約州北部市郊的男人聲稱，我會生病是因為我的「另一個心臟」——也就是一個位於人體膝蓋後方，長久以來都受到忽略的器官——沒有好好運作，他說我只要花一千美元就可以請他把自己設計的儀器帶來我家，重新啟動我的另一個心臟；據他所說，那個儀器是專屬於淋巴系統的起搏器。還有一名女子建議我，嘗試她所謂的「莫底凱儀」（Mortdecai machine），藉此重新找回靈魂的能量，身體就會跟著好起來。來自全國各地的建議五花八門，其中大多都是這種荒誕不經的內容，但我還是不由得在夜半時分焦慮到驚醒過來時心想，難道我會生病真的是因為另一個心臟沒有好好運作？還是我的路由器真的是導致我生病的元兇？難道我其實應該改變自己看待這個世界的方式，就像《駭客任務》（*The Matrix*）裡的尼歐（Neo）一樣選擇吞下紅色藥丸？

除此之外也有許多人來信表示，他們認為我可能是得了萊姆病，因為我身上那種如遭電擊的刺痛感以及神經症狀都是萊姆病的典型症狀。**真的如他們所說嗎？**我心裡也開始忍不住懷疑。雖然成長過程都住紐約市，但我們是個愛露營的家庭，每年都會在佛蒙特（Vermont）和鱈角灣（Cape Cod）度過夏天氣候溫暖的幾個月，而那些地方正好就是國內罹患萊姆病人口比例數一數二高的地區。在那些地方度過的日子裡，母親每天都會幫我們檢查身上有沒有牛眼狀皮疹；雖然她那陣子確實常常從我身上抓到蜱蟲，但在那個年代，大家都認為只要沒有出現皮疹就代表沒有感染萊姆病，而就我印象所及，我身上從沒出現過那種令人難忘的牛眼狀皮疹。後來我父母搬到了康乃狄克州東南部，他們養的黃金獵犬也得過幾次萊姆病。母親過世後那個春天，有長達幾週的時間我的軀幹上都出現了圓形皮疹，不過那種皮疹又不像萊姆病所導致的皮疹一樣會改變大小。

我當然做過蜱蟲傳染病檢測，當初那位騎腳踏車的整合醫學醫師就為我安排過檢查了——檢查結果是陰性；從那之後我便徹底忽略了感染萊姆病的可能性。不過就在我的文章刊出後，我接到了一位大學同學（他如今在投資銀行擔任要職）來信，他說自己就有親身經驗，曾經連續好幾個月檢測萊姆病感染都顯示為陰性，過了好一陣子才檢驗出陽性並且開始治療；治療後的身體轉變十分驚人，才幾個月的時間，他就從臥床不起的狀態康復了。這下我才開始思考，自己是不是也該重新檢測是否罹患萊姆病。

後來經歷了一番曲折，我才順利找到相關專業人員為我重新進行萊姆病檢測。之前在網路上搜尋關於慢性疾病的資訊時，看到有人提及一位功能醫學專家，我後來都稱他為麥特・蓋倫

（Matt Galen），當時我心想，這個人或許能幫我一把——不過排隊找他看診的人實在太多了。蓋倫在二十幾歲時跑遍全世界四處旅遊，卻感染了神祕疾病，於是他開始鑽研人體健康；當初他也看過許多醫生卻得不到確切的答案，於是便研究起了醫學並且與另類療法的治療師合作。後來他的身體狀況有所好轉，便也開始從事功能醫學的治療；他在慢性疾病群體裡是數一數二的知名人物，也是這個追求健康的圈子新一代領導者的代表形象——這些人通常都是男性，藉由熱切推崇原始人飲食法、致力於提升身體健康、努力結合各種時常互相衝突的營養科學理論，在網路上建立起大批狂熱追隨者。這種遊走在科學尖端與狂熱邊緣所產生出來碰撞實在令我感到讚嘆，我也因此花了大把時間在這些人的網站閱讀關於晝夜節律（circadian rhythms）以及視交叉上核（suprachiasmatic nucleus）（也就是人體的主時鐘〔master clock〕）的資訊。網路上常常充斥著互相矛盾又可疑的資訊內容，相形之下蓋倫的文章顯得格外嚴謹；他不會貿然接受某種說法，也非常重視證據（例如我在網路上的患者群組就常看到，有人大肆宣揚食品添加物硬脂酸鎂〔magnesium stearate〕會傷害人體，蓋倫卻勇敢駁斥了這項說法）。我很沮喪西醫一直找不出我生病的原因，也不太敢肯定自己到底該信任整合醫學到什麼地步，於是便登記了蓋倫的遠距諮詢等待名單。我沒有抱著預期心理認定他一定會為我找到答案，但我認為他或許能夠給我一些建議，讓我知道該怎麼處理我的疾病、下一步可以怎麼做。

某個夏日午後，我們終於通上了電話。當時正值夏天，每年的這段時間我的病況都會稍微好一些，不過疲憊感和腦霧的症狀還是讓我倍感不適。我和吉姆再次造訪格林波特，趁著當地友人外出遠行的時候租她的房子住；我的這位朋友是位專做詩集的編輯兼作家，書架上堆滿了各種詩集，而我喜歡趁早上坐在她的書房裡試著做點工作。她的書房有一扇面對前院的半開門，我通常都會打開門的上半部，讓溫暖的海風吹進室內。當時我正在聽蓋倫逐一檢視我的檢驗結果（維生素D與鐵過低、體內有抗核抗體、貧血），眼神卻在朋友書架擺著的那些美麗書本上打轉；要是有機會，我也希望能寫出那樣的書——前提是我得讓腦子有辦法正常運作才行。蓋倫建議我重拾專門針對自體免疫疾病的原始人飲食法；攝取更優質的麩胱甘肽營養補充品、把原本吃的益生菌換成含有土壤益生菌的品牌，才能更貼近過去人類能夠攝取到的豐富菌種。他也強烈建議我努力提升體內的維生素D含量，因為維生素D與自體免疫和發炎反應增強有關，目前也有越來越多證據顯示維生素D有調節免疫的作用。[215]他建議我一步一步來，這樣我才能詳細記錄哪些改變對我的病況有實質影響。

不過針對我的疼痛以及發炎症狀，他主要還是建議我嘗試使用低劑量納曲酮（low-dose naltrexone〔LDN〕）；我之前就在留言板看過其他人提及這種藥物，納曲酮是種鴉片受體拮抗劑，通常用來幫助控制酒精以及鴉片成癮問題。不過有些醫生發現，極低劑量的納曲酮對於緩解免疫失調所造成的症狀相當有用，而且這種藥物也能夠減緩慢性疼痛。納曲酮會在其生效的數小時內阻斷鴉片受體吸收，同時也會暫時阻斷人體產生腦內啡的功能，我們的身體因此會在那之後產生更多的腦內啡以補足人體需求。顯而易見地——或者應該說是這種藥物的擁護者如此聲稱——腦內啡增加能夠調節人體的免疫系統，不過這目前依然還是實驗性的療法（紐約市的威爾康乃爾大學醫學院〔Weill Cornell Medicine〕現在便使用納曲酮為患者控制疼痛）。[216]蓋倫不是執業醫生，無法為我開立納曲酮處方簽，所以他教我怎麼用其他方式拿到這種藥物的處方；雅虎網站上也有個社群裡的成員會互相分享願意接受這種藥物仿單標示外使用方式，並且為患者開立處方簽的醫生資訊（加入這個社群的我，覺得自己彷彿拿到了可以進入某種疾病祕密聖殿的密碼）。

與蓋倫通完電話後幾天，我就向一位能夠開立納曲酮處方的感染科醫生約診，我都叫她C醫師；從網站上可以看出，她十分重視傾聽患者心聲的重要性，因為醫生可以透過患者的敘述「聽出診斷結果」。

我在二〇一三年的夏季尾聲見了C醫師，那天的天氣潮濕又帶有一絲涼意，我急匆匆地從地鐵站趕往她的診所時，身上雖然出了汗卻又感覺有點冷。她的辦公室看似一片混亂，但著實令人著迷；一隻胖胖的臘腸狗蜷縮著身體睡在角落，在我抵達時只張開眼睛懶懶地看了我一眼，窗外的花園綠意盎然。「希望你不會介意，」C醫師指了指那隻臘腸狗一邊這麼對我說道，「牠有甲狀腺疾病所以總是很累，我比較喜歡把牠帶在身邊。」我仔細端詳了那隻狗，這下我看出來了——牠垂著眼、眼神呆滯，臉部骨骼周圍浮腫；我突然驚覺，**天啊，我就是這個樣子**，同時感受到一陣悲傷湧上心頭。

C醫師花了整整一小時耐心傾聽我的病史，一邊用老舊的IBM電腦記錄內容；她問起關於我染頭髮的事——染了頭髮以後症狀有沒有惡化？——也細細詢問我平常壓力多大，接著又為我做了至今最完整細緻的檢查。她發現我的口腔結構——上顎特別狹窄——可能導致我有輕微的睡眠呼吸中止症，這也許是我總是相當疲憊的其中一項原因。我很喜歡這位醫生；她個性嚴謹又學識淵博，同時又相當有耐心，就算我零零碎碎地問了許多問題，她依然耐著性子為我深入解釋、解惑。

她說根據我之前的驗血結果，她確認可以為我開立納曲酮；不過基於我的病情是在越南出現皮疹後才開始惡化，而且我又從小在美國東岸長大，還常常到盛行萊姆病的地區露營、健行等種種原因，所以她另外還想為我做各種傳染病的檢測，而且她認為我們應該找不同實驗室進行多項萊姆病檢驗。我說我身上從來沒出現牛眼狀皮疹（萊姆病的典型症狀），但她表示並非所有感染萊姆病的人都會產生牛眼狀皮疹，所以還是為我安排了檢查，並請我三週後再回來看檢驗報告。

我拿到的納曲酮裝在小小的塑膠容器裡，看起來就像體香膏一樣，接下來我每天睡前都得在手臂內側塗抹納曲酮。人體產生腦內啡的高峰通常在深夜，因此要是在這段時間抑制腦內啡生成，人體隔天就會分泌更多這種物質，理論上來說這應該會讓我覺得比較舒服才對；畢竟腦內啡是大腦的鴉片受體，不僅能夠帶來幸福感，也有調節免疫的功效。不過醫師在我離開診間前就預先警告我，在夜間抑制腦內啡分泌可能會有產生異常激烈夢境的短期副作用。

到了接近週末的時候，我清楚記得自己做了個布魯克林被連續恐怖攻擊的惡夢，那夢境鮮活到彷彿重回九一一恐怖攻擊事件的當下。夢裡的我就和當初的現實狀況一樣，趕緊從家裡往街上狂奔，試圖找到在布魯克林高地（Brooklyn Heights）工作的家人，當下有許多正在燃燒的小紙片緩緩從天而降。不過在我的夢裡，天空裡還有好幾架灰紫色飛機集結成隊，看起來就像有好多李子掛在空中一樣；火箭的橘色煙霧劃過了地平線，狹窄的鵝卵石街道上擠滿了人，我奮力掙扎試著想更靠近父母親一點，卻怎麼也無法前進。

勞動節那個週末，我和一些朋友去看了美國網球公開賽（U.S. Open），當時其中一個人剛好得了重感冒。我們坐在網球場高處的位置，一邊看球一邊聊起彼此夏天都在做什麼；到了中午左右剛好有一群人要離開，於是把他們靠近球場的位置讓給了我們，所以我們得以往下移動到更寬敞的座位，開開心心地近距離觀賞大小威廉絲的雙打比賽。亞曼達問起了我和吉姆還打不打算生小孩；在這個夏日的尾聲，我覺得自己身體狀態還不錯，所以心想生小孩這件事也許真的可行。我想像自己幸福地一邊寫作，一邊聽著隔壁房間傳來稚嫩的幼兒嗓音；我心底燃起了一絲希望。

三天後，我發現自己被當天見面的朋友傳染了感冒；這場感冒讓我在床上躺了整整兩個禮拜，整副身體就像同時開了太多app而超載的手機一樣完全無法好好運作。

我的身體狀況就從那個月開始一步步穩定下滑。

納曲酮在我身上並沒有像我在其他患者的案例裡看到的那樣發揮奇效（不過我也確實在某天散步後注意到體內湧起了一股腦內啡的感覺），我的甲狀腺賀爾蒙分泌也不像某些患者一樣就此回到正常狀態。我感覺自己的病情持續惡化，整個人幾乎要被疲倦感淹沒，而且光是感受疲憊這件事本身就已令我精疲力竭。我每天都在一大早就被身體痛醒，試圖再多睡一點也完全無法重新入睡，因此每天睜開眼睛之前，我都會先感受一下那股疼痛感是否依然揮之不去。除了那些常用的字眼以外，我也不知道該怎麼形容自己身上的疼痛了：頭痛、全身痠痛，就像得了流感一樣。假如那些症狀只持續一天或甚至一週也就算了，但要是每天都得承受這樣的痛苦，帶來的就不僅僅只是肉體上的疼痛感受而已了；我整個人彷彿被沉重的陰影所籠罩，那種感覺就像體內有某種東西正在試著擊潰、殺死你一樣。某個明亮的早晨，我帶著愉悅的心情醒來——瀰漫在腦裡的濃霧竟然消失了！——然而就在我坐起身的那一刻，糟糕的感覺又回來了。

每天起床的頭一個小時實在太痛苦，我不得不想點辦法好好挺過去；清晨五點天色還暗的時候，我就會按照其中一位營養學專家給我的建議，為自己做杯抹茶拿鐵，慢慢地把顏色鮮豔的綠色抹茶粉攪拌進杏仁奶裡。接著我會盡可能一動也不動地坐在客廳的白色沙發上，靜待太陽升起、疼痛消退。我也嘗試在這段時間裡閱讀，但那實在太累了；有時候我會打開廣播，有聲音的陪伴才不會那麼寂寞，或者我也會翻翻食譜，想像自己有一天或許能夠好起來動手烹煮這些菜餚。至於其他時候，我則是躺在那兒盡可能深入細節地回想彷彿發生在前世的那些旅行回憶：佛蒙特那間小屋旁有一大片開著野花的草地，還有我和哥哥泡過的那條蜿蜒小溪；從廊橋縱身一躍跳進了巴藤河（Battenkill），冰冷的河水一下子就令我們全身都清醒過來。

我既覺得自己已經走到了放棄的邊緣而滿心絕望，同時又相信當下的困境總有一天能夠有所轉變，但前提是我得搞清楚自己狀況好的那些日子和狀況不好的時候到底有什麼差別才行；就像艾倫．蘭格說的那樣，也許我真的能夠逆轉我的病況，或至少讓情況有所改善。

時序進入深秋，我又回到了C醫師的辦公室查看檢驗報告，這次得到了不少令人吃驚的新消息。首先，C醫師指著其中一項與免疫相關的檢查結果告訴我：「你看這裡，你的身體發炎指數極高」；這就表示我的身體可能有感染現象。而且我又感染EB病毒了。

C醫師繼續說：「還有更令人驚訝的呢。」她讓我看了來自三間不同實驗室的萊姆病檢驗結果，而這幾間實驗室的檢查結果並不一致——其中一份檢驗結果為陰性，另外兩者則顯示為部分陽性；這我就不懂了。

我開口問道：「這是什麼意思？」

C醫師解釋，因為這些萊姆病檢驗檢測的是針對萊姆病的抗體，而不是導致感染的細菌本身，所以有時候會因為自體免疫抗體的影響而導致篩檢結果不一定完全可靠；在這種情況下，檢驗發現的結果其實是來自細菌外層蛋白質所產生的抗體。她繼續說道：「根據你的症狀和血液檢驗結果來看——你很可能確實罹患了萊姆病」；但她也表示，目前並不打算按照一般治療萊姆病的方式直接開抗生素給我——她覺得我病得實在太重，抗生素可能反而會傷害我的身體。[217]

她反而建議我繼續使用納曲酮，並攝取魚油和蘋果醋來抗發炎（同時促進蛋白質吸收），同時也要嘗試滴注磷脂醯膽鹼（phosphatidylcholine）——部分整合醫學醫師常用這種物質來治療感染。[218]假如這些方法都沒用，那就再回來試試別的方法。

經過了十五年的黑暗歲月——假如從我身體第一次出現電擊感，且健康狀況下滑開始算起——終於為這些殘存的健康問題找出了可能的答案；但我卻沒有鬆了一口氣的感覺，反而覺得自己好像是大夢初醒以後，又得面對另一場夢魘。我不確定自己的病到底是不是感染了萊姆病又長久未受治療所導致；而假如我真的得了萊姆病，醫學界目前對於怎麼治療我這種檢驗結果模稜兩可，且感染後非常久才確診的病人，依然沒有太多共識，所以也沒有根據確切科學實證發展出的正式治療方式。不少醫生在面對這種患者的時候都不會建議直接使用抗生素，至於那些開立抗生素當作治療方案的醫生，則會讓病人口服或注射抗生素長達數月甚至數年的時間；但這種治療方式不僅危險，也沒有明確證據顯示具有治療效果。我在網路上也讀到了某些患者的貼文，他們表示經過抗生素治療後自己卻依然感覺疲憊不堪、產生記憶障礙，甚至會因為迷失方向而連怎麼回家都搞不清楚。這些資訊看起來實在令人感覺不太妙；所以我雖然得到了檢驗結果，卻陷入更深的不確定感，這種診斷結果反而為我帶來了更多疑問。而在我查到的大量資料當中唯一的共通點就是：持續三週的普通抗生素療程對於我這種萊姆病晚期的患者來說根本沒用。

這樣看來，接受我得了萊姆病的這個診斷結果，似乎會通往一條危險重重的道路。我身邊有人就是病了許多年以後才得到類似的診斷，而她如今正在進行第五還是第六次的靜脈注射療程，因為這是唯一能讓她的認知能力繼續正常運作的治療方式。也因為這種治療方式實在毀譽參半，因此許多人認為所謂的「萊姆病專家」只是個幌子，他們就是靠這些因為生病而脆弱不堪，但其實很可能只是還未獲得正確診斷的患者來賺錢。但話又說回來，我花了好幾年的時間才了解抗生素對身體的傷害，經過科學實證也接受了抗生素就是改變人體微生物群落並造成自體免疫疾病的主要肇因之一，結果我竟然**得了**萊姆病？C醫師也提醒我，因為相關檢驗實在不夠精確，所以很多出現類似症狀的患者就會隨隨便便地被貼上「萊姆病」這個診斷結果的標籤；這我知道，我以前就有這種經驗。多年的求醫經驗讓我明白，各種醫學專家很容易只透過自身專業領域的眼光來看待患者身上的問題，他們看到某些線索就會直接判斷：是自體免疫疾病！是病毒感染！是心理問題！

我得在沒有確切醫學研究背書的情況下，靠自己決定下一步該怎麼走；我該接受得了萊姆病的事實，然後開始進行長達數月傷身的抗生素治療，同時承擔可能沒效又會導致更多自體免疫疾病的後果嗎？倘若我真的決定接受治療，我該信任哪位醫師，又該做到什麼地步——我真的願意在不確定是否真的感染萊姆病、無法肯定我的症狀是細菌肆虐而不是自身免疫系統所造成的情況下，接受長達數年的抗生素治療嗎？

過了幾晚，我就因為意識到西方醫學的厲害之處，而暫時忘卻了這些疑問。十月裡某個氣候溫暖的夜晚，我和吉姆到第六大道附近的酒吧參加了朋友克里斯（Chris）的六十歲生日派對，最後我帶著渾身鈍痛上床睡覺，夢見自己走在一條黑漆漆的漫長街道上，轉角處蹦出了一個身著長大衣的黑影，猛然朝我身上一陣胡亂捅刺；我摀著身側的傷口，鮮血很快就從手掌間大量湧出。

我滿身大汗地驚醒。樓上的鄰居顯然還醒著，因為我聽見了她和家裡客人低語的聲音；這時那股強烈的刺痛感還在，我從床上磕磕絆絆地起身拿了杯水，吃了一顆安舒疼（Advil）止痛藥想試著再睡回去。就我過去的經驗判斷，這股疼痛應該是來自於我的子宮內膜異位症，通常只要忍耐過一個小時就不會繼續痛了。於是我一邊告訴自己**只是痛而已**，一邊咬著手嘗試轉移自己的注意力。

但這次的疼痛一直揮之不去就算了，還隨著時間的流逝節節升高；吉姆原本打算在另一個房間熬夜工作，不過我發現他在沙發上睡著了，筆電躺在他胸口輕柔地嗡嗡作響。我叫醒了吉姆，被驚醒的他疑惑地看著我。「拜託，快去開車，載我去醫院。」

我的右側下腹某處一直發出劇烈疼痛——我想像那是一個硬幣大小的輻射光點——不過這道光線現在正在向外照射。我痛到覺得自己再也無法待在這個禁錮著我的肉體裡了——但我仍然無法逃脫；在痛到神智不清的情況下，我發現自己想起了《沙丘》（*Dune*）裡年輕的保羅．亞崔迪（Paul Atreides）歷經毒針考驗（gom jabbar test）的場景[219]：聖母要求他把手放進會引起劇烈神經疼痛的盒子裡，測試他是否能運用意志力克服動物本能；假如他因為無法抵抗疼痛而把手抽出來，就會立刻被毒針刺中、直面死亡。我當下面對的就是這種感覺，我想逃脫身體的疼痛，但唯一能夠逃離這一切的方式卻似乎只有死亡。但我沒死，而是吐了出來。

等吉姆開車過來的時候我突然意識到，會痛成這樣大概就代表我快死了吧，於是我開始異常冷靜地思考要吉姆怎麼為我處理後事；我希望他把我電腦裡那些糟糕的詩稿都刪掉，只保留那些他認為值得留下的文字。這時門打開了，吉姆邁著大步迅速走進家門把我扶上車，每一次停紅綠燈時他都會握住我的手。一路上只要車子駛過坑洞，我都會痛得忍不住倒抽一口氣。

凌晨三點，我們終於到了醫院，空蕩蕩的醫院大廳看起來就像一座荒廢的神殿，而我就像神殿前的一顆樹雕，只是在我身上蔓生的是驚惶不安而非蓊鬱綠葉。一穿過玻璃滑門我便忍不住膝蓋一軟；這時有好幾個穿著彩色手術服的人推著輪椅出現，他們推著我穿過好幾條燈光明亮的走廊，然後進入電梯，他們的說話聲十分輕柔。後來我只記得自己抵達了一間寬敞、寒冷的房間，有人問了我的名字，而在我意識到發生什麼事之前，就已經有根針插進我的手臂內側，嗎啡直接流淌進我的血管裡。疼痛終於稍微緩解了，我也終於不再持續乾嘔。有位醫生來為我做檢查，他用力壓了壓我的腹部，令我痛得尖叫出聲，接著他又把學生都叫來，對著他們說：「壓這裡。」我再次尖叫出聲，忍不住氣得出聲抱怨：「可以不要再壓了嗎？」

結果原來是我的子宮內膜囊腫破裂了，血都流到了骨盆腔內，醫師說要是失血太多就得做緊急手術；快速做了好幾項檢查以及超音波以後，我被安置到了病床上，他們則繼續為我施打嗎啡。因為藥物的作用，我的恐懼感慢慢消退；就在嗎啡起了止痛作用的同時，也為我帶來了一股朦朦朧朧的寧靜感。我一直對進進出出病房的主治醫師和住院醫師說：「我覺得好安全哦。」

醫師持續監控我的狀況。剛開始內出血一直止不住，於是他們開始為我靜脈注射以免脫水，同時持續施用嗎啡，還派了一位專業人士到我床邊，為我指壓按摩穴位控制疼痛。後來內出血狀況終於減緩，血壓也逐漸穩定下來；這就是西醫發揮到淋漓盡致的樣子。我需要止痛藥、需要監控生命體徵數值，即便沒人問我除了名字以外的任何私人問題，這些醫師仍然能夠讓我覺得安全又舒適。

無論怎麼說，經過事前計畫的手術總是比緊急手術來得安全，於是院方為我安排好在平安夜進行徹底清除子宮內膜囊腫的手術以後，就讓我出院了。我的外科醫師非常有效率，傍晚左右我就回到家了，還能在閃閃發光的聖誕樹照耀下和朋友交換禮物；羥考酮（Oxycodone）的藥效尚未完全消退，所以當下我感覺整件事就像身處一場怪異的夢境一樣，還沒完全清醒的我看著親愛的親朋好友們坐在聖誕樹下盤著腿，拆開一個又一個閃閃發亮的金色禮物包裝。

第十四章 陷入谷底

在二〇一三年寒冷又黑暗的冬日裡，我開始考慮再找另一位萊姆病專科醫師，針對我的檢驗結果提供第二意見，但我同時也覺得自己快死了。在那段時間裡，我有時候會花上一整個小時努力嘗試提起勁工作，最後卻發現自己又爬回床上睡著了。一連幾天的時間，舉目所及的一切就只有我的床鋪，整張床像平原一樣在我四周綿延無盡地鋪展開來。我滿腦子充斥的念頭都是：這些痛苦究竟還要多久才會過去。我在這段日子裡才更了解所謂瘋狂到底是什麼了，當生命的意義產生動搖，日復一日的生命便變得生硬而重複。任何出門的機會——其實主要是出門教課——就代表在那之後我得花上好幾天休養生息、恢復狀態；我做了更多血液檢驗、靜脈注射了更多維生素、遵照C醫師的所有指示；我為了那些可能沒被發現的自體免疫問題而服用了類固醇，卻反而更不舒服。

我對著電腦螢幕喃喃自語：「這一切為何不能**結束**？」

一個寒冷刺骨的夜晚，派對結束後我載著幾個同事從普林斯頓返回布魯克林。我盯著坐在身旁的男子看——那是我認識多年的小說家——卻驚覺我一點也想不起來他是誰；我知道我**認識**他，但他到底是誰？花了一個小時，我才回想起他是我的朋友兼同事。回到家，我問吉姆有沒有類似的經驗，他搖了搖頭。

我發現要描寫那年冬天我陷入谷底的經驗真的很困難；某種層面上來說，問題就在這：我徹底缺乏適合用來描述的語言，我面對的每一天彷彿都是一片空白，跟其他人類之間又因為關於生病的一切而產生了難以抹滅的差異與隔閡，我到底還能有什麼故事好說？甚至是到了現在，即便那幾個月的回憶依然是如此沉重、緊繃得令人難耐，但我又能怎麼說呢？我很難簡單地用「疲憊」、「疼痛」來概括、形容一切；我的病情沒有戲劇化的轉折，既籠統又抽象，我真的沒有其他可以用來敘述這一切的文字了。畢竟說到底，在我生病的過程中聞不到滿地血泊散發出的腥臭味，看不到殘破不堪的四肢，更沒有因為高燒不退而慘白無色的面容；反之，慢慢滲入我的生活的是一片灰暗。此時我腦海裡出現了一個人的生命力一點一點被吸走、吸乾的畫面，就像路德威．白蒙（Ludwig Bemelmans）的作品《瑪德琳的倫敦遊》（*Madeline in London*）裡的佩皮多（Pepito）一樣，在搬家、離開了那十二個小女孩以後因為思鄉情緒而變「瘦」，然後又繼續變得「越來越瘦」。

我發現自己又在猜想，那些症狀會不會其實都只是憂鬱所導致的表徵，而因為我的憂鬱實在太嚴重，嚴重到連我自己都被徹底騙了，以為那是真正的生理疾病；然而我內心卻有一把小小的長明火繼續照亮我，給我堅持的力量；**我就在這兒，我想要好起來**。

C醫師的某些醫囑——滴注磷脂醯膽鹼——確實短暫地讓我感覺好了一些，但我的身體狀況整體而言一直在走下坡，而我卻依然抗拒接受自己可能是得了晚期萊姆病的事實。一個認為自己快要死了的人在做了那麼多實驗性的治療方式以後，竟然不肯嘗試使用抗生素，這聽起來或許令人難以置信；但回想過去那段時光，我依然感受得到自己當時確信抗生素會令我的自體免疫問題更加嚴重的那份信念——還有對於自己罹患萊姆病這件事的懷疑。有位女性患者也跟我一樣做了不那麼精準、明確的萊姆病測試，但在進行了昂貴的複雜治療以後才發現，她罹患的其實是病徵正好也是疼痛與疲勞的全身性自體免疫疾病，只是醫生沒發現問題所在而已。

很長一段時間以來，我一直認為自己的身體確實出了問題，但這問題**可以**解決，答案就在那兒，就在我們面前，只是沒有其他人願意用心去找而已。

但我卻沒料想過自己最大的恐懼竟是：失去希望。

威廉．史泰隆（William Styron）在《看得見的黑暗：從否認、抗拒到面對、接受，美國文學大師歷經憂鬱症的真實告白》（*Darkness Visible: A Memoir of Madness*）一書中，提到了他那些不希望被自己以外的任何人看到的日誌；他一直都知道在自己「決定丟掉那些筆記本的時候，就是決定結束生命的時刻」。[220]那年冬天的某個早晨，我一大清早就起床坐在沙發上，隨意點選瀏覽著那些我根本沒有力氣煮的食譜，腦中突然閃過一股衝動，想要立刻刪除儲存了我所有文稿的資料夾。我總是告訴自己，在死之前一定要刪除掉所有不希望別人看到的稿子。

不知不覺，我已經陷入了史泰隆提到的那種情況：「內心的希望以及對於未來的設想都已一併徹底消失。」一路以來我不斷探尋線索，想找出身體這麼不舒服的真正緣由，然而如今我卻已漸漸慢下腳步，走到了只能靜靜停在原地的這一刻；對於死亡的恐懼此時也開始籠罩我。多年後再次閱讀史泰隆的作品後我發現，重度憂鬱症與我歷經的無盡痛苦是如此相似，而我對這一點竟不怎麼感到意外；就他的個人經驗而言，每到午後他就會「感受到恐懼如同有毒的濃霧一般在腦海裡翻湧，使我不得不躺上床。我會癱在床上長達六小時，看起來就像陷入昏迷或癱瘓了一樣動彈不得，只能呆呆盯著天花板」。

與之不同的是，我的有毒濃霧是源自於疲勞與疼痛，當然也同時帶來了慢慢滲透進我腦袋的絕望。史泰隆的描述——有毒的濃霧！——令我想起了囚困我的毒霧；長達數小時的昏睡，還有因為我總是坐在上面而被牛仔褲染灰的白色沙發抱枕。曾經有一段時間，我的腦霧症狀只要一接近中午就會減輕，而我在那之後就會有幾個小時的時間可以好好工作或閱讀。但現在已經不是這樣了，每天到了上午十一點，我的疲憊感依然濃厚沉重，而且還會一股腦湧上沖刷全身；除此之外，我也會因為實在太累而爬上床連續睡上三、四個小時，同時夢到自己忘了去上課或忘記出席預定的朗讀會。

那年冬天特別冷，所以到了一月底天色總是十分昏暗。地鐵上，某個正在宣傳新節目的巨大廣告看板上寫著：**我真的死了嗎**？我心想：**真的**。某天早上我坐在沙發上喝茶，一面看著窗外，視線四處遊移；我看見前院那棵樹扭曲的黑色樹枝，帶著不詳的氛圍，變形成一具飽受折磨又自我束縛著的軀體。

我想著關於一個人的身與心產生的問題，也就是哲學家所謂的「困難問題」*（the hard problem）。意識到底是什麼？我變得不是我自己了，但要是我不是我自己，我又怎麼會**知道**我不是我自己呢？感覺好像以前的我——那個真的我——還在我的身體裡苦苦掙扎，想要掙脫那股佔領了我身體的力量；彷彿體內有鬼魂正在遊蕩。

而我，也許就是那鬼魂。

覺得自己像個鬼魂而非麻木又毫無知覺這一點，卻又給了我一絲希望。能夠感覺自己像鬼魂一樣在身體裡陰魂不散地遊蕩，證明了我確實存在。

二〇一四年一月的某一週，我做完靜脈注射維生素療程後就與吉姆大吵了一架。我汲汲營營地苦尋能夠讓我鬆一口氣的病因與相應的協助，也因此看遍了每一位任何人推薦給我的相關從業者，這些諮詢、看診的費用令我累積了不少債務。許多我找上的頂尖醫生都已不再接受醫療保險，而在支付了這麼多醫療費用以後，我既沒錢、壓力又大，信用卡債也債台高築。吉姆對我說：「妳得接更多案子才行。」我木然地看著他。

「你真的不懂嗎？」我說，「以前我只要幾天就可以寫好的稿子，現在得花上好幾週才寫得出來。」

「我只是覺得……妳為這些瘋狂的東西花了這麼多錢，」他語帶挫折地說著，「妳真的知道這些東西**到底**有沒有用嗎？而且為什麼要這樣亂花錢？我們根本負擔不起。」

我氣得渾身發冷，眼底也開始有白光在閃動；他說的對，但同時也大錯特錯。

「我真心希望有確切的科學根據讓我知道到底該怎麼做，」我回應吉姆道，「但事實不是這樣。而且我才是最希望自己好起來的人吧，你難道看不出來我真的是走投無路了嗎？我覺得自己

＊譯註：哲學家大衛・查默爾斯（David Chalmers）曾提出意識的困難問題（hard problem of consciousness）之論述，也就表示意識的感質（qualia）只有產生意識的個人感受得到，他人則無從得知。

快死了，但根本沒人能夠幫我。」

「但妳也不能什麼都亂試一通啊，」他回應道，「妳根本不知道那些東西到底安不安全，就隨便用到身上。」

我聽不下去了，於是對吉姆說：「請你離開。」

我會對吉姆發飆是因為沒有其他人可以讓我宣洩怒火；我很氣自己這樣對他發脾氣，但我會這麼氣是因為覺得自己正在經歷這一切痛苦，卻沒有任何盟友。生病不正是一個人最需要同理心的時候嗎？吉姆可以理解我的身體真的出了問題，但與他的這一番對話也深深提醒了我，即便是他也只能理解我一小部份的感受；我的所作所為看起來雖然不理智，但那真的是我在面臨絕望的當下，經過思考才不得不做出的選擇。

吉姆聳了聳肩，乾脆走到房子的另一頭，打開電視隨便轉台。

我忍不住淚流滿面。我也想理性、冷靜地好好分析自己到底怎麼了；但現在的我開始覺得自己已別無選擇，所以才願意嘗試那些看起來一個比一個讓人感覺沒把握的方法。

現在的我已經想不起來後來發生了什麼事，也記不得我們是怎麼和好的了，但總之我們就是和好了。然而因為我的疾病而產生的裂痕依然橫亙於我們之間，不斷擴大。

吵架那一晚，我和吉姆又談起了這件事，吉姆說：「我想妳可能不知道，像這樣一直看著妳，只能一直看著、看著，卻什麼也不能做、幫不上忙，對我來說有多難過。」他頓了頓又說道，「我的立場真的很難，我只能陪著妳、關心妳、看著妳生病，卻什麼忙也幫不上。」

我並沒有把漂白水打進身體裡——不像川普對COVID-19患者的惡劣建議那樣——但吉姆說的沒錯，我確實讓自己承擔了新的風險；如果可以，我真心希望可以跳過這段故事。有位整合醫學醫師曾建議我嘗試臭氧和紫外光療法，也就是把血抽出來以後用紫外光照射血液並注入氧分子，再把這些血輸回身體裡；聽到建議的當下我還不敢這麼做，但眼下的我只能躺在沙發上一點力氣也沒有，於是我心想，**我還有什麼好失去的呢？**

也就是抱持著這種心態，我才會把身體交付到自己沒那麼脆弱的時候絕對不會相信的那種人手上。很多人看到患者做出這種魯莽決定時，都會以為那是因為我們輕信他人、太過天真；但事實上，大多時候是因為已經沒有其他更好的選擇了，於是只能聳聳肩，試圖找那些自己其實並不是很信任的人，在這條追尋答案的道路上幫自己一把。

G醫師的辦公室在一棟外形優雅的摩天大樓裡，前台看起來很氣派，但卻看不到任何保全措施；辦公室的牆面都塗上了柔和色彩，但那些顏色在我看來卻一點也不令人愉悅，反而有點噁心。護理師帶我走到G醫師的辦公室後，怯怯地對我說：「就是這兒。」醫師本人則從他桌上那台巨大電腦後面冒了出來。

G醫師——無論如何，他確實擁有醫學博士學位——有著一頭張狂的捲髮；我一坐下，他就從桌子抽屜裡抽出了一張照片遞給我，同時說道：「妳看到這些瘀青了嗎？我治療了她以後，這些瘀青就出現了。」

那張拍立得照片裡是一位有著斯拉夫血統的年輕女性，照片中的她看起來應該才二十出頭歲。她一頭棕髮、身材瘦削，渾身散發出一股絕望的氣息，手臂上則滿佈大大小小的瘀青。

「這些疾病都是隱藏的創傷所造成，」G醫師熱切地說著。「她丈夫會打她，但她沒對任何人說過這件事；後來我讓她做臭氧治療，她就全身都出現了瘀青。她在那之後才跟我說被丈夫毆打的事，現在她身體已經好多了。」

照片裡那個女孩的年紀看起來很小，我甚至懷疑她到合法投票年齡了沒。G醫師把她的照片拿給我看的這件事——還有他竟然直接把照片放在抽屜裡——讓我覺得不太舒服。我往後靠在椅背上皺了皺眉；我的頸椎椎間盤突出前幾天又舊疾復發了，所以脖子上戴著頸托。G醫師上下打量了我幾眼以後，大聲說道：「你有頸椎老化疾病！」

我反問他：「你是要說『退化』嗎？」

他繼續說道：「你這種慢性退化是蛀牙所導致的問題！」他講話的時候，四句話裡有三句是感嘆句，好像在唱音樂劇一樣。他繼續問：「你有做過根管治療嗎？」

我點了點頭。

「根管可能藏匿著可怕的細菌！做過根管治療的人當中，罹患心臟疾病的人出奇地多；就是因為身體一直承受輕度發炎的問題。不過……」，他傾下身子靠近我說道，「我知道怎麼幫助你，做臭氧療法就對了！」

他盯著我，等著看我的反應；但我一點反應也沒有——我都嚇呆了——於是他突然嚴肅起來對我說道：「而且！你得把所有做過根管治療的牙齒都拔掉重做。」

「真的嗎？」

「沒錯。」他向我保證道。「來，」他湊近電腦螢幕一邊說著，「給你看。有個人名叫韋斯頓·普萊斯（Weston Price），他發現大部分的疾病都是累積在根管裡的噁心細菌所導致……」

「我很確定後來有研究推翻了這項理論，」我忍不住打斷他說道。「他們檢查了透過現代治療方式做的根管治療，並沒有發現像你說的那樣多到嚇人的致病細菌。不是嗎？」

G醫師臉都紅了，手還指著螢幕裡韋斯頓·普萊斯的臉。

他繼續說道：「好吧，總之我自己做了以後覺得很好，我早就勸過我老婆了，但她就沒做，現在她身體就有很多毛病。」

無論科學研究最終對於臭氧和紫外線照光療法的效果有什麼評價，現在這段回憶最令我沮喪的一點在於，我根本不信任G醫師，但我還是接受了他的治療。他是我遇到的第一位徹底讓人懷疑是位江湖郎中的整合醫學醫師。奇怪的是，他異常堅持一定要我相信他；我感受得到他有多想成功說服我，當初我要醫生們認同我自以為找到的病因時，他們大概就是這種心情吧（我心底突然湧起一陣對那些醫生的同情）。G醫師說他是美國推廣這項治療方式的第一人，還說連德國國家醫療保健系統都支持使用這種療法，同時暗示了美國其他醫生的思想太過狹隘，或因為受制於製藥公司而無法廣泛使用這種療法。他說因為臭氧和紫外線不是藥物，所以沒有大型製藥公司願意為能夠證明此療法效力的研究背書；這聽起來好像很有道理，但德國的健康保險系統其實也跟美國一樣，不給付進行臭氧治療的費用。[221]

G醫師帶著我到治療室；這個療程會需要從我的身體抽出一百立方公分——也就是大約半杯——的血液，然後為血液照射紫外線；紫外線應該能夠殺死導致感染的細菌與病毒，同時也會增強免疫系統。紫外線療法通常會結合另一種療程一起進行，讓臭氧或過氧化氫（hydrogen peroxide）進入血液裡，也就是所謂的「氧化療法」（oxidative therapy）。「氧化劑」（oxidant）是產生能量的過程中所需的強大物質分子，據說可以幫助白血球對抗感染。G醫師還說，氧化劑也能對身體施以輕微壓力，能夠讓身體產生更多抗氧化劑（antioxidant）；在這樣的療程中會同時使用紫外光與臭氧。

就跟其他許多替代療法一樣，紫外光和臭氧療法背後也蘊含著相當吸引人的隱喻：找了那麼多專業人士看診、試過無數藥物與手術以後，才發現你所需要的一切，可能就只是讓一劑經過濃縮的陽光和新鮮氧氣進入血管，這想起來真是美好。而且我也知道，確實有其他類型的紫外線療法——例如以紫外線直接照射皮膚——對某些疾病有所幫助。

在那小得像個衣櫃的房間裡，G醫師讓我喝了些蘋果汁後，便開始幫我做靜脈注射，注射的管路直接連接到一台看起來像舊式IBM Selectric電動打字機的機器上；那機器是個巨大又醜陋的棕褐色扁平長方體，裡面有著錯綜複雜的許多管路。他拿起了靜脈注射管路並將其穿過機器，然後把針頭刺進我手肘的靜脈裡；沒多久，我的血液就盈滿了靜脈注射的管路。

「我會先打開紫外線照射血液，」他開口說道，「然後再注入氧氣，這樣你的血就會被紫外線淨化以後再充氧，幫助妳的身體對抗病毒。」

那台機器運作時發出了古老又怪異的嗡嗡聲；我的血液慢慢被抽取出來，經過紫外線照射並注入氧氣後變成了深紅色，一點一點蓄積在血袋裡。

G醫師說著：「哇，你的血真的很黑呢，這就代表妳生病了。」

他用冰冷的雙手抬起我的手臂，端詳我的手指以後，說我的指甲顏色蒼白。

「妳的腳會癢嗎？就是香港腳那一類的毛病？」

我搖搖頭，用盡全力想要忽略G醫師的存在；這時機器發出了咯噠聲。

他說：「嗯，好啦。我們可以開始把血輸回去了。」扳動了開關以後他動了動還插在我靜脈裡的注射針頭；亮紅色的血液又跑回了注射管路裡。我的血液因為臭氧而起了泡沫；這些血一進入我的身體，我就開始感到不舒服。

他搖了搖血袋，說道：「這樣就能去除血液裡的病毒了。」

我問他：「這種療法有經過同儕審查嗎？」

他看了我的臉一眼回應道：「妳會頭暈嗎？」我確實覺得有點想吐，大腦裡好像充滿了亂七八糟又參差不齊的灰色線條。「妳的皮膚正閃閃發光呢！喝了這個吧，妳的身體開始產生反應了。」我閉上雙眼，一把將他遞過來的蘋果汁揮開。

我聽見外頭的救護車警笛聲大作，機器在我身邊發出**嗶—嗶—嗶**的聲響，我還聽見飛機經過上空時引擎轟然作響的聲音。這時我睜開了眼睛。另一名患者推著自己的點滴經過大廳——那是個身材魁武、五十歲上下的男性，手臂上也插著靜脈注射的管子——他對我眨了眨眼。

他對我高聲示意道：「維他命點滴！」

經過G醫師的療程後已過了二十四小時，我感覺又更糟了；不過我每次剛做完任何治療幾乎都會有這種反應，熬過這段時間以後我就會覺得舒服一點了。這一次療程令我的精力恢復了大約三週的時間，思緒許久未啟動的角落開始運作了起來，大腦更是清晰了許多；但我確實也因為別無選擇而讓一個我不信任的人治療我，這件事仍然令我內心產生了一股酸澀與不快。後來有另一位整合醫學的護理師告訴我，她個人絕對不會嘗試臭氧療法，風險實在太高了。

到了二〇一四年一月底，我頭痛、腦霧、關節疼痛的症狀變得更嚴重了，腳上、手臂上都佈滿了小小的瘀青，而且還暈倒了好幾次；我感覺就像被黑暗的大海不斷拍擊而喘不過氣。我再也碰觸不到過去曾經存在的生之喜悅，就像被抓進罐子關著，再也無法接觸外界世界的螢火蟲一樣；當時我才三十七歲。

我深怕未來都得這樣活著了；假如我得付出再也無法感受歡愉或對任何事情都提不起興趣的代價才能恢復健康，那該怎麼辦？對生病之前的我來說，工作就是我的生命意義；我想要成為珍妮·奧菲爾（Jenny Offill）的小說《推測部》（*Dept. of Speculation*，中文書名暫譯）裡描述的那種「藝術怪物」[222]：一個沉迷於藝術而放棄現實傳統女性角色的女人。即便是生病了，我對於藝術的渴求仍絲毫不減，但我的大腦卻無法配合這份渴求，沒辦法幫助我創造、吸收藝術。

一直到現在，即便我病得很重，詩與藝術在我心中依然有一席之地。然而在那年二月，過去一直都能觸動我大腦邊緣系統*（limbic system）的詩，卻幾乎變成了來自另一個不可企及的世界的陌生訊息。某天早晨，我重讀了約翰·艾希伯里（John Ashbery）的詩作〈焉知非福〉（A Blessing in Disguise），這首詩總是令我想起人為了渴望而活的生命力：

我，也活在，我的靈魂裡。
我得高歌跳舞，以某種方式

來講述，在知曉我或許能吸引你以後。

我在絕望與疏離之中歌唱
為認識你的機會而唱，為我，也就是為你
而唱。你看，
你用某種方式讓我更接近光

也許，我不該期待，不該猜想
因為你老告訴我，我就是你，
確實沒錯……[223]

當時這些文字卻感覺距離我無比遙遠。

隔天我就開始刪除電腦裡的作品資料夾了；我也上網進入銀行戶頭，確認已標明了每一個戶頭的受益人。我坐在電腦前，瀏覽一個接著一個的資料夾，刪除那些不要的內容，然後走向放著日記的櫃子。我猶豫了一會兒，接著把那些日記本都堆在辦公室書架的某個角落，打算之後跟垃圾一起拿出去丟。要寫下那段時間的一切對我來說真的無比艱難，但要說我的病沒有令我走到這

＊譯註：為大腦當中主要產生情緒的區塊，包含了下視丘、海馬迴、杏仁核等部分。

一步，那也絕對不夠誠實——長達兩年半的時間，我每天都深陷於得了流行性感冒一般的感覺，又覺得沒人能看見我的痛苦——我不禁對於自己能否撐下去感到絕望。那幾個禮拜，我確實感受到許多慢性病患者在生病的過程中早晚都會遭遇到的那種憂鬱狀態（研究顯示，約有三分之一身患重病的病人會出現憂鬱症的症狀）。我不認為，而且也不想讓大家以為憂鬱是我的症狀或疾病的**根源**；現在回想，其實是我的病那**隱形**的特質令我如此痛苦，久而久之也耗盡了我的韌性，這是清楚明白得令人心痛的事實。我一直以來都是愛與人交流的類型，與他人產生深刻的連結能夠滋養我的內心；而且就像許多A型人格的人一樣，假如有醫生能夠告訴我該怎麼做、可能有什麼結果，或是能夠知道科學界正在認真研究我的疾病，我絕對願意傾盡全力撐下去，也能夠忍受巨大的痛苦。然而最令我受不了的是，根本沒人知道我病得有多重：這令我的所有苦痛都變得毫無意義。

最近我在iPhone裡發現了一篇我在生病期間寫到一半的故事，故事的開頭是這樣，「一醒來我就清楚知道，他們又消除我的記憶了。他們的臉若隱若現地一下靠近、一下遠離；我從他們的眼神裡什麼都看不出來。」從這幾句話其實就看得出來，當下的我距離能夠推動自己繼續尋找答案的希望有多遙遠。現在回頭看，故事裡那些消除我記憶且沒有名字的「他們」，其實就代表了我感覺自己因為疾病而隱形，就算承受痛苦也失去意義的感受。一個沒有記憶的人，生命也就失去了意義。

那段時間裡，真正知道我背負著多少痛苦的其實只有少數幾個朋友。人在沒有清楚明白的線索和證據時，真的很難體認到他人的苦痛；也正是因為這樣，大家通常很難接受隱形的疾病真實存在，而那些沒那麼嚴重的疾病卻反而能夠受到關注。

多年後我懷上了大兒子，卻對正在服用的藥物產生了嚴重的過敏反應，導致我從頭到腳的皮膚都乾燥脫屑又紅腫不已；所有看到的人都對我說：「你看起來超慘。」連醫生也忙不迭地趕緊想辦法為我緩解症狀。

有個人說：「你一定很不舒服。」

另一個人則感嘆道：「真可憐。」

然而那時候的皮疹雖然也很嚴重，但跟我過去病得最重的時候相比，真的不算什麼。問題是當初沒人看得見我的症狀；那時候我生的病雖然嚴重，但它卻是隱形的疾病。而正因為看不見，一切就都不一樣了——隱形的疾病使**我**的苦難也跟著被無視，這一點實在令我痛苦得要死。

我和剛生完孩子的朋友凱蒂在三月的某一天約了聚一聚；她坐在咖啡店裡那張取自當地教堂（那裡現在已蓋起了公寓）的窄長木椅上等我，外頭的天空散落著冰冷的雪花。裹著強褓的寶寶躺在她身側的嬰兒車裡安穩地睡著，那是難以在成年人身上看到的平靜氛圍。我們坐下來，聊起了她的寶寶、她在寫的小說、正歷經離婚的共同朋友。店裡的客人多了起來，室內變得舒適而溫暖，窗戶上也起了霧，暖黃色的燈光如蠶繭一樣緊緊包裹著我們。寶寶突然醒了過來，於是凱蒂把他從嬰兒車裡抱起來靠近自己，這時寶寶露出的笑容刺痛了我；我失去的不光是在生活裡狂歡的樂趣——大啖覆盆子塔與卡士達醬、忘我地健身鍛鍊肌肉、精力充沛地衝出門、為一場會議感到興奮不已——同時也失去了人生形而上的那些快樂。我真的很想成為母親，但我卻沒有孩子；

我曾經對寫作抱持著巨大的野心與渴望，如今卻只能希冀望身體的疼痛與腦子裡的濃霧有機會消退。從某種深沉的意義上來說，我的生命被中斷了，也失去了寶貴的時間——我度過的那些灰暗磨人的時光，失去了可能成為母親、以工作成就自我的機會——這一切都令我無比心痛。

凱蒂的笑聲把我從令人沉溺的思緒裡拉拔了出來；寶寶正對著她笑，發出了咿咿呀呀的聲音，他柔軟的頭髮散在臉側，皮膚散發著無瑕的光芒。

我突然好渴望生命，渴望已經許久沒感受到的生命力。我心想，**我真的好希望自己能好轉，不，不只是「好轉」而已；我想要擁有與疾病繼續共存下去的意志力。**

一陣希望突然湧上心頭；當下我就知道，我得更深入了解複雜難解的萊姆病，也得搞清楚科學界對於這種疾病已知與未知的一切，然而這幾乎可以說是不可能的任務。在我一位專事科學寫作的朋友推薦下，我終於約好了時間，準備到紐約上州（upstate New York）找專門研究萊姆病的內科醫生理查德・霍羅威茨（Richard Horowitz）看診。

那時我還不知道，光是探討未接受治療的萊姆病是否是我的病因這一點，就可能令我被貼上「萊姆瘋」（Lyme loonies）的標籤——指的就是那些認為自己因為過去曾被蜱蟲叮咬才導致身體長期不適的患者。二〇〇七年，美國國立衛生研究院負責監管萊姆病補助金計畫的官員，在一封電子郵件中用了這個詞稱呼那些患者[224]；儘管現在這種嘲諷之詞已經受到摒棄，但也不難看出當時的患者受到的質疑有多強烈——約翰霍普金斯萊姆病研究中心（Johns Hopkins Lyme Disease Research Center）的主任約翰・奧科特（John Aucott）醫師後來告訴我，萊姆病是「醫學界有史以來數一數二具爭議性的疾病」；而這正是我接下來即將面對的一切。

第十五章 萊姆病

我搭火車沿著深藍色的哈德遜河（Hudson River），一路前往紐約上州見霍羅威茨醫生。到了波啟普夕（Poughkeepsie），坐上計程車沒多久就抵達了霍羅威茨醫生的辦公室。那裡比我原本想像的還要安靜得多，一位坐在輪椅上的青少女和她媽媽坐在我附近，診所櫃檯後面的檔案櫃上貼了許多貼紙，上頭印的都是關於萊姆病的尖銳笑話，油氈地板上的磁磚排成了曼陀羅（mandala）的形狀。[225]

有著亮藍色眼眸的霍羅威茨是位佛教徒，周身充滿了熱切渴望的氣息，而多數病人都稱他為H醫師。他近期剛加入美國衛生及公共服務部（Department of Health and Human Services）蜱傳疾病工作小組（Tick-Borne Disease Working Group），這個組織在二〇一八年向美國國會提出一份報告，陳述萊姆病患者在診斷與治療上面臨的各種困境。

一見到霍羅威茨醫生，我就告訴他我其實不太確定自己到底有沒有萊姆病；我帶來了厚達十五、十六公分的諸多檢驗報告——許多醫生光是看到這些資料大概就會被嚇跑了。坐在他的辦公室裡，我滿心只覺得自己很蠢；我認為自己其實沒有罹患萊姆病，所以這大概會變成傻事一樁。但霍羅威茨卻仔仔細細地讀了我帶來的每一頁檢驗報告，還時不時問我問題、做筆記；過了大約一小時以後，他終於嘆了口氣、抬起頭。

「根據你的檢驗結果、症狀、多年來的各種身體表現，我強烈懷疑你確實得了萊姆病。」他說道。「看到這些了嗎？」他彎下腰細細端詳來自石溪大學（Stony Brook）實驗室的檢驗報告，說道：「這些數值範圍就是萊姆病的特徵。」

「可是每個實驗室的結果都不太一樣啊。」我反問道。

他又嘆了口氣以後說道：「我來解釋解釋關於萊姆病檢測的原理吧。」

前往H醫師辦公室的那天，我完全不知道接下來自己即將面對的是什麼。關於萊姆病的所有爭議與討論，最核心的問題就是，這種疾病缺乏完美的診斷結果。一般標準的萊姆病檢測分為兩個層次，雖然已盡可能減少假陽性的檢測結果，但其實既無法有效檢測出早期感染，也無法確知感染是否已經根治；會有這種現象，是因為沒有任何一種檢測方式能夠有效檢驗患者血液內是否存在會導致萊姆病的螺旋體（spirochete）。這些檢測檢驗的並不是螺旋體本身，而是人體在細菌出現時為抵禦外來物質而產生的抗體（也就是那些人體製造來對抗感染的微小蛋白質）。然而製造抗體需要時間，這也就表示我們很難單靠抗體，在感染初期檢測出感染現象（舉例來說，即便是身上有牛眼狀皮疹的患者，抗體檢測結果也可能為陰性）。抗體一旦被人體製造出來以後，會在體內留存多年，也因此導致現有的檢測難以判斷人體感染的狀況是否已經解決了，更不能清楚知曉是否再度遭逢新的感染源。更甚者，因為自體免疫現象以及病毒而產生的抗體很可能跟萊姆病抗體十分相似，亦導致現有的萊姆病檢測結果不夠值得信賴。

為了能夠更妥善、完整地解讀檢驗數值，某些醫生會選擇將患者的血液樣本送到多個不同實驗室進行檢測，也因此有時會得到互相矛盾的檢查結果。美國疾病管制與預防中心（CDC）根據多位專家於一九九四年提出的建議訂定標準，只有血液檢驗報告中出現特定的抗體組合，才能夠解讀為感染萊姆病；然而美國疾病管制與預防中心同時也建議，必要時醫生應運用其最佳判斷，參考患者的症狀與暴露在感染源之下的可能性，並佐以血液檢驗報告來做出臨床診斷。[226]

以我的案例而言，有兩項血液檢測在我體內驗出萊姆病特有的多種抗體，然而卻未檢驗到通常能夠表示已受到感染的短期抗體。

我在霍羅威茨診所的等候區候診時填寫了一份詳盡的問卷，這份問卷的目的是要區別萊姆病患者以及可能罹患了其他病症的患者（這份問卷已經過實證成為萊姆病的正式篩檢工具）。現在，H醫師要為我做身體檢查，並安排一系列檢測來排除進一步的甲狀腺問題、糖尿病，以及其他可能造成我症狀的病因。他提到，某些身上長期存在萊姆病症狀的患者可能有所謂「共同感染」（co-infection）的問題；也就是因為蜱蟲而受到第二或甚至第三次感染（例如感染巴爾通氏體〔bartonella〕）。此外，因為我有夜間盜汗以及總覺得吸進肺裡的氧氣不夠的症狀（這種症狀通常被稱為空氣飢渴〔air hunger〕），所以他認為我可能還共同感染了焦蟲（babesia）這種類似於瘧原蟲的蜱傳寄生蟲。出於好奇，我請教了H醫師，我一直以為萊姆病主要是關節炎類型的疾病，但我身上有許多神經及認知上的症狀；他則對我解釋，如今科學界已經發現萊姆病菌可能有多種菌株，也因此會造成不一樣的疾病。[227]

H醫師也提到那些因為感染萊姆病而病重的患者，他們身上可能同時存在不少健康問題，例如食物敏感、腸道菌叢失調、自體免疫疾病、暴露在有黴菌的環境下、基因問題、甲狀腺疾病以及例如自律神經失調等神經系統問題。

「最令人失笑的是，我認為你本質上其實是個身體強壯又健康的人，這也是為什麼你可以撐這麼久，」他繼續說道，「而現在你的身體需要幫助了。」

H醫師開了一個月份量的去氧羥四環素（doxycycline）給我，並且預先警告我一些可能出現的狀況；就跟我在網路上讀到的內容一樣，剛開始服用抗生素可能會讓我覺得比之前更不舒服，因為體內細菌在被抗生素殺死的同時會釋出毒素，因此而造成赫氏反應（Jarisch-Herxheimer reaction）——萊姆病患者通常稱其為「排毒反應」（herxing），這種現象會引起像得了流感一樣不舒服的感覺。不過他認為，過了一段時間應該就會感覺好多了；假如不是如此，那我們可能就用錯治療方式了。

那天晚餐的時候我向吉姆表示，雖然霍羅威茨醫師力勸我使用抗生素，但我還是不太確定到底該不該這麼做；畢竟我沒有自己確實感染萊姆病的鐵證，而且也知道抗生素對體內微生物群落的傷害有多大。吉姆不可置信地問道：「那又怎麼樣，都到這個地步了妳還怕失去什麼？妳病得這麼重、受了這麼多苦、試了這麼多方法。」

現在我確實能夠理解吉姆的不可置信；回想那個當下，我懂那份猶豫在他看來有多不可思議——我嘗試了那麼多稀奇古怪的療法，也心甘情願把握任何一絲看起來微乎其微的可能性，而如今終於得到了線索，又為什麼要拒絕嘗試抗生素——一種現代醫學的基本藥物，而且又是一種我以前就服用過那麼多次的藥物。究竟為什麼不呢？其一是因為我後來接受的概念：我認為小時候接受了多次不必要的抗生素療程，可能就是自體免疫疾病的肇因之一；其二是因為我失去了希望：我直到現在才終於明白，在那個當下，展開一趟新的旅程、走上一條新的道路，於我而言已經是力有未逮的事了。

吉姆急切地勸我：「試試看就對了。抗生素總不可能讓妳的狀況比現在還糟到哪裡去吧。」於是我倒了杯水，吞下了療程的第一顆抗生素。

一九七〇年代中期，萊姆病開始出現在康乃狄克州；時至今日，它已成為一種不斷擴大的重大健康威脅，傳染範圍也大肆擴展出原本的東岸地區。從一九九二年至二〇一七年，經上報的感染病例增長了近五倍之多[228]；經美國疾病管制與預防中心估計，每年感染的病例已增加至超過三十萬例。卡瑞生態系統研究所（Cary Institute of Ecosystem Studies）的疾病生態學家李察・奧斯費爾德（Richard Ostfeld）表示：「無庸置疑，萊姆病越來越普遍了。」美國疾病管制與預防中心則把焦蟲（也就是霍羅威茨認為造成我共同感染的感染源）列為威脅美國全國用血資源的重大問題。[229]我在麻省總醫院（Massachusetts General Hospital）的一次會議上，看到了一張以縮時方式呈現的流行病學地圖，地圖上呈現了自一九七六年以來，萊姆病從長島、康乃狄克沿海地區、瑪莎葡萄園島（Martha's Vineyard）朝西、北、南三個方向穩定地擴散開來的狀況，一直蔓延到整個東北方沿岸都被染上了代表感染病例的緋紅色。萊姆病與其他蜱傳疾病目前盛行於加州北部、明尼蘇達州（Minnesota）、威斯康辛州（Wisconsin）以及南方州份如維吉尼亞州（Virginia）[230]；

然而在美國各州以及歐洲多個地區也都有萊姆病的病例出現。現在不僅是在緬因州（Maine）沿岸地區的公園裡，甚至連到了巴黎都能在公園綠地裡看到如同惡兆一般的警告標語，告知遊客此處可能有會導致萊姆病的蜱蟲存在。美國東岸的許多家長一到夏天就會把孩子從頭到腳徹底包緊緊——不管天氣有多熱都一樣——只要是去樹林健行或是到綠地遊玩，都得這樣保護孩子。

到了現在，幾乎所有人身邊都有那麼幾個確診萊姆病的人，大多數人也都知道感染萊姆病的一大指標就是皮疹（這種皮疹雖然被稱為牛眼狀皮疹，但許多人的皮疹其實是實心的皮膚病變斑塊），而且也知道要立刻請醫生開立抗生素治療。感染了萊姆病，如果有迅速獲得正確診斷與治療，那確實就沒事了；但許多美國人都聽過這種傳言：有些人就算進行了抗生素療程還是沒有好轉，或是有些人因為身上沒出現皮疹而延誤診斷，身體也已受到損害。另外也有許多人在發現受鹿蜱叮咬後就醫，卻遇到某些醫生因為擔心誤診或濫用抗生素，而不太願意開藥來治療可能感染萊姆病的患者。

這種長久存在的公共衛生問題引起的不安與困惑實在有相當大的影響力，相應產生的負面後果也不可小覷；曾在哥倫比亞大學擔任流行病學家，如今在史提芬與雅莉珊卓拉．柯恩基金會（Steven & Alexandra Cohen Foundation）負責管理柯恩萊姆病與蜱傳疾病防治行動（Cohen Lyme and Tickborne Disease Initiative）的班奈特．年瑟（Bennett Nemser）向我強調，如今萊姆病已經幾乎成為——除了COVID-19疫情以外——「美國人正常生活的空前威脅。真的，無論其年齡、性別、政治立場、經濟能力，只要你會碰到草地、接觸到蜱蟲，都有機會感染。」

即便氣候變遷與土地利用的改變導致萊姆病與其他蜱傳疾病感染率急遽上升，美國的醫療機構依然對於萊姆病的診斷標準以及其是否為慢性病（假如是的話，又為什麼是？）的議題爭論不休。同時，這些議題陷入僵局也拖慢了相關研究的腳步；釐清狡猾的細菌以及共同感染現象如何影響人體的研究進程因此停滯不前。萊姆病已成為公共衛生領域注目的焦點長達四十年時間，如今卻依然沒有可靠的檢測方式，也沒有能夠預防感染的疫苗[231]（瓦爾內瓦〔Valneva〕和輝瑞〔Pfizer〕正在研發一款疫苗，希望能於二〇二五年問世），並且依然是令醫病關係緊張、使研究人員之間針鋒相對的一種疾病。得到我那沒有定論的診斷結果後，我很清楚自己不該妄想能夠在彈指之間立刻痊癒；然而我沒有預料到的是，之後遇到的不確定性竟如此極端、脫離掌控。

自康乃狄克州萊姆地區的眾多孩童身上都出現類風濕性關節炎的症狀以後，萊姆病才逐漸走進大眾視野。來自耶魯大學的年輕風濕病學家艾倫・史蒂爾（Allen Steere）進入波士頓麻省總醫院進行研究，研究對象便是這些孩童。一九七六年，史蒂爾以這種神祕疾病的發源地為其命名，同時完整詳列出其主要症狀：牛眼狀皮疹、發燒與疼痛、貝爾氏麻痹（Bell’s palsy）（也就是顏面部分麻痺的症狀）以及其他多種神經問題，還有例如膝蓋腫脹等風濕病徵。進行了大量研究以後，史蒂爾發現老鼠和鹿（以及其他哺乳類動物）身上的黑腿蜱蟲（black-legged ticks）或許就是帶有病原體而導致疾病爆發的元兇。[232]時至一九八一年，醫用昆蟲學家韋利・伯格多弗（Willy Burgdorfer）終於找出了引發萊姆病的病菌，這種細菌便以伯格多弗的名字命名為：伯氏疏螺旋體（*Borrelia burgdorferi*）。

伯氏疏螺旋體是一種螺旋狀細菌（所以才被稱為螺旋體），能夠深深鑽入宿主的身體組織內且同時造成損傷；他們經觀察後發現（至少在實驗室的環境下是如此），伯氏疏螺旋體能夠任意從螺旋狀轉變為一坨像囊腫的型態，再變化為黏稠的生物膜形式。也因為伯氏疏螺旋體有這種改變型態的能力，科學家便稱其為「躲避免疫高手」[233]（immune evader）——一旦進入人類的血液循環當中，便會改變其外層型態以躲避人體免疫反應，同時快速從血液進入人體組織，導致我們難以在初期檢測出感染（要在血液及其他體液中找到伯氏疏螺旋體十分困難，所以要培養這種細菌也相當不容易，然而細菌培養卻是用來判斷患者是否真的遭受細菌感染的方式）。要是感染了伯氏疏螺旋體卻未接受治療，伯氏疏螺旋體可能就會一路進入關節液、脊髓，甚至是跑到大腦及心臟裡，也就有機會造成心臟炎（carditis）而致死。[234]

到了一九九〇年代中期，因為罹患萊姆病會出現顯眼的皮疹以及類似於流行性感冒的症狀，醫界主流便開始產生共識，認為萊姆病是種相對容易診斷、治療的病症；就西方醫學系統整體而言，感染性疾病確實是他們擅長處理的明確疾病。有證據顯示，既定的治療方式——幾週的口服抗生素（通常是去氧羥四環素）——便能治療大部分初期就診斷出的病例；至於那些晚期萊姆病的患者（也就是感染許久未受治療，以及細菌已擴散至全身的病例）則可能需要長達一個月的抗生素靜脈注射治療。這些治療方案皆由美國感染症醫學會（the Infectious Diseases Society of America〔IDSA〕）經評估制定而成，也成為二〇〇六年起至近期，美國感染症醫學會治療指引的內容基礎。直到二〇一九年六月底，這份治療指引才又有了修訂版本；除卻其他許多修訂內容外，也將初期萊姆病患者的治療方案縮短為十天的去氧羥四環素療程。[235]

不過當時的狀況又更加混亂複雜。在產生萊姆病症狀且後續經檢測為陽性的患者當中，有相當大的比例並未出現皮疹；其他患者則是出現了許多典型症狀，但萊姆病的檢驗結果卻為陰性（不過這些患者依然接受了抗生素治療）。還有另一部分的患者相當迅速且明確地被診斷為萊姆病，但在接受了制式化的去氧羥四環素治療卻沒有好轉。也因為這幾種類型的病患都無法徹底痊癒，他們開始把自己的病症稱為「慢性萊姆病」，並且相信在某些層面上，伯氏疏螺旋體依然潛伏在自己體內深處。

這些患者因為醫療系統幫不上自己的忙而倍感挫折，也因此形成一股積極的力量，認為某些萊姆病患者比醫療機構一般所認知的更加難以治療。[236]萊姆病盛行地區的家醫科醫師便面臨了許多患者持續身體不適的窘境，也因此著手嘗試其他治療方案，其中就包括了長期口服及靜脈注射抗生素的療法，治療時間可長達數月甚至數年。這些醫師也開始專注於檢測患者體內是否存在其他蜱傳的共同感染，而在部分病情最嚴重的患者身上也確實檢驗出了其他感染源，因此醫師們便輪流使用多種藥物，希望能夠找到更有效的治療方案；然而雖然部分患者對於新的治療方式產生了良好反應，有些患者則不然。一九九九年，這些進一步探究如何治療萊姆病的醫生，集結起來組成了國際萊姆病與相關疾病協會（International Lyme and Associated Diseases Society〔ILADS〕）；他們強調萊姆病檢測的問題所在，也引用了初步研究結果表示，罹患萊姆病的動物及人類在經過治療後體內依然可能存在致病細菌，並因此提出了全新的萊姆病照護標準，以替代過去的那一套。在該標準下，萊姆病的定義更為廣泛、得以容納更多元的治療方式，同時也肯定感染萊姆病可能導致患者身體不適長達數年的說法。[237]

但一些知名萊姆病研究學者對感染源可以在抗生素療程後的持續存在說法表示懷疑。他們認為，許多所謂慢性萊姆病的患者體內早已沒有感染源了，卻依然在接受治療；也有許多從未罹患萊姆病的患者，因為由其他疾病引起的症狀被診斷為萊姆病。就美國感染症醫學會的觀點而言，慢性萊姆病是一種偽科學診斷[238]——一種意識形態而非生物學上的真實現象，也沒有醫學證據能夠支持診斷結果；美國感染症醫學會認為，在這種意識形態的影響下，輕信於慢性萊姆病這個診斷結果的患者便會接受不負責任的醫生為他們進行不必要的抗生素靜脈注射治療，這種現象十分危險（某位三十幾歲的萊姆病患者因為與靜脈注射相關的感染問題而死亡，其案例也強化了美國感染症醫學會的觀點）。[239]而為了證明身上還存有許多長期症狀的患者會身體不適並非由細菌引起，美國感染症醫學會還引用了許多研究來證明，長期抗生素治療對於這些症狀無非只有安慰劑的效果而已。

因此，許多醫生並未在那些承受長期症狀的患者身上投注心力，而是反過來質疑他們的說詞；美國感染症醫學會透過某些研究數據強調，常被提及的慢性萊姆病症狀——持續疲勞、腦霧、關節疼痛——在萊姆病患者身上出現的頻率並不比一般大眾還要來得高；至於在媒體上，屬於美國感染症醫學會陣營的專家學者則不斷暗示，相信自己因為萊姆病而身體不適長達數年的患者，其實都是受騙上當或心理疾病所導致。[240]

哥倫比亞大學厄文醫學中心（Columbia University Irving Medical Center）的萊姆病與蜱傳疾病研究中心（Lyme and Tick-Borne Diseases Research Center）主任布萊恩．法隆（Brian Fallon）就對我表示，這種對立的情況「甚囂塵上，而且整體氛圍對患者十分不友善」；不僅使患者與專家的關係日益緊張，連負責臨床看診的家庭醫師與專職學術研究的醫師之間，彼此抱持的敵意也與日俱增。二〇〇六年，美國感染症醫學會給患者與醫師的指引裡就加入了一項警語——「許多患者身上的治療後症狀其實是來自於日常生活的疼痛與不適，而不是因為萊姆病或蜱傳共同感染所造成」。[241]

這段文字所傳達的訊息與許多人的親身體驗背道而馳。法隆說：「提出這種說法的研究學者等於就是在說：『你的症狀跟萊姆病一點關係也沒有，你得的是慢性疲勞症候群或纖維肌痛症候群，也可能是憂鬱症。』然而這套說法對於真正在面對症狀的患者來說根本不合理，畢竟他們在罹患萊姆病以前身體一直都好端端的，是在感染了之後才開始不斷生病。」

除此之外，醫療機構與患者間的對立態度也拖慢了針對慢性症狀的研究腳步，辜負了整整一個世代的患者。

找霍羅威茨醫生看完診的隔天早上，我繼續服用去氧羥四環素和據稱能夠幫助抗生素進入細胞的必賴克廔*（Plaquenil）；當天晚餐是我第三次服用這個組合的藥物。我上床睡覺，醒來的時候卻覺得彷彿置身於地獄——喉嚨很痛，腦袋一片昏沉，脖子就像燒得火紅的鋼筋一樣又燙又僵硬。我感到非常噁心。

在那之後又過了兩天，我和吉姆出門吃午餐；我依然暈眩又昏沉，身體也還是很不舒服。那天是個灰濛濛的陰天，雲層很低，走在回家的路上我突然覺得手臂被雨滴滴到，於是跟吉姆說我們得趕快回家。

他問：「為什麼？」

「因為下雨了啊！」

他說：「沒下雨啊，只是雲很多而已。」我舉起手想讓他看看手上的雨滴，這才發現我的手臂上起了不少雞皮疙瘩，但真的沒下雨。走回家的路上，我依然感覺有冰冷的雨水不斷流淌過身體，皮膚像正在被一股怪異又猛烈的水清洗一樣不安地蠕動著。

即便如此，在那之後幾天，我依然拋開了對於治療前景的氣餒，滿心為即將飛去芝加哥參加會議而興奮不已。我繼續服用了三週H醫師開給我的藥物與營養補充品，但同時也因為服用了去氧羥四環素而開始對陽光過敏。在春天即將結束的某個陰天早晨，我拿著咖啡杯和凱蒂出門散步，忘了幫右手擦防曬乳；一回到家，我右手的皮膚就變得觸手生疼，過了幾天還演變成二度灼傷，在起水泡以後形成了傷口。

接受抗生素治療的一個月後，我搭火車重新回到H醫師的辦公室看診，這次一樣在看診前填了問卷；我為近期症狀的嚴重程度評分為比上個月輕了一些，但整體分數依然落在狀況嚴重的區間。H醫師改變了我的抗生素治療方案，而因為擔心我持續夜間盜汗和空氣飢渴的狀況，他還加入了抗瘧疾藥物美普隆（Mepron）。

因為我依然有暈眩症狀，他決定測試看看我是否患有姿勢性心搏過速症候群[242]（postural

＊譯註：即俗稱為奎寧或瘧疾藥的風濕病常用藥物。

orthostatic tachycardia syndrome〔POTS〕），他的許多患者都有這種問題。姿勢性心搏過速症候群是自律神經失調的一種（正如我們先前所提到，「自律神經失調」是一個概括性詞彙，底下還包含了各式各樣的病症，其中有許多病症的原因目前尚且不明）。以一般姿勢性心搏過速症候群的病徵來說，患者的自律神經系統難以在患者勞動、改變姿勢、歷經溫度變化時妥善調節心臟的相應反應，導致人體進入本不該出現的戰或逃反應狀態；有些患者的自律神經系統會因此無法妥善調節血壓或無法收縮血管以將血液送至大腦，導致血液聚積在腿部以及身體末梢，心臟這時就得跳得更快來補償血液的不足，身體同時也釋出大量腎上腺素來嘗試導正此一狀況，卻於事無補。就是因為這樣，患者才會出現綜合了疲勞、頭痛、消化問題、心悸以及如腦霧等認知問題的症狀（COVID-19似乎引起許多患者出現姿勢性心搏過速症候群或類似病症，因此有越來越多人知道這種疾病）。[243]

鑑於我會時不時暈厥的症狀，H醫師打算為我做主動站立測試（active stand test），以判斷我是否罹患姿勢性心搏過速症候群。他首先會在我坐著時為我建立坐姿正常心律，再請我保持站立，並間隔固定時間為我測量心率與血壓；假如我的心跳隨著時間推移加快（具體來說，是心跳每分鐘加快三十下以上），而血壓卻維持同樣水平，那可能就表示我有姿勢性心搏過速症候群——神經系統無法順利將血液輸送到腦袋，很大概率就是我疲勞與暈眩的主因。

我坐在診療檯上握緊雙拳，護理師把血壓計的壓脈帶套上我的手臂，叫我放輕鬆；經過測量，我的靜止心率為六十三下，收縮壓為九十、舒張壓為六十。接著我站了起來，護理師再次測量心率與血壓。隨著時間一點一點過去，護理師持續間隔固定時間測量各項數值，而我也因為越來越不舒服而開始不斷改變身體重心；護理師出聲提醒我：「別動。」站立了十分鐘後，我的心率攀升到了九十四，血壓則不變。H醫師回到診間，看著我的檢查結果表示，我很可能罹患了姿勢性心搏過速症候群，因此他建議我多喝水、補充鹽分、穿壓力襪（compression stockings）——這些方式都能幫助我體內的血液輸送，避免血液積聚在足部與身體末稍。醫師也向我解釋，姿勢性心搏過速症候群通常無法痊癒，但以上幾種方式或許能夠減緩症狀，進而顯著提升生活品質，他說：「我們先看看這些方法能夠帶給你多少幫助，再考慮服用藥物的選項吧。」

於是我帶著恍惚的心情離開了H醫師的辦公室：多年來，我面對這麼多症狀卻找不到答案，如今突然有人給了我詳盡的解釋——還有認同，我終於能肯定自己身體裡**真的**有好幾個不同系統出了問題，這一切真的不是我的想像。那天晚上我把醫生給我的診斷結果告訴一位朋友，她說：「你一定很震驚吧！」；我確實很震驚——但就算只是知道了我的問題確實存在、知道了疾病的名稱，依然令我釋然不少。

與此同時，我也才開始明白，在我身上發生的一切不會是只有**一種**解釋、**一張**標籤、**一項**診斷就可以定義——我已了然於心，面對不確定性就是我的命運。生病的這幾年教會了我，每一種診斷——橋本氏甲狀腺炎、子宮內膜異位症、萊姆病、姿勢性心搏過速症候群，還有後來的先天結締組織異常——都有其背後各自的一系列症狀。雖然現在獲得的診斷依然無法帶我真正看見這趟探索旅程的終點，但絕對是重要線索之一，我也很高興終於為那一系列看似無關的神祕問題找到合理的解釋。

後來我在旅館房間裡昏倒，因為一頭撞上浴缸而嚴重腦震盪；西奈山醫院（the Mount Sinai

Hospital）的心臟科醫師艾米．康托羅維奇（Amy Kontorovich）為我做了姿勢性心搏過速症候群的症狀評估，結果又有了意外發現。靜止站立了一段時間後，我的心跳每分鐘加快超過四十下。她說：「妳絕對有姿勢性心搏過速症候群，這也是為什麼妳會頭暈、昏倒。我猜姿勢性心搏過速症候群也是你其他症狀的主要肇因。」她的語氣很和善，不過也表示很驚訝我竟然過了這麼久才得到正式診斷，畢竟這種病症已經有可以科學測量的指標來判斷。康托羅維奇同時也診斷出我有關節活動度過大型先天結締組織異常的基因遺傳疾病，她說這種疾病會造成結締組織損傷，所以患者通常也會有姿勢性心搏過速症候群、疲勞、慢性疼痛的問題——這下或許終於解釋得通我身上那些揮之不去的症狀了。

二〇一四年六月，我開始服用新的抗生素以及美普隆，同時也為了姿勢性心搏過速症候群的問題多加補充鹽分，病情卻沒有進展。我飛到巴黎教授紐約大學夏季寫作課程，剛抵達巴黎的頭兩天，我幾乎根本沒辦法好好走在街上；劇烈的電擊感彷彿撕裂了我的肌膚，身上各處紛紛出現的灼痛與麻痺感則一路往脖子蔓延，使我全身搖搖晃晃地不斷發抖。藥物帶來的這些反應持續了五天，這段時間裡我內心的恐慌感與疼痛不斷交織；我要怎麼知道這是身體在排毒——表示藥物正在殺死細菌與寄生蟲的正向反應——還是疾病本身造成的症狀？又或者其實是我服用了好幾週的抗生素與抗瘧疾藥物導致了這些嚴重的身體反應？

一位為我感到擔憂的同事忍不住問道：「我知道妳在做妳覺得對的事，但妳這樣不是病得更重了嗎？」

到了第六天，我坐在租屋處的沙發上，感受極端劇烈的電擊感在我的前臂、大腿、小腿不斷流竄；我抬頭看著高處敞開的窗，陽光從那兒透了進來。我突然意識到，跳下去就能解脫了。

隔天早上，我在同樣明亮的陽光沐浴之下醒來，身體感覺起來竟然是多年來前所未見的好。這種充滿精力的感覺令我震驚，於是我決定出門跑步；當然，我並不是立刻開始在人行道上狂奔，但四十分鐘以後，我發現事隔多年自己終於又能一口氣跑完將近五公里的距離。一週一週過去，我的身體狀況也越來越好；夜間盜汗的問題消失了、空氣飢渴的症狀亦不復存，我整個人精力充沛。

在我開始進行抗生素治療時，部分萊姆病患者會產生慢性症狀這件事已漸漸不再被視為患者的想像了（到了現在這個COVID-19的時代，感染可能導致患者身體不適長達數月的概念，似乎也已經沒那麼奇怪了）。約翰霍普金斯醫院的奧科特進行了一項經過縝密設計的縱貫性研究*（longitudinal study）發現，即便是經過理想治療的患者——也就是那些出現了典型皮疹並接受醫生建議使用抗生素治療的患者——其中依然大約有百分之十的人產生持續性腦霧、關節疼痛等相關問題；還有其他研究指出，這些症狀會在將近百分之二十的患者身上出現。這種疾病如今被命名為「治療後萊姆病症候群」，並受到美國疾病管制與預防中心的認可；然而即便如此，這種疾病依然受到強烈質疑，某些該領域的權威人士——以及美國感染症醫學會本身——仍然拒絕承認

---

*譯註：為一種研究設計，即為在短期或長期時間內對相同變量的重複觀察。

治療後萊姆病症候群是一種正式疾病診斷（即便有這麼多人提出了這種問題的存在，他們依然拒絕承認，我實在不懂為什麼；目前看來，治療後萊姆病症候群顯然——無論背後成因到底為何——是真實存在的疾病）。造成萊姆病長期症狀最至關重要的肇因究竟為何，我們依然沒有解答，而這也許就是因為關於這種疾病到底是否為慢性疾病、又為何屬於慢性疾病的爭議始終僵持不下所致。正如美國疾病管制與預防中心的蟲媒傳染病部門政策部副主任蘇．維瑟（Sue Visser）所坦言，「許多人會感到沮喪也很合理，畢竟都過了幾十年，我們依然沒有為患者找到解答。」[244]

幾十年來，投入萊姆病研究的國家資金實在相當少[245]；但最近開始有許多私人基金會資助一系列全新研究，其中就包括史提芬與雅莉珊卓拉．柯恩基金會、全球萊姆病聯盟（the Global Lyme Alliance）以及灣區萊姆病基金會（the Bay Area Lyme Foundation）。這些機構開始致力於研究：為何只有部分萊姆病患者會出現長期症狀？伯氏疏螺旋體是否還有哪些未知的行為模式，可能幫助我們了解不同患者對其反應的差異？

結果發現，治療後萊姆病症候群（或稱慢性萊姆病）又將我們帶回了那一套土壤與種子的理論。儘管萊姆病的慢性症狀確實是感染所造成，但伯氏疏螺旋體似乎會使部分患者比其他人症狀更為嚴重，其背後的原因科學家完全尚未了解。也因為如此，萊姆病和其他明確的感染性疾病便有所不同：過去我們所熟知的那一套「接觸細菌、感染疾病、用藥治療」的方式並不適用於萊姆病；反之，蜱傳疾病很可能——也或許就像COVID-19一樣——會使每個個體產生差異極大的各種免疫反應。

在我和柯恩基金會的班奈特．年瑟對談的過程中，他詳盡列出了幾個他們正在探索的理論，其複雜程度令我驚嘆。身患長期症狀的患者可能仍然正在感染萊姆病的致病細菌，體內也可能持續存在其他蜱傳疾病的感染源但從沒被診斷出來；或是原來的感染可能影響了全身系統，導致患者反覆出現神經痛及慢性發炎等症狀；又或者患者可能因為感染萊姆病而引發自體免疫反應；還有最後一種可能性——患者的問題或許多多少少綜合了以上三者，且在研究人員尚未辨明的其他因素刺激下變得更為複雜。

無論如何，新的研究都顯示，罹患萊姆病卻遲遲未好轉的患者身上，存在著感染與免疫系統之間錯綜複雜的交互作用，而我們如今也在長新冠症候群患者身上發現了這種現象。約翰．奧科特表示，人體面對萊姆病感染的免疫反應「千變萬化」；舉例來說，某些研究就顯示，許多慢性症狀其實是萊姆病造成免疫反應過度活躍所造成的結果。然而一直到最近，奧科特與史丹佛大學的科學家攜手合作的另一項研究則發現，病情長期發展為治療後萊姆病症候群的患者，其體內的萊姆病致病菌會抑制其免疫反應（細菌也因此更可能持續存在）。[246]就此角度而言，研究萊姆病的科學家其實也站上了面對科學新知的最前線，對於感染——或是連續感染導致人體衰弱的現象——會如何引發慢性發炎疾病，甚至有可能引發神經系統失衡而導致自律神經失調的現象帶來了全新發現。

同時也有越來越多的證據指出，許多哺乳類動物體內的萊姆病致病菌在經過抗生素治療後依然能夠存續。二〇一二年，杜蘭國家靈長類動物研究中心（Tulane National Primate Research Center）的微生物學家莫尼卡．恩貝爾斯（Monica Embers）引領的團隊發現，伯氏疏螺旋體能夠完好無缺地在經過治療的獼猴體內存在數月之久。恩貝爾斯同時也提出，獼猴個體對於感染產生的免疫反應各自有所不同，這或許就解釋了為何某些個體體內依然存在活躍的細菌：牠們的免疫系統無法徹底消滅病原體。[247]然而因為這項研究無法證明動物體內的細菌依然保有生物活性，便招來了許多美國感染症醫學會人士的批評；後來，恩貝爾斯與其團隊設法在接受了一次去氧羥四環素療程的老鼠體內培養出了伯氏疏螺旋體，證明某些動物體內的伯氏疏螺旋體在經過藥物治療後，依然可能保有活性。

之後的二〇二一年五月，恩貝爾斯與布萊恩・法隆在醫學期刊《醫學前沿》（*Frontiers in Medicine*）發表了令人咋舌的解剖研究結果；他們在一位生前有嚴重神經認知問題的六十九歲老年婦女的大腦及中樞神經系統當中，找到了完好的伯氏疏螺旋體。[248]這名婦女在十五年前就被診斷出萊姆病，並且也使用抗生素進行了積極治療；就美國感染症醫學會支持的觀點而言，抗生素應該會消滅掉所有細菌才對，然而從這名婦女的解剖結果來看卻不是如此。

但細菌究竟是如何撐過抗生素的全面撲殺呢？除了抑制免疫系統以外，伯氏疏螺旋體顯然也能夠以「頑固性細菌」（persister bacteria）（這名稱確實有點令人困惑）的型態存在，就像從那些難以治療的葡萄球菌感染病灶找到的病原體一樣；這種現象顛覆了我們長久以來對萊姆病的認知。約翰霍普金斯彭博公共衛生學院（Johns Hopkins Bloomberg School of Public Health）的張穎以及東北大學（Northeastern University）的金・路易斯（Kim Lewis）等學者提出，這些頑固型細菌會在感染萊姆病的患者體內進入休眠狀態，因此能夠在抗生素治療的包圍與致命攻擊當中存活下來。這也很合理：去氧羥四環素作用的機制是抑制細菌複製的能力而非直接殺死病菌——其只對具分裂活性的細菌有用，對休眠狀態的病菌則束手無策；之後必須仰賴健康的免疫系統來消滅剩餘伯氏疏螺旋體——我是一直到與張穎對談才明白了這一切。他的研究發現讓我們了解為何部分萊姆病患者可以徹底康復，卻又有某些人無法徹底清除體內的病菌。

真正的重大發現還在後頭，張穎的團隊以三種抗生素組合而成的混合藥物治療實驗用鼠，其中一種就是用來對付頑固型葡萄球菌感染的藥物——結果實驗用鼠體內感染的伯氏疏螺旋體真的被徹底消除了。張穎說：「現在我們不僅有了合理的解釋，也為身患慢性萊姆病症狀且用了一般單一種抗生素治療方式卻無效的患者，找出可能有效的治療方案。」[249]

當然了，萊姆病患者體內即便還有具活性的病菌，也不代表他們就一定會出現症狀。約翰霍普金斯醫學院感染科主任兼美國感染症醫學會前主席的保羅・奧瓦特（Paul Auwaerter）指出，造成萊姆病的病菌可能會在人體內留下DNA碎片，導致人體持續產生「輕度發炎反應」。二〇一九年，路易斯告訴我，就他的觀點而言——「病原體是否持續存在且慢慢傷害人體，還是在破壞了免疫系統以後便從人體中消失」——這個問題依然沒有定論；他繼續表示：「但我很有信心，我們一定能為治療後萊姆病症候群的患者找到治療方法。」

生機盎然的三月某一天，我造訪了艾倫・史蒂爾在麻省總醫院主持的研究工作實驗室；他就是發現萊姆病並且建立其檢測方式的那位風濕病學家。史蒂爾身材瘦削、滿頭灰髮，而且有著熱切的眼神。在許多慢性萊姆病患者的眼中，史蒂爾正是展現了現代醫療系統面對萊姆病患處境的漠然態度的代表人物，因為他認為許多所謂的慢性萊姆病患者其實是受到了誤診，很可能根本從一開始就沒有罹患萊姆病；也因為這樣，他曾在會議上遭到大力斥責，也曾受到自稱記者的人伏擊訪問。儘管如此，許多科學家雖然不同意史蒂爾，但也不能否認他對萊姆病研究投注的大量心力，因此仍推薦我去訪問他；我也很希望能夠聽聽他對於萊姆病的見解，以及他針對慢性萊姆病是否存在等議題的意見。

史蒂爾用彷彿在引導孩童的平靜語氣向我強調，醫學是門使人謙卑的學問，而萊姆病則是種非常複雜的疾病。他首先重申，許多萊姆病患者其實不需要使用抗生素就可以自行痊癒，接著謹慎地描述起這種源自美國，若不治療將按以下階段逐步發展的疾病：起初是起疹子與發燒，然後開始出現神經症狀，最終則導致炎症性關節炎；這種關節炎症狀即便是接受了抗生素治療，仍可能持續數月甚至數年的時間。但他依然堅信，這些病徵並非是病菌持續留存於體內所引起。他研究了那些出現長期關節炎症狀的患者，發現其中一項肇因是這些患者對於長期發炎反應有基因易感受性；也因為這項發現，才產生了能夠有效治療萊姆病所導致的慢性關節炎的「疾病調節抗風濕因子」（disease modifying anti-rheumatic agents）。這項研究相當具代表意義，顯示感染與基因之間的某種交互作用會導致人體產生長期炎症的疾病。

在我稍稍向他透露了親身經歷後，他展露出了關切的態度，但仍然堅定表示，就他的觀點來看，晚期萊姆病（也就是我獲得的診斷）通常不會造成太多全身性症狀（例如我所經歷的疲勞以及腦霧症狀）；他說：「我希望你能跳脫認為自己罹患了萊姆病的思考模式。現在看來，抗生素治療對你來說顯然很有效，但我並不認為你的症狀是因為感染了螺旋體。當然了，這世界上還有其他感染源存在。」他繼續說道，同時提及其中有些感染源會引發複雜的免疫反應。

我帶著驚惶的心情離開了史蒂爾的辦公室，不由得心想，要是我在二〇一四年遇到的是抱持這種觀點的醫生，我可能永遠也不會開始使用去氧羥四環素，也就沒辦法像現在這樣好起來了。不過經過這次對談，我也開放心胸，願意接受我的病或許不真的是萊姆病，而是其他抗生素正好對症的病原體所造成的疾病。

當天晚上，我在飯店房間裡蜷縮著身子，抱著電腦讀一九七六年《紐約時報》上所刊載關於發現萊姆病的文章；我讀到了不少令我吃驚的內容，其中之一就是當時史蒂爾認為萊姆病很可能並不是細菌感染導致的疾病（然而事實上就是），因為他所觀察到的微生物表現不像細菌：「那些會導致關節炎的細菌感染會使關節產生永久損傷，而我們可以輕易地在患者的關節液當中觀察到細菌，也很容易就能在試管中培養出這些病菌。然而我們卻無法從患者身體的體液及組織培養出這種微生物。」因此史蒂爾轉向了另一種新的可能性；他向《紐約時報》表示：「這種疾病很有可能是病毒所導致。[250]即便我們還找不到，也並不代表這些病毒不存在。我們會持續努力尋找。」後來我寫信問他，一九七〇年代的他是不是被萊姆病擺了一道，他則向我強調，他和其他研究學者短短幾年間就對這種在當時仍是全新病症的感染病有了深入的了解；同時也提醒我，科學有時會「帶你走入一個接一個的『死胡同』，而身為科學家，要做的就是從這些死胡同中學習經驗，然後持續嘗試。」

醫師蘭茲・阿斯弗（Ramzi Asfour）是美國感染症醫學會的會員，他也因為對於萊姆病的開放觀點而格外受到關注。我打電話到他位於灣區的辦公室找他進行訪談，他說：「要是有任何人聲稱自己了解當代流行病的病理生理學，他或多或少都可能是過度簡化了那種疾病。」阿斯弗發現，那些針對萊姆病的通則性診斷與治療方式，對於他在臨床治療上遇到的大多數患者來說都不適用。

他也同時強調，我們目前對於那些會導致免疫系統活動異常的疾病依然不夠瞭解；在醫師通常使用的標準治療方案之外，這些疾病顯然也因為免疫系統實在過於複雜——同時也太因人而異——而需要採用精準醫療的策略來因應；除此之外，好好傾聽病人說的話也是關鍵。「你住的地方是否有黴菌滋生？你有長期壓力源嗎？」阿斯弗對我列舉了幾個他會詢問病人的問題。他說：「我有很多病人花了一、兩年的時間長期來看診，最後終於在意識到自己必須處理神經系統的問題以後才得到緩解。」阿斯弗表示，這份複雜難解正是傳統西醫系統所面臨的重大挑戰。

阿斯弗繼續說道：「身為專精於處理感染病的醫生，以傳統西醫的角度而言應該是很有成就感才對；患者本來病情嚴重到只能待在重症監護室裡，然而在你培養出了細菌、發現細菌的存在並為患者施以神奇解藥以後，他們就好起來、可以出院自己走回家了。這是很令人心滿意足的事。」然而治療萊姆病患者的經驗卻改變了這種既定模式。阿斯弗繼續對我說：「傳統西醫的醫生真的非常、非常擅長原來那種治療方式。然而身上匯聚了各式各樣的症狀卻無法歸類出某種明確診斷的患者，就是他們最不想碰到的病例。」正如外科醫師阿圖・葛文德（Atul Gawande）對醫學這門學問的描述：「無法解決患者身上的病症——實在沒有比這更令你質疑自我的事了。」[251]

二〇一五年春天，經過八個月斷斷續續的治療後，H醫師認為我可以停止服用抗生素了。這些書頁之間的所有空白，其實都填滿了我無法訴說而只能用沉默代替的一切；我突然**感受到**了在我質疑自己感知的這幾年時間裡所失去的生活，即便我還是有姿勢性心搏過速症候群造成的疲勞與暈眩感以及甲狀腺疾病，但我終於覺得自己又像個人了；與萊姆病從我身上奪去認知功能的恐怖病情相比，那些症狀都是在我可控制範圍內的問題。

我心中翻湧起一股股巨大的悲傷，久久不能止息。

清明開闊的思緒彷彿帶來了一陣微風；而被我遺忘了多年，以情緒交織而成的細密心網，則在這股和風輕拂之下輕輕顫抖。

第十六章 前景

我真的很感謝現代醫學，因為抗生素讓我重新找回了生活；然而同時我也知道，抗生素會把人體的腸道環境搞得一團糟，破壞腸道菌叢平衡。所以我在二〇一五年秋天，某個對於時值九月的英國來說異常炎熱的早晨，從倫敦王十字車站（King's Cross Station）搭火車出發，前往位於倫敦北方約三十分鐘車程的希欽（Hitchin）；泰蒙特診所（Taymount Clinic）就位於那兒的一條商店街上（後來他們搬到距離原址僅一站距離的新址了）。泰蒙特診所創立於二〇〇三年，旨在幫助患有消化健康問題以及慢性疾病的患者。我向櫃檯報到後，坐在乳黃色的合成皮椅上等候叫號，膝蓋窩因為一直出汗而黏在椅墊上；出於緊張，我開始端詳這有點混亂的昏暗空間，這裡看起來實在不像美國的醫療院所，角落還有個櫃子裡擺著膠原蛋白棒和防彈咖啡。[252]

我橫越大西洋，花費上千美元一路搭乘火車來到這家診所，好讓他們在我身體裡注入別人的糞便；沒錯，我就是來這裡做所謂的「糞便微生物移植」（fecal microbiota transplant〔FMT〕）。要是在以前，就算付我錢我也不會願意做（甚至連想都不會想）這種事——但我真的很想懷孕生子；經過悉心研究以後，我發現進行糞便微生物移植或許能幫助我修復被抗生素破壞數月的腸道菌叢，也可能讓我的健康狀況出現前所未有的進展。然而到了真的坐在診所裡的這個時刻，在意識到自己準備要做的是什麼事情以後，我的大腦就開始製造無數理由說服我放棄：**我其實不需要做這個療程；我的身體已經好了。**

假如我在多年前就被明確診斷出萊姆病——出現明顯被蜱蟲咬的痕跡以及牛眼狀皮疹，因此迅速進行抗生素治療——我就絕不可能跑來英國做這件事；但我花費了多年時間才找到答案，而這件事已經徹底改變了我與醫學以及自己身體之間的關係。我現在終於明白，我的病或許其實是來自許多交互影響的複雜因素，而感染萊姆病只是其中一環；現在我也知道，其實該靠自己好好保護身體、避免疾病纏身，而不該只是吃藥、尋找速效的解方而已。大量證據顯示，體內的微生物群落對於健康來說至關重要；微生物群落要是遭到破壞，就會導致自體免疫疾病以及惡性腫瘤等健康問題，而且微生物群落對於憂鬱症與焦慮症狀也有關鍵性的影響。對於像我這樣，從家族病史就可以看出顯然帶有自體免疫疾病基因的人來說[253]，更是應該好好看待微生物群落的重要性；多年來，我費盡心力遵照專為重建人體微生物群落健康狀態而設計的飲食方針——醃漬蔬菜、優格、天然食物，然而長達八個月的抗生素療程幾乎將這些努力摧毀殆盡，我的消化狀況確實變得不如以往。我猜，就算是儘可能攝取大量的泡菜和優格，也無法彌補抗生素造成的破壞。

我當初在考慮是否要為了萊姆病而接受抗生素療程，還是該以藥草治療感染時，曾打電話詢問麥特・蓋倫的意見；而我會去泰蒙特診所接受糞便微生物移植其實也是因為他的建議。蓋倫告訴我：「萊姆病是種難纏的疾病，妳就接受抗生素治療吧，那是最對症的藥物了。等治療結束以後，妳可以去英國的泰蒙特診所做糞便微生物移植——然後就會覺得整個人煥然一新了。」他給了我診所的聯絡資訊，同時向我解釋這套療法背後的科學原理。整個療程做下來並不便宜，但在認真研究以後，我和吉姆都認為，藉此能夠得到的益處讓這一切代價都顯得十分划算。在所有我做過的治療當中，除了抗生素以外，大概就屬糞便微生物移植有最顯著效果了吧（當然了，它也是最噁心的一種）。

有著一雙棕色大眼的四十幾歲女性走到了候診區，友善地向我介紹自己是喬凡娜（Giovanna）；她說：「妳一定就是梅根了！快跟我一起到診療室吧。」她有著令人印象深刻的燦爛笑容，我猜她大概是想讓憂心忡忡的患者放鬆心情吧。走到了診療室，狹小的空間裡有個水槽和一張按摩床，她向我介紹已經在診療室裡的年輕護理師助手蕾拉（Leila）。

她們向我解釋接下來即將進行的治療步驟：兩週內我要來診所做八次療程，透過灌腸的方式把「糞便樣本」（我很努力不要太認真思考這一點）注入體內，這些樣本蒐集自大量經檢驗確定腸道內具有多種健康菌叢的捐贈者，並已經過謹慎篩查是否有感染及病原體。她們特別強調所有糞便樣本的捐贈者都已經過徹底篩查，全都身體健康且維持攝取天然食物的飲食習慣。

蕾拉說：「所有糞便樣本都已完整過濾，因此已經只是細菌溶液而已了，裡面沒有任何食物殘渣和病菌；絕對乾淨、無害。」

我問道：「每一次療程都會移植來自不同捐贈者的樣本嗎？」

這次輪到喬凡娜回答我：「我們會混合來自幾個捐贈者的糞便樣本，並且為你移植好幾種不同樣本，以確保菌叢的多元性。」

在實際將糞便樣本移植到身體裡之前，我得先做結腸灌洗——盡可能將我的結腸清空，好讓新的腸道菌叢順利建立新的微生物群落，並且避免受到體內原本已受損的微生物群落影響。療程一開始，喬凡娜先隨口跟我聊起我的旅程計畫、問我住在哪裡，好讓我放鬆心情。隨著水壓增強，我腸道內的食物殘渣開始「釋出」（喬凡娜巧妙地選用了這個字眼），剛開始我覺得這一切實在太羞恥了，於是開口努力掩飾我的尷尬。

喬凡娜笑著安撫我：「我們最喜歡清理髒髒的腸道了！」

蕾拉友善地附和道：「沒錯，釋出越多越好；這就是我們最樂見的狀況了，所有老舊廢物通通都跑出來。」

隨著結腸灌洗持續進行，我不自在地閉上了眼睛——在有人看著大便從你體內流淌出來的時刻，時間真的過得異常地慢——喬凡娜和蕾拉則開始愉快地隨口聊起平淡的日常話題，說著她們有多喜歡在下雨時整天穿著睡衣，而我則盯著天花板裝沒事。最後她們終於關上了水柱，該是為我移植糞便樣本的時候了。

我靜靜躺在操作台上，病人袍纏在我赤裸裸的屁股附近，那感覺實在令人難以忽視，我的大腿上佈滿了雞皮疙瘩。

喬凡娜打開門嚷著：「妳的便便寶寶來囉！想看看嗎？」

她拿著一根像滴油管的東西，我實在不想看得太仔細。

我只能用極微弱的熱切語氣說道：「哇，太棒了！」

喬凡娜拿著那根東西朝我走近，蕾拉則請我側躺；接著我就感覺到一股壓力以及一種我知道有水注入但又說不上來的異樣感覺，然後就結束了。

「現在你只要抬高膝蓋休息三十分鐘就可以了，」喬凡娜輕快地說著，「我們這裡有計時器，記得每十分鐘換一次姿勢，這樣可以讓移植的效果更好。」

然後她們就走了出去，留我一個人在房間裡休息。我左顧右盼地觀察這空蕩蕩的房間；診療台旁邊的牆上貼著一張布里斯托大便分類圖（Bristol Stool Chart），窗台上立著兩顆顱相學陶瓷人頭，定定望著這空間裡靜謐的氣息。

把糞便透過注射筒從一個人移植到另一人身上，就可能治癒一系列難以治療的疾病，這項概念實在顛覆了我從小對於細菌與衛生的所有既定觀念。然而正如我們所知，現代科學家已經發現細菌對人類來說有好也有壞，因此要是體內菌叢失去平衡，就會導致各種疾病——如克隆氏症*（Crohn's disease）或潰瘍性結腸炎（ulcerative colitis）（各種大大小小、五花八門的因素都可能導致菌叢之間的共生——或是互利——關係失衡）。因此就理論上而言，重新移植菌叢到患者的腸胃道內並且建立起廣泛的細菌群落，或許就能夠治療這些疾病。人類的身體健康與體內菌叢的狀態息息相關：我們體內的微生物群落要是改變，就有可能影響免疫系統。每個人的體內都有上兆個細菌寄居，而其中大部分的菌都住在腸胃道裡。（根據史丹佛大學的微生物學家賈斯汀．索恩堡以及艾瑞卡．索恩堡的敘述：「我們的腸道是超過一百兆個細菌的棲身之所。」[254]）嬰兒經過母親的產道出生時，會繼承來自母體的一部分微生物群落；幼年時期在地上爬行、看到什麼都塞進嘴裡的那幾年，也為我們身體貢獻了不少細菌。剩下的多數細菌則來自我們攝取的食物，例如蔬果上沾附的土壤。至於像香蕉和蕃薯這類食物則含有大量益生**元**（*prebiotics*）——也就是一種能夠餵養腸道細菌的醣類物質；我們可以把益生元想成益生菌的食物，這些營養物質有助於優質微生物菌株的繁殖，且能夠排除體內的病原體。

隨著時代的演進，施用抗生素以及攝取大量加工食物的西方飲食習慣，導致許多人腸道內的某些菌種徹底消失。（有研究發現，原本身體健康的受試者在施用了一週的抗生素以後，體內的微生物群落就產生如菌株種類大幅減少等急遽變化，而且這些變化會持續長達兩年的時間；另一項研究則指出，暴露在抗生素的影響下可能導致嬰兒罹患氣喘以及免疫反應減弱的比例增加。）[255]體內的微生物種類越貧乏，能夠產生的化學副產物也就越少[256]——而我們如今才慢慢開始了解，這些副產物對於調節人體免疫系統而言有著不可或缺的效用，具有能夠啟動或停止用來調節免疫的細胞激素訊號、影響基因表達等重要功能。一位研究學者告訴我：「少了這些化學副產物，人體免疫系統就會變得像交通系統出了問題一樣一片混亂。」

剛開始生病的時候，我就時不時會聽說某些罹患了各種腸道失調疾患的患者經過糞便移植後奇蹟似痊癒的案例；當時糞便微生物移植在許多慢性病患者的心中已經是傳說一般的存在了，它彷彿是種可以治好所有自體免疫疾病，甚至可以治癒憂鬱症及焦慮的神奇解藥——充斥著人造物的現代生活帶來了許多負面影響，而這正是一種能夠扭轉一切的自然療法。到了二〇一三年，《新英格蘭醫學期刊》（*The New England Journal of Medicine*）發表了首次隨機對照試驗令人驚嘆的成果之後——以糞便微生物移植治療會造成嚴重下痢的困難梭狀芽孢桿菌（Clostridium difficile）感染——這種治療方式才開始廣為流行。這項隨機對照試驗中，糞便微生物移植的效果實在太好，有效到研究人員甚至選擇停止進行對照試驗，好讓所有患者都能接受真正的治療。[257]二〇一二年，麻省理工學院（MIT）的研究生創辦了名為共享生物群落（OpenBiome）的非營利「糞便銀行」，機構裡的專業人員會篩檢並冷凍受捐贈的糞便，再將這些糞便送到醫院及醫生的手上，用來進行糞便微生物移植[258]；二〇一四年，克里夫蘭醫學中心（Cleveland Clinic）則將其譽為該年的頭號醫學創新項目。不過到了二〇一六年，美國食品藥物管理局就開始介入了，他們將這些糞便樣本歸類為臨床試驗藥物，藉此嚴格控管此療程，限制了糞便微生物移植在治療困難梭狀芽孢桿菌感染的廣泛運用；就這樣，替代療法與主流醫學世界產生了碰撞。

後來有越來越多醫學證據指出，糞便微生物移植除了可以治療困難梭狀芽孢桿菌感染以外，還有更多廣泛的用途。我在二〇一二年剛聽說這套腸－腦軸線（gut–brain axis）理論時，覺得那實在太令人難以置信了，然而如今我們卻都已經知道腸道健康就是維持人體健康的關鍵；科學家發現，腸道內的細菌能夠影響人體血清素以及其他神經傳導物質，也開始探究微生物群落對於人類罹患疾病的影響力（百分之九十的血清素都是由腸道所製造）。二〇一〇年，一項在《神經科學期刊》（*Neuroscience*）發表的研究發現，小鼠在被與鼠媽媽分開後，被施以能夠幫助消化的雙叉桿菌（bifidobacteria）的個體，與被施以選擇性血清素再吸收抑制劑（SSRI）西酞普蘭（Citalopram）的個體相比，前者能夠在水裡游泳更久，產生的壓力賀爾蒙水平也更低。以人類為對象進行的研究也出現了驚人的研究結果[259]；牛津大學的神經生物學家想要透過實驗驗證，服用益生元是否能夠調節人的壓力水平，因此他讓部分受試者服用能夠讓腸道內好菌增加的益生元半乳寡糖（galactooligosaccharide〔GOS〕），其他受試者則服用安慰劑。結果發現，服用了半乳寡醣的受試者體內的皮質醇濃度較低，而且在螢幕上閃現各種字詞的測驗中也會更專注在正面而非負面訊息上。[260]加州大學洛杉磯分校（UCLA）針對三十六名女性受試者進行了研究，發現受試者若是在四個禮拜的實驗期間內一天食用兩次含益生菌優格，在面對憤怒表情的圖片時，大腦掃描影像上呈現的反應比未食用的對照組來得平靜——這項實驗紀錄了人類在飲食中攝取細菌對大腦功能的影響，可以說是前所未有地記錄下了此一現象。[261]儘管這些實驗研究的角度或許有些偏頗，但也確實指出了微生物對人體健康的重要性。

到了禮拜三下午，一場大雷雨終於澆熄了近來的炎熱高溫，我準備進行倒數第二次的療程。療程完成以後，外面大雨滂沱，我和泰蒙特診所的創辦人葛倫．泰勒（Glenn Taylor）以及伊妮德．泰勒（Enid Taylor）約了要碰面聊聊。現場的地上鋪著橘色地毯，兩張桌子上散落了許多紙張；伊妮德身穿黑裙坐在桌子的另一端，時不時以喜劇演員般精準的時機巧妙地插入談話。看起來六十歲左右的葛倫則是位充滿魅力、精力充沛又身材精實的男性，他有著亮藍色的眼睛和一頭灰髮，而且從談話一開始就說自己其實算是個「叛徒」。（儘管如今他的人生志業是糞便微生物移植，但葛倫本來學的其實是工程學，他關於微生物學的知識幾乎都是自學而來。）

我剛在沙發上坐下，葛倫就開口問我：「我首先想問問，**你**的療程進行得如何？」我表示身體不大舒服，但他認為那是個好跡象——照他的說法，就是有許多微生物開始在我體內拓殖（colonization）了。

在我們的對話中，葛倫和伊妮德向我解釋了他們開始在泰蒙特診所進行糞便微生物移植治療的來龍去脈；他們倆在二〇〇三年創辦了泰蒙特診所，想要服務的對象就是腸道菌叢失調的患者。就葛倫的觀點來看，腸胃科醫師對於患者的身體感受實在不夠關心，他說：「顯然任何一位腸胃科醫師都很清楚腸胃道的解剖學構造，但他們卻沒有繼續深入探究。」葛倫則正好與他們相反，他感興趣的就是腸道微生物群落以及這些微生物對患者的影響。在了解菌叢失調是起因於微生物群落失衡以及腸道發炎的問題後，泰蒙特診所便開始嘗試運用結腸灌洗以及益生菌塞劑來治療腸道問題，但他發現這種療法的效果不如預期——這些在實驗室中培養出來的益生菌無法在腸道順利拓殖，這下他開始苦惱下一步該怎麼走了。

葛倫轉向了伊妮德並說道：「其實一切都是從一名陌生男子打給伊妮德的那通電話開始。」「親愛的，確實沒錯，」伊妮德開口道：「我接到了一通電話，另一頭的那位男人問我們有沒有在做糞便移植；我當時心想這大概是某種噁心的癖好，於是便直接掛掉電話，然後趕緊把電話聽筒擦乾淨。那時候我對葛倫說：『你一定猜不到剛剛那個人問了我什麼問題。』」

對葛倫來說，那通電話正是為他帶來靈光一現的關鍵。「我聽完以後立刻驚嘆道：『啊，這就是我們要做的，請把電話給我，快！』」

他終於發現糞便移植就是他一直在尋覓的答案。正如他所解釋，細菌的壽命非常短暫，而且能夠迅速適應包括實驗室在內的各種環境；在我們的腸道環境裡，細菌上會有小小的鉤子能夠緊緊抓住人體腸道內壁進而拓殖，然而存活於培養皿的細菌則不需要緊抓著腸道內壁不放。泰勒意識到，培養皿上的那些細菌因為適應了周遭環境，反而失去了原來可以緊緊抓住腸道內壁的能力，導致這些益生菌「未植入」（no engraftment）腸道。這基本上就代表，接受治療的患者攝入的細菌在進入腸道並順利拓殖以前，就已經被連著大便一起排出體外了。

於是我問他，這是不是就代表那些所謂的益生菌——我可是花了大把銀子在那上面！——其實只是一場騙局；但他也否認了這一點，「其實益生菌很有用；腸道內有優質的菌株就能讓好菌更容易在腸道內拓殖——益生菌會對抗病原體，幫助人體將致病細菌排出體外。但重點就在於，你得一直攝取益生菌才行，這實在不失為一門好生意。」也就是說，攝取益生菌無法為體內的微生物群落帶來長期改變，但能夠藉由讓優良菌種暫時進入腸道內的方式，短暫影響你的腸道環境。

受到那通奇怪的電話啟發以後，葛倫開始專心研究，如何從健康的人身上把糞便裡的微生物移植到患者體內；他想找出不會對接受移植者身體造成傷害的移植方式。面對外界的種種質疑，葛倫想起了靠親身試驗證明幽門螺旋桿菌會導致胃炎與胃潰瘍的科學家巴瑞·馬歇爾，因此決定替自己做糞便微生物移植。經過親自試驗不會產生副作用以後，他開始在二〇一〇年用糞便微生物移植的方式治療患者；截至二〇二一年，泰蒙特診所已經為大約三千七百五十位患者進行了糞便微生物移植。

泰勒向我表示：「我們對於微生物群落的了解依然不夠全面，但現在我們已經知道，要是體內的微生物群落衰退，就會對人體健康產生重大影響。」這是因為大多數的細菌都相互依存——只有八分之一的菌株能夠獨立存在——要是這個共生的細菌群落遭到破壞，就可能導致腸胃道菌叢失調。抗生素的問題在於它的破壞範圍極廣——會攻擊整個腸道，而不只是針對那些有害的菌株而已，也會因此破壞掉腸道內原本的微妙平衡。泰勒表示：「醫學界以抗生素造成的傷害其實都是出自於無知。我們以為廣效抗生素無論在什麼情況下都是最明智的選擇，畢竟就算診斷出了錯，抗生素依然能把致病菌株通通殺光。」

細菌在不同人身上產生的作用也不一樣，其中關鍵就在於細菌組成的差異。我訪問的研究學者說這就是一種「群體感應」（quorum sensing）；要是某些菌株消失了，其他菌株的基因表現可能也會隨之改變，原本的好菌就有可能變成壞菌。腸道細菌組成的轉變也可能損害原本緊密結合的腸道屏障；腸道黏膜壁不僅可以吸收營養，同時也能夠避免病原體和食物分子進入血液循環。然而腸道菌叢失調卻可能令腸道屏障不再完全密合以及產生發炎反應，食物分子就此跑進了人體的血液循環當中；免疫系統則會對這些食物分子產生免疫反應，因此形成了食物過敏的現象——也就是我們之前提過的腸漏症。要想痊癒，腸道就必須重新建立起更為緊密的屏障，而糞便微生物移植此時便能派上用場。[262]

糞便微生物移植的效果之好，就連部分腸胃科醫生都認為，即便糞便微生物移植得花上更多時間才能發揮效果，我們依然應該開始採用這種方式嘗試重建腸壁，以解決某些感染以及消化疾病，**取代**過去所使用的抗生素治療（有人與我分享，糞便微生物移植顯現出正面效果的高峰期，似乎會落在療程後的四個月至兩年）。

與此同時，葛倫也告訴我，他認為飲食習慣以及抗生素是造成免疫介導疾病罹病比例增加的一部分原因；他說：「幾百萬年以來，原始人類都是以狩獵與採集食物維生，食物隨著地理位置與季節而產生的變換，都在有限的控制範圍內；因此過去人類的腸道環境大多維持在穩定狀態。然而到了十九世紀，一切都因為食品工業的發展而出現改變。進入二十世紀以後，人類甚至認為：『我們根本不需要食物，只要用化學物質就可以了。』」細菌演化的速度實在比人類快上太多（某些菌種的繁衍週期甚至只要六分鐘），這種飲食內容的轉變也就使得人體內的微生物群落產生天翻地覆的變化。正是因為這樣，葛倫說道：「我們跟不上細菌演化的速度，不知道怎麼與體內全新的微生物群落共處。」

就算是到了現在，我們對於人體內微生物群落的了解依然不多；葛倫說道：「我們並不完全知道人體免疫系統與細菌到底是如何互動，也許免疫系統就是人體與微生物群落互動系統的一環？抑或……」他搖了搖手指繼續說道，「微生物或許其實是免疫系統的**代言人**？也許微生物會與人體對話，但如今溝通的過程卻出了問題。」

接下來我提到了一些關於糞便微生物移植的評價——有些人認為糞便微生物移植是全新醫學型態的前沿療法，可以逆轉各種慢性疾病造成的現象。葛倫的態度相當謹慎，他撥了撥自己柔軟的白髮笑著說道：「這麼多年來，我們都忽略了微生物群落的重要性，現在卻開始想要運用微生物來使人類腸道恢復正常，但究竟什麼才**是**正常呢？」

「我們知道自己其實還有很多事情**不**了解，這就是關鍵。」他停了停才繼續說道：「糞便微生物移植不一定就能解決所有疾病，也不一定就是二十一世紀的萬靈丹。」

泰蒙特診所預先就警告過我，進行療程以後我可能會感覺疲累，也可能產生像流行性感冒的症狀，但我還是低估了副作用的嚴重性。第一週結束後，我感覺自己得了有史以來最嚴重的流行性感冒，整個人疲憊不堪，簡直都要虛脫了；到了第四天，我幾乎沒辦法從診所走去搭火車；第六天——也就是第二週療程的第一天——我開始覺得渾身疼痛又好像發燒了一樣，臀部也陣陣抽痛。

安妮是泰蒙特診所的營養師，她負責為我說明糞便微生物移植後的飲食規畫：大量益生元（好餵養我體內的新細菌）、蔬菜、優質肉類（如草飼牛肉）；另外要避免攝取加工食物、糖、咖啡，因為咖啡豆上常常有黴菌或農藥殘留。（假如我非喝咖啡不可——我真的是！——他們則推薦戴夫・亞斯普雷〔Dave Asprey〕的防彈咖啡〔Bulletproof coffee〕，這種咖啡的配方標榜絕無黴菌。）安妮也告訴我，新的微生物會慢慢在我的腸道內拓殖，就能夠迎來長期的腸道環境轉變；有些患者就因為腸道環境的改變而開始可以食用過去不能吃的食物。但她也提醒我不要期望過高，畢竟這種都是特例。不過她還是很希望我經過這項療程以後可以更有活力，減少脹氣也降低發炎反應。

隔天一早，我發起燒又打著寒顫，於是打電話給我在美國的營養師，諮詢她發生這種狀況我該不該擔心？她回答我：「我跟妳說，這些反應是合理現象——你其實就像是剛做了器官移植一樣。」

我寄了電子郵件給安妮，告訴她我不確定自己有辦法撐過整個療程，我的免疫反應實在太強烈了。安妮回覆我別擔心——很多人都只撐了五次治療而已，我可以之後再來完成剩下的療程也沒有關係，然後她便祝福我一切順利。

坐在從倫敦出發前往機場的火車上，巨大的雙彩虹橫跨了整片天空，弧線的尾端落在倫敦郊區。我準備回家開始備孕，在心裡決定把這幅景色視為一個好兆頭。

八週後，我迎來了這幾年來最精力充沛的身體狀態，而且我懷孕了；當時我三十九歲。經歷了多年的嘗試受孕與失敗後，剛懷孕的頭幾週我暈陶陶地感受到了各種形而上的快樂，不過我也很肯定自己一定得好好記住孕期的一切體驗，否則這一切可能就會消逝，像一場醒來就被忘光光的夢境一樣。

晚上我會一邊聽著冥想音樂一邊想像一道白光進入我的身體，試著讓免疫系統平靜下來，因為我還是不相信我的身體可以好好運作。在夜裡，我會夢到許多過去的回憶，以及幼時所見所聞的一切。夢境裡出現的畫面應該是我會講話以前的感官記憶：紅色的房間、（我猜測是）孔雀羽毛做的枕頭、我第一位兒科醫師的高級診間裡那獨一無二的棕櫚色天鵝絨壁紙。我也在夢裡看見了母親，她躺在沙發上，高高聳起的肚子裡正懷著我弟弟。我滿身大汗地醒來，黑暗之中，母親的面容似乎就浮現在我眼前；此時一個迷信的念頭突然閃過腦海，我肚子裡的寶寶或許一直和母親躲在某個地方，準備到來。

我的身體裡有「抗磷脂質抗體」（antiphospholipid antibody），風濕病學專家麥可・D・洛克辛發現這種抗體會對部分孕婦及胎兒造成威脅[263]；除此之外，我體內還有其他可能導致妊娠免疫併發症的自體免疫因子，因此醫生為我開立了類固醇以及「靜脈注射免疫球蛋白」[264]（intravenous immunoglobulin），這種針劑結合了好幾個人的抗體，可以避免我失調的免疫系統誤傷胎兒。

除了這些醫療程序之外，我的整個孕期可以說是平凡無奇；寶寶按照正常步調慢慢在我的身體裡一點一點長大，而我則為自己終於可以擁有一個正常運作的身體嘖嘖稱奇。事實上，治療後萊姆病症候群的患者有可能在懷孕後感覺身體狀況變好，我就是其中一個例子。我心裡依然存在不確定感和焦慮，但隨著孕期慢慢推進，這些心情也開始起了變化；我的身體辜負過我，但如今已與過去不同，不過也許我對於所謂辜負的認知從一開始就是錯的。也許我的身體儘管面對著可能改變我生活的嚴重感染，卻一直盡力維持健康狀態；我或許應該為我的身體構築出一個全新的故事：一個能夠包容我的身分、健康、希望都發生過意外插曲的故事；一個把任何形式的生存都視為力量的故事。我所體驗過的其實就是生命本身，而我的身體儘管歷經了重重磨難與困難，依然努力存活了下來。

二〇一六年夏天，我的孩子——C——誕生了，是個男孩。他用如同C這個字母一樣的蜷曲姿態降生於這個世界上，撕心裂肺地哭喊以後，便開始展現對於這個新世界的無窮好奇心。有他在的生活，我疲勞並快樂著。

第十七章 未知數

萊姆病以及其他蜱傳疾病在現實世界受到的質疑與爭議，也為患者帶來了真實的危難。C誕生的那年夏天，我父親開始出現夜間盜汗、疲勞、疼痛等問題；他的萊姆病檢驗結果為陰性，但卻發現他感染了另一種蜱傳疾病艾利希體症（ehrlichiosis），而他的醫生——就身處於萊姆鎮的中心地帶——旋即決定用藥處置似乎就是所有症狀肇因的蜱傳疾病以及共同感染問題。於是父親也開始使用去氧羥四環素治療；但出乎我意料之外地，他不像我當初那樣一用藥就馬上顯現出效果——他的症狀並沒有好轉。到了十月底的某一天，我兒子剛滿兩個月，我弟弟回家以後發現父親快要昏倒了，於是趕緊帶他去急診室就醫，經過了一系列檢驗以後才知道原來他的身體出了其他問題。父親罹患的是第四期何杰金氏淋巴癌（Hodgkin's lymphoma），就在他為了可能根本沒有感染的疾病接受治療時，癌症正一點一點侵襲他的身體。

到醫院探望父親的時候，他整個人虛弱到令我震驚的地步；我忍不住猜測在被白白浪費掉的那幾個月時間裡，癌症究竟惡化了多少、讓他的身體衰弱了多少，還有這要令他付出多少代價——而這一切都是因為萊姆病在當時看似是最有可能的診斷，而我們至今都還沒有可靠的診斷技術來確認患者到底是否感染蜱傳疾病。

因為病情嚴重，我們決定讓父親在進行化療期間，搬來布魯克林的公寓和我們一家三口一起住。他在感恩節後幾天正式搬了過來，接下來的幾個月便是痛苦又忙碌的過程：看醫生、打電話與保險公司交涉、尋找因病而沒胃口的病人可能會想吃的食物；我有好幾個禮拜的時間都沒法好好坐下來獨處——不是在照顧父親，就是在照顧兒子。C當時還沒辦法睡過夜，父親也是；甚至他在搬來的第一晚就在浴室裡狠狠跌了一跤。我在這段時間裡都睡得很淺，因為我得一直分神注意寶寶和父親有沒有出聲表示需要照顧。上有老，下有小，兩代人都需要我的看顧，於是我的身體又開始疼痛，還出現了深入骨髓的疲憊感。自從父親開始化療以後，他的癌症終於慢慢減退了，身體狀況也恢復到可以搬回康乃狄克州住的地步，我的兄弟為他找了看護，幫他做飯、載他去完成最後幾次化療。

我父親的罹病經歷雖然戲劇化，但也實實在在描繪出醫學界幾十年來對於萊姆病與其診斷標準的種種不確定，以及有限的科學研究與資金讓患者付出了多少代價。對我父親來說，萊姆病的診斷結果掩蓋了他其實罹患了更嚴重、更應該被診斷出來的疾病——末期癌症；對我來說，則是讓我過了這麼久以後才得到必要的治療——我身體的問題並不能直接被簡化為只是萊姆病而已，許多患者也面臨身患許多醫學無法解釋的神祕症狀的處境，最終卻直接被診斷為萊姆病。對我來說很幸運的是，我的萊姆病專科醫師有警覺到這一點；他率先指出我的身體可能有其他問題，例如姿勢性心搏過速症候群以及自體免疫疾病，而且他並未把我的所有身體狀況都直接歸因為蜱傳疾病造成的長期症狀。不管我們面對的是蜱傳疾病還是長新冠症候群、肌痛性腦脊髓炎／慢性疲勞症候群或是自體免疫疾病，我們都該坦然面對現實，接受人類至今依然不夠瞭解感染對於免疫到底會產生什麼影響，如此才有可能開始發展人類長久以來亟需，能夠真正梳理、分辨、進而治療這些疾病的方法。

這些年來，我花了很多時間思考我和父親的故事，而最後總是會回到這一點：無論關於慢性萊姆病的真相到底是什麼，美國感染症醫學會輕忽患者的態度對於疾病的肇因根本毫無幫助，甚至在某種層面上為慢性萊姆病奠定了更深層次的爭議基礎。他們在回應患者對於某些長期症狀的描述時，會特別強調這些症狀在大多數人身上都是常見的問題，因此貶抑了他們的病急需處置的必要性，也削弱了患者對於自身疾病陳述的重量。美國感染症醫學會長久以來似乎一直不肯承認，患者其實都是帶著自己對於疾病的感受與認知前來求助；而不可諱言的是，就算患者身上出現的是某種很常見——又是會受主觀認定影響的症狀——也不表示患者本人無法分辨一般的不舒服和真正生病的不適感，就像我們感覺得出來一般感冒與流行性感冒嚴重程度的差異一樣。

我經歷過一般的疲憊感，也感受過生病的疲勞感，但那跟真正疲倦與體力透支的感受截然不同；那種感覺就像是我身體用來產生能量的所有重要功能都運作到一半就戛然而止。我猜，我大概比任何研究疾病的科學家都更了解疾病的語言，那種語言甚至可以算是我的母語了吧。對我和其他曾經生過重病的人來說，要是有人以為我們會把那些可怕的症狀跟因為日常生活產生的疼痛、痛楚搞混，那就太可笑了。病況嚴重的那段時間，我甚至幾乎沒辦法走到家門外的街口，一整天都被濃濃的疲憊感籠罩；那種感覺就像我的身體變成了一堆散沙，腦子裡被灌進了又濃又稠的糖漿一片混沌。

反之，今天正在寫下這些文字的我，雖然關節疼痛、腦子有點昏沉、略感疲憊，但這些感覺對我來說才比較接近日常生活會出現的一般疼痛。**這些**才是美國疾病管制與預防中心以及美國感染症醫學會認為算是常態的主觀症狀。這種日常生活的不適感確實會令我分心，但我可以好好坐著寫作，可以為孩子準備午餐，可以享受——**好好體驗**——我的人生。我能夠活在當下，而無論程度如何，至少我知道這時候的我，就是我；病重時的我可不是這種感受。我想，在我三十幾歲病得最重的那段時間，任何了解我的人應該都知道，我最渴望的莫過於能夠好好揮灑自己那依然年輕的生命。而這正是因為我們的文化而產生的巨大悲劇，我們總是把還不了解的疾病歸類為心理問題——這種忽視令患者感到孤獨，他們的病在這種文化之下竟變成了一種人格缺陷。

開始進行抗生素治療幾個月以後，身邊的人紛紛問我有沒有「好一點」；老實說我確實好一點了，但不是他們想的那種好：我每天還是得面對許多健康問題；我依然會起奇怪的疹子，時不時就會莫名疲倦，也還是不能吃某些食物——主要得避免麩質和蛋——要不然就會頭痛、昏沉一整天。但每當被問到這個問題，我大多數時候都選擇點頭微笑，因為我知道要是讓別人知道我把自己罹患的萊姆病視為一種慢性疾病，很可能就會減損我的故事在別人心目中的可信度。畢竟無論如何，抗生素確實為我的健康狀況帶來了巨大轉變。

即便如此，對於自身疾病的不確定感依然在我心頭縈繞不去。現在確實發現了抗生素對我的病情大有幫助，但這件事也帶來了一種奇怪的影響——我看待疾病的方式又得隨之改變了。剛開始我一直認為自己身體沒有問題，只是性情太過敏感而已；接著，我接受了自己有甲狀腺疾病，不過只要吃藥就可以好起來；再來，我認為我的病應該是某種依然未診斷出的自體免疫疾病；接著我才知道，蜱傳疾病原來也導致了我一部分的症狀；而現在的我，則得決定我要相信是持續感染令我一直生病，抑或其實一切都是免疫失調的後續效應（或兩者皆是）。就這樣，我罹患了一種或多種長期未受診斷出的蜱傳疾病的可能性，為我帶來了更多不確定性。

不過我也在以為自己得了免疫疾病的那段期間學到了不少，那一切並不是白白浪費時間而已。確實，從檢驗結果可以發現我的身體裡依然有許多自體免疫因子，而且抗生素也沒有解決所有問題；我依然有一些疲勞、腦霧、記憶上的問題。某次找H醫師看診時他對我說：「妳永遠也無法確知到底是妳的自體免疫令萊姆病惡化，還是被蜱蟲叮咬誘發了妳的自體免疫問題提前產生。」

從這種觀點來看，治療後萊姆病症候群、自體免疫疾病、肌痛性腦脊髓炎／慢性疲勞症候群、長新冠症候群其實都是專屬於我們這個時代的疾病；這些疾病彰顯了醫學思維轉變的重要性，代表我們應該脫離過去那種特定疾病有著某種固定、明確治療方法的思考模式，轉而面對疾病會受到感染、基因還有患者生命經驗影響的混亂現象，而這正是尚未有人能徹底了解的現實。一切都還如此不確定，醫學界也不知道該站在什麼角度面對這一切；也因此有太多醫學從業人士選擇忽視患者，而不是好好傾聽他們漫長且混亂的疾病史——那些從開始到結束之間反反覆覆的情節，那個在某一天突然冒出來的皮疹、因為車禍引發的疼痛，以及在使一切再也不同的死亡中尋找意義的故事。

無論是否真的罹患萊姆病，有些人會選擇用慢性萊姆病來解釋自己身上以醫學無法解釋的症狀，是因為漠視個人因素的現代醫學無法給他們更好的答案，無法讓他們好好為自己的生命經驗找到可以訴說的故事；每個人在深陷於痛苦之中時都會想要得到認同，而要是科學在這種時刻保持沉默，我們就只能獨力選擇如何訴說自己的故事。

第3部

走向療癒

第十八章 寂靜與療癒

對慢性疾病患者來說，什麼是療癒？對某些人來說，療癒可能就代表疾病緩解；不過對另外一些人來說，療癒意味著患者如今可以在某種程度上好好控制自己的疾病。關於我的病、我的萊姆病診斷，我想告訴大家的是真正的故事，所以不能略過其中遇到的挫折不提；這一切起起伏伏，都是我生病故事的一部分。二〇一七年春天，我父親已經做了四個月的化療，而C也已經八個月大了，那些令我感覺精力充沛、幾乎所有症狀都通通消失的好時光，也在這時猝不及防地停頓了下來。四月初我們都因為病毒感染而生了場病，但我卻一直沒有康復；過去所熟悉的一切又出現了：周身疼痛、大腦昏昏沉沉。C還是沒辦法睡過夜，但我的疲憊感遠不僅僅是因為照顧孩子而睡眠不足而已。一陣陣電擊感——**噢不**——又開始在我的雙腿流竄；我的家庭醫師發現我體內又有活躍的EB病毒了，而且自體免疫滴定量*（titer）也很高。我感覺自己疲憊不堪、身體抱恙、脾氣暴躁，同時又因為這一切症狀而開始難以教課、寫作。

到了六月，父親幾乎徹底從癌症康復了，或者應該說——看似徹底康復了（我們後來才發現，化療對他的心臟造成了極大傷害）；然而我的身體狀況卻沒有好轉。上有身體虛弱的父親，下有一歲稚兒，再加上我又正在生病，我實在快累垮了。時間來到八月，我再次開車去找霍羅威茨醫生看診；他看了檢驗報告以後表示，我的身體又出現感染萊姆病的跡象，所以得再進行一次抗生素療程。我很猶豫，也依然不確定自己該不該相信細菌在經過了好幾個月的抗生素治療後，還有可能殘存在我體內，也不敢肯定我該把病情歸咎於自體免疫現象還是感染病毒後的疲憊。我計畫在八月底到西雅圖出差，但在吉姆的強烈要求下，我決定造訪位於華盛頓州的奧林匹克國家公園（Olympic National Park），希望這趟短暫的休憩旅程能夠讓我的身體有所好轉。

奧林匹克國家公園沿著華盛頓州海岸一路向東延伸至西雅圖，就位於佔地長寬約分別為九十七公里及一百四十五公里的奧林匹克半島（Olympic Peninsula）；這裡距離西雅圖約有三小時車程，不過實際開車起來，感覺比這還要遠得多。奧林匹克國家公園裡的海灘有部分火山地形，那兒散落著美國西川雲杉（Sitka spruce）巨大的殘骸；除此之外，還有滿佈長青綠樹的數個蓊鬱山頭、廣闊又平坦的谷地，以及霍溫帶雨林（Hoh Rain Forest），裡面有著長達十九公里左右的健行步道，以及屬於霍河（Hoh River）發源地的冰河地形。那裡是美國境內最靜謐的地方，坐擁或許算得上美國數一數二複雜的生態系統。

就當地八月份的天氣型態來說，我抵達的那天異常溫暖、晴朗。我下榻的酒店位於卡拉羅海灘（Kalaloch Beach），距離雨林約有一小時車程；我當時走在酒店裡，聽見了另一位旅客問：

「妳想賞鯨嗎？」

＊譯註：為化學物質滴定分析中表示濃度的方式。

我爬上了涼亭站在他身邊，往他指的方向望過去；微微可見的一股水柱自水面破空而出，接著——那頭虎鯨其中一邊的鰭在海浪上畫出了弧線。

他說：「牠們整天都在覓食。」

沙灘上深灰色的沙粒既柔軟又溫暖，一邊走可以在沿路上看到水母的屍體、牡蠣殼以及海鷗纖細的骨骸。我面對著一片浩瀚無邊的大海——沒有船、沒有飛機、沒有建築，什麼都沒有；震耳欲聾的浪潮聲節奏安穩，聽起來似乎變成了另一種寂靜。這時又有一隻虎鯨掠過水面，露出了牠平滑無瑕的背脊，那一瞬間我彷彿感受到牠的重量沉甸甸地壓上了我的心頭。

獨處的時刻讓我開始回想，慢慢康復的過去這兩年裡，究竟發生了多少事。康復讓我重新找回生命的快樂與可能性，但就傳統意義上的「好轉」而言，我卻並沒有真的徹底好轉。儘管陽光燦爛，遠處的海角卻依然被霧氣籠罩，這畫面就像艾蜜莉．勃朗特（Emily Brontë）在小說裡描繪的景色。周遭一片寂靜，過去被重重噪音掩蓋的思緒這時突然湧上心頭，大聲宣告著它們的存在——包括了對於父親罹患癌症的震驚，以及兒子剛進入我的生命所帶來的勞累。另外最令我驚訝的是，我竟仍然為母親的離世感到悲痛；當時她已過世快要十年了，也因此沒有機會見證C的誕生。我忍不住在心頭細數，沒有機會認識祖母的C會因此錯過多少美好。我爬上堆疊在沙灘上的樹幹——大約十五公尺長的巨大雲杉像火柴一樣堆疊在沙灘上，緊鄰著不斷發出轟鳴的大海——用那些漂流木溫暖我的雙腳、任寂靜在我雙耳間流淌、讓悲傷慢慢沉澱。一路走來，我想方設法地為身體出的問題尋找答案，也就這麼一路偏離了一般人求醫問診的軌道，轉而開始深刻思索生命真正的樣貌、受了傷該如何療癒、倘若無法痊癒又該如何自處。

人既渴望靜謐卻又竭力抵抗那份空寂；隨著噪音與喧鬧飄飄蕩蕩，我們迴避各種形而上以及與自我存在有關的捫心自問。我們竭力逃避對於疏遠了自我這個老朋友的那份遺憾，也不想花心思去擔憂人生或許其實只是一場自欺欺人——一襲有著華美刺繡，但上面或許其實佈滿了斑斑蟲蛀的錦衣。說真的，有誰願意去想這些事呢？

面對著那片大海獨坐，我又想到，也許某些形式的療癒實在太過緩慢，慢到我們根本注意不到。

艾斯特·M·斯登伯格（Esther M. Sternberg）在其著作《療癒空間：環境與健康的交互作用》（*Healing Spaces: The Science of Place and Well-Being*，中文書名暫譯）裡提到，「實際的空間對於身體療癒或許有所幫助，這項理論其實真有科學根據。」一九八四年在《科學》（*Science*）期刊發表的一篇研究指出，倘若從醫院病房的窗子看得見大自然的景色，患者痊癒的速度會比病房裡沒有窗、沒有大自然景色的患者來得快——環境心理學家羅傑·烏力克（Roger Ulrich）檢閱了醫院自一九七二年至一九八一年間，四十六位接受膽囊手術且病房窗景不一的患者病例；其中一組患者的窗外是一片綠樹，另一組患者的窗景則是一片磚牆。結果發現，前者那些病房有綠樹窗景的患者比後者早了幾乎整整一天出院，所需的止痛藥物也更少。265

在二十世紀的重大科技革新出現之前，醫學界大多相信環境對於人體健康的重要性。古希臘主掌醫療的神殿通常都位處遠離繁忙城鎮的地方，有些甚至可以俯瞰大海，就連在中古世紀與文藝復興時期，醫療機構通常也都像伯恩濟貧院（Hospices de Beaune）那樣美輪美奐；伯恩濟貧院是法國波恩（Beaun）最美的建築，最初是用做貧困者的醫院。十九世紀，設立結核病療養院的先決條件是環境要有清淨、乾燥的高海拔空氣，還要有大量陽光照射；許多十九世紀的診所與醫院裡都有日光室（solarium，此字源自於拉丁文*sol*，意指太陽），來到醫院尋求療癒的患者都可以坐在這個空間裡好好接受陽光的沐浴。

十九世紀末的丹麥科學家尼爾斯・芬森（Niels Finsen）認為，陽光對於人體健康和療癒有著相當重要的影響力，對於那些罹患如尋常狼瘡（lupus vulgaris）（一種皮膚結核病）等慢性病的患者來說則尤為如此。於丹麥土生土長的他曾經被認為是不那麼聰明的孩子，他所就讀的學校校長就曾評斷：「尼爾斯是個好孩子，但他的天賦和體力都不夠。」芬森後來才被診斷出罹患了一種名為尼曼匹克症（Niemann-Pick disease）的遺傳性代謝異常疾病。後來他在其著作中提及，自己的研究成果都得「歸功」於身上的疾病：「我一直以來都為貧血與困倦所苦，而因為我長久以來都住在面北的房子，於是便推測多曬曬陽光應該對我有好處，所以後來就盡可能把握能夠沐浴在陽光下的機會；醉心於醫學研究的我當然也很想知道，曬太陽究竟能帶來**什麼好處**。」

芬森後來證明了光照療法（phototherapy）能夠刺激皮膚細胞（可能還有殺菌作用），因而改善天花和結核病造成的皮膚損傷。他透過研究研發出以集中紫外光進行光照的全新療法，對尋常狼瘡患者有莫大貢獻，也因此榮獲一九〇三年的諾貝爾獎。[266]後來又有一位名為奧古斯特・羅利耶（Auguste Rollier）的醫師，因為受到芬森啟發而開始提倡日光療法（heliotherapy），以日光照射為治療方式的觀念也就此流行起來；一九〇三年，羅利耶開設了第一家日光診所，患者可以逐步增加光照來促進身體健康。

二十世紀初的醫院會刻意引入陽光，不過到了二十世紀末，醫院卻開始避免陽光照射。斯登伯格在《療癒的空間》一書中提到：「到了二十世紀末，最先進的醫院空間通常是為了容納最先進的儀器而設計[267]，因此醫院空間的設置似乎變得好像以擺放儀器的條件優劣為優先考量，照顧患者的需求則成了其次。」「以擺放儀器的條件優劣為優先考量」，這令我想起當初做子宮內膜異位症手術的經歷，當時我被用輪椅推進了一間極冷的手術室裡，在那裡又餓又凍地等了幾個小時以後才開始手術；那時候有位護理師溫柔地遞給了我一條電熱毯，她解釋道：「機器在這種低溫下才能最有效運作。」

世界衛生組織對於健康的定義並不僅僅是治癒疾病而已，而是「一個國家的人民擁有完整身體、心理以及社會的安寧狀態，不僅是指沒有生病或虛弱的身體現象而已」。如果我們想認真探討現代醫學能如何改進，就得先從這項定義開始談起——面對慢性病時更是如此。倘若醫生想幫助患者恢復健康，就得把對於患者來說何謂健康的必要條件一起考慮進去，無論是陽光、安靜、自然或是任何其他因素，都要成為醫生考量的一環。斯登伯格表示，她曾與美國國家衛生研究院臨床中心（NIH Clinical Center）疼痛照護與緩和療護服務（Pain and Palliative Care Service）主任安．伯格（Ann Berger）對談，詢問過對她來說何謂療癒，伯格回答道：「就緩和療護的角度而言，療癒就是讓患者感受到完整。最重要的不是治癒與否，而是能否感受到自我的完整。」[268]也就是說，患者要感受到療癒靠的不單單只是類固醇或抗生素而已，大自然、動人的對話、碰觸、關愛，這些都很重要——我們要讓患者在走出醫生的診間後能夠感受到完整的自我，而不是焦慮不安。

不過矛盾的是，生病時候的我卻開始產生像喬治・普羅契尼克（George Prochnik）在其著作《追尋寧靜：一場顛覆聽覺經驗的田野踏查，探索聲音的未知領域》裡所提及參與貴格會（Quaker）聚會的經驗：「比起向內關注，更像是一種共同意識。」[269]身為一個罹患不知名疾病的病人，撕下了將我隔絕在世人之外的孤絕假面；我突然驚覺，那鐘聲其實是為我們所有人響起——我的困境就是你的困境，你的苦難也為我所有，因為我們都置身於其中。

約翰・多恩（John Donne）在一六二三年因為斑疹熱（spotted fever）（也就是斑疹傷寒〔typhus〕）爆發而差點病死，也因此寫出了膾炙人口的詩句：「沒有人是座孤島（No man is an island）。」多恩當時五十一歲，時任聖保羅大教堂（St. Paul's Cathedral）的教長；他的女兒在他病重時已經訂婚，於是他在住院期間催促女兒趕緊完婚，這樣他才能在離世前確定女兒下半輩子有人照顧。[270]多恩躺在病床上側耳傾聽教堂的鐘聲，意識到這鐘聲不僅僅是為婚禮而敲響，更是為這場疫病的無數亡者響起的喪鐘。

就身體感覺而言，多恩覺得自己非常孤獨；他在病中寫作了二十三篇題名為〈緊急時刻的奉獻〉（Devotions upon Emergent Occasions）的散文，提到「人類的處境因多變而慘絕！這一刻我安然無恙，下一刻則纏綿病榻，」這是他對屬於疾病那充滿不確定的黑暗世界的反思。「我對突然的轉變，對急轉直下的變化感到驚愕；我不曉得原因，也不知道該怎麼稱呼它。」這種不確定性一開始帶來了令人難以承受的疏離感：「若生病是最悲慘的遭遇，那在生病當中最悲慘的事則莫過於孤獨了。」然而躺在醫院病床上感受孤寂的同時，他聽著四周響起的喪鐘與婚禮鐘聲，心中浮現了在後世最廣為人知，關於人類在精神體驗上相互連結的見解：「沒有人是座孤島，永遠遺世獨立；每個人都是廣袤大陸的一部分，從屬於大眾……任何一個人死去對我來說都是一種消滅，因為我是人類的一部份。所以，別再問那鐘聲是為誰而響了；它為你我而響。」[271]

就算不是基督徒也會認同多恩的看法；生病會令人認清這種人與人之間的連結——也才明白我們都「屬於大眾」。然而在今日的美國，生了病就代表你必須與反對人與人相互連結這項事實的病態文化抗衡。生病的那段時間裡，有些時刻真的是我人生的低谷，因為我們讓自己相信，只有自己應該負擔起療癒的責任，而不是整個社會應該共同努力的目標；我為這點感到無比孤獨。

幾個月後，我再次開始使用抗生素了——抗生素也在幾天內就消除了我最慘烈的症狀——而且我又懷孕了。這次懷孕雖然艱難，但我也已習以為常——晨吐、身體不適，還有嚴重貧血；不過醫生在我第二孕期剛開始就為我靜脈注射了三次鐵劑，接下來的孕期開始變得感覺不錯——就某方面而言，我的身體狀態可以說是前所未有地有活力，感覺就像我的血液循環裡終於有了更多血球為我帶來健康的能量一樣，而且我也不再像過去那麼蒼白了。某天晚上吉姆對我說：「妳的臉色終於看起來紅潤一點了。」

我在那年七月生下了次子R；有兩個未滿兩歲的孩子，我的日子開始不分晝夜地通通被僅剩模糊記憶的疲憊與快樂、口水與一片朦朧所佔據。過去的症狀慢慢又找上門了——腦霧、身體疼痛、揮之不去的疲憊感——同時，教學對我來說又再次成為艱難的任務；但這次我知道無論如何，我都有辦法面對。三年前，這些症狀令我根本不敢想像各種可能性：生孩子、工作、成為一名作家；然而時至今日，各種難熬的症狀雖然仍然令我感到沮喪，但我已經知道令我不適的原因，也知道哪些方法可以幫助我回到能正常生活的最基本狀態。除此之外，我還擁有了我長久以來一直渴求的可能性：餵奶時，寶寶那雙黑亮的雙眼盯著我瞧，他用胖胖的手指抓著我的小指頭不放；寶寶的哥哥坐在旁邊的地毯上，用積木搭起一座有著許多砲台與尖刺的城堡。我的生活或許依然存在許多限制，令人感到虛弱的疲勞與疼痛也會時不時找上門，但我同時也很清楚地意識到，自己能恢復到這種地步有多幸運。我希望我能盡可能拉長這樣的健康狀態，足以讓我的孩子記得，母親曾和他們一起在沙灘上奔跑。

第十九章 解方

我的朋友J是道德與法律哲學家，一月裡某個寒冷刺骨的週一晚上，他在晚餐桌上這麼對我說：「妳受的苦對我來說是種負擔。」那天正好是我的生日。一場史上少見的暴風雪即將衝擊美國東北方，電視上的新聞播報員都在警告觀眾暴風雪將持續整整兩天，而且降雪量會十分驚人。我和鄰居們都趕緊出門購買手電筒、電池、酒水，為即將到來的壞天氣做好準備，以防到時候只能待在公寓裡足不出戶；這時雪已經開始下了，輕飄飄地、柔軟地包覆著窗外的世界。

J和我聊一聊便開始談起日常生活中的不正義，也就是某些族群每天都會面臨到的問題。我問他，假如某個病人的醫生或朋友不願意相信他真的生病了，這算不算是一種不正義？我想知道，從他對於人性的觀點來看，為何要醫生（以及我們其他所有人）認同那些未知的疾病如此困難——為什麼我們會旋即認定對方是在誇大或假裝症狀？這種拒絕承認他人苦痛的現象背後到底有什麼原因？

我問道：「就算醫生不知道該怎麼『做』，就算檢驗結果難以得出定論，為什麼不接受患者本人的說法就好？為什麼我們的醫療系統那麼容易懷疑眼前來求醫的患者？」

他回答道：「這樣說吧，因為認同你的苦痛會帶給我負擔。」

「可是我要的只是認同啊。假如你不用進行任何療程，也就不會有任何醫療責任了吧。」

他繼續對我說道：「你想想，就算你只是希望有人認同你生病了**這件事**，其實都是對我提出了某種要求，不是嗎？你提出了這個要求，我就得回應，我得對你的感覺感同身受，這種共感就會影響我。一旦我得對越多人共感，對我來說就越辛苦。假如有個人坐在我面前受苦——我不是說你喔，」他這時停下來補充道，好像已經感覺得出來我開始認為他是在針對我了，「對任何人來說都一樣——你要別人認同你的感受，其實就是提出了一種要求。」

J認為，如果對方並沒有準備好面對你的病症——無論對方是無法給予你任何幫助，還是對方的情緒已然枯竭——在這種情況下，即便只是像認同這樣簡單的事，都會成為一種負擔。

我發現確實如此，認同這回事真的需要耗費能量，而對於疾病的認同與否對病人本人來說卻是一大問題。正如同文學評論家赫密・李（Hermione Lee）為維吉尼亞・吳爾芙《病中的我》一書所寫的引言：「這個世界無法承受人們時不時同情他人，這太曠日費時了。」[272]吳爾芙則解釋為何文學作品會如此鍾情於描述人的心思：「在一場場大戰中，身體驅使、奴役著思想，獨自在臥室中面對高燒的進犯或憂鬱的侵襲，無人知曉。這原因也並不難推敲；要正面看待這一切，需要如馴獸師一般的勇氣、堅定的理念、深植於這世界核心的深刻理由。」[273]

這正是我們所需要的一切。我們需要一種整體性的治療方式，不同於現今醫學系統通常會為慢性病患者提供的一般醫療方式；我們也需要從根本開始改革、著手潛心研究。在一個溫暖的秋日，我前往哈佛大學裡一棟雄偉的大理石造建築，牆上掛滿了知名經濟學家的黑白照片；經濟學家大衛・卡特勒（David Cutler）的辦公室就在這裡，我與他約好了要見面談談關於慢性病醫療照護的結構性經濟困境。

「我們都知道，醫生與患者的互動關係越密切，治療效果也就越好，」卡特勒說道，「舉例來說，假如你收治的糖尿病患者沒有按時來做糖化血色素檢查（HbA1c testing）」——也就是用來測量患者過去三個月血糖平均數值的檢測——「或是膽固醇之類的檢查，要是護理師能夠直接打電話提醒患者：『大衛，你沒來做檢查喔，本來應該要三個月檢查一次，現在已經過四個月了，你要安排週四下午來做檢查嗎？』然後患者就會來了，這根本沒那麼難，就只是鎖定並直接接觸客戶的基本行銷策略而已。」

真正的困難點是，我們該怎麼建立能夠促使醫護人員做到這一點的醫療體制。卡特勒說：「我們都知道，假如將把事情做對這一點當作基本要求，其實大家就會表現得更好。」他同時也指出，美國的健康照護系統缺乏許多把事情做對的基本要素。「我常常把財務規畫拿來跟慢性病醫療照護做比較。大家會花大筆銀子購買富達投資（Fidelity）和先鋒領航集團（Vanguard）等機構的服務，為的就是想讓存退休金變得更容易；但卻沒人用這套方式來為慢性病等疾病做健康規畫服務，這是因為財務規畫相較之下簡單多了。」

我問卡特勒，為什麼似乎沒人願意做這種統整並管理醫療照護的服務，負責建議患者如何控管可能與睡眠、飲食等因素密切相關的疾病。

卡特勒回答道：「那是因為醫生沒有受過適當的訓練；在成為醫生的過程中，他們受的是用來打磨工匠技藝的訓練。外科醫生負責切開患者的身體一探究竟、腸胃科醫生負責疏通腸胃道、皮膚科醫生專精於檢查皮膚；他們沒有接受過管理層面的訓練。所以我們需要有人挺身而出接下這份職責；然而這正是現今醫療照護系統最缺乏的一塊，一部分原因就是因為相關的經濟運作機制無法（或只是尚未）發揮作用。有件事總是令我印象深刻：橄欖球隊裡薪水最高的是哪三個人呢？四分衛、左截鋒——負責保護四分衛的盲點，免其受到攻擊——還有教練。教練憑什麼拿這麼高的薪水？他根本不上場也不會碰到球，甚至也沒有運動員的體格；但重點是，他負責安排一切，就是因為他得負責安排一切，所以才能拿這麼高的薪水。」

「但我們的醫療界裡卻沒有這種角色存在。我以前養貓的時候，獸醫會打電話或寄通知提醒：『該帶貓咪來檢查了。』牙醫也有這種服務。但醫生就是不會這麼做，感覺就好像他們根本不需要病人一樣。」

他繼續往下說：「問題是，醫生沒有受過任何相關訓練，他們又怎麼有辦法做到這些事呢？不管是管理學、經濟學還是行銷學，這些醫生都沒有受過相關訓練。」

蘇珊・布洛克是哈佛大學緩和療護學門的先驅，她表示，其實多數地區醫學訓練當中的溝通技巧培訓都「非常粗淺」；不過當然也是有成功的地方，近來醫學界在老年醫學以及緩和療護的大步邁進也讓我們看到美國醫療系統確實能夠有所改變，從過去的高科技醫療方針（同時也會帶來其特有的問題），轉變為幫助患者與疾病**共存**的醫療模式。老人醫學及緩和療護的醫生都經過特別訓練，以利醫生能夠透過患者的態度觀察出他們最在乎的是什麼；除此之外，醫學院也開始嘗試扭轉醫學界長久以來什麼都直接怪罪到病人頭上的壞習慣。某些醫學教授——不過布洛克也暗示這樣其實還是不夠——已開始花費更多心力教導學生重要的溝通技巧。

不過光有溝通技巧顯然不夠；大多數患者有自體免疫疾病的患者都希望能設立更多自體免疫疾

病臨床醫療中心，讓醫師為患者提供一對一的整體治療，就像癌症醫療中心的照護模式一樣。以色列的舍巴醫療中心（Sheba Medical Center）便創立了自體免疫疾病中心，那裡的醫生會以功能醫學的角度看待患者的整體健康狀態，並且採用在美國並不常見的模式相互合作、協調；大家都希望在未來看到更多類似的改變。美國賓州匹茲堡（Pittsburgh）的西賓醫院（West Penn Hospital）便與美國自體免疫疾病協會合作，於二〇一八年設立了阿雷格尼健康網絡自體免疫疾病機構（Allegheny Health Network〔AHN〕Autoimmunity Institute）；此機構為負責協調自體免疫疾病照護的核心組織，由專精於狼瘡的風濕學家約瑟夫．阿赫恩（Joseph Ahearn）主導經營，並且由阿雷格尼健康網絡狼瘡醫療研究中心（Lupus Center of Excellence）主任蘇珊．曼茲（Susan Manzi）監督。狼瘡醫療研究中心的研究常常成為美國自體免疫疾病協會推動計畫的靈感來源，底下也有許多相關的機構中心。而正如阿赫恩向我們表示：「我們的目標是進一步運用狼瘡的醫療模式來治療各種自體免疫疾病。我們發現可以透過設立自體免疫疾病發展研究中心來進行各種疾病的研究探討，不需要再分出獨立科室；我們可以用同一組人馬來面對、處理多種自體免疫疾病。」

美國自體免疫疾病協會抱著雄心壯志展開了全新冒險：他們標榜自己的做法是「世上獨一無二」，秉持著「全新自體免疫疾病照護方式」為患者服務。他們提供可於當日與十七個不同科別的醫師進行深度診療的服務，並且也相當以其高效率的醫療照護協調能力為傲；那裡的醫生願意花費數小時與患者以及其他醫生談論病況。建立此機構初期，阿赫恩便要求規畫出開放的工作空間，以利醫師與護理師在為患者診療後「開會討論」，彼此分享看法並即時溝通當下想到的治療方案。除此之外，該機構每週都會舉行跨科別會議，阿赫恩表示：「我們會用這個時間討論極其罕見的病例，那些連在醫療文獻上也找不到相關資料的病症」——例如某位體內有狼瘡自體抗體的患者「皮膚同時出現了硬皮症〔scleroderma〕的症狀，另外也透過肺部X光發現了肺部病變」——醫生們便會藉此機會討論特殊罕見病例。就研究的角度而言，此機構是一種全新的嘗試，試圖為患者打造出更好的診斷工具（阿赫恩同時也提出液態活檢〔liquid biopsie〕為例），至於臨床醫學部門的目標則是「不把患者依既有的診斷分門別類，因為我們都知道現今的診斷標準仍不夠完備。有時候醫生其實可以坦誠地向患者表示『我不知道你到底生了什麼病，所以我們先不要為它隨便貼上某種疾病的標籤，但我們會根據目前看到的症狀判斷狀況並且著手治療。』」我當初突然病倒的時候，就曾夢想著有一天可以遇到這種醫生！然而現實是，我得千辛萬苦地到不同地方看診，慢慢地看過一位接一位的醫生，試著讓他們告訴我更多資訊、為我治療。

令人振奮的是，研究人員可以透過各種新科技發揮創新思維，找出更多過去我們無法企及的答案。聚生研究基金會的微生物學家艾咪．普蘿對於未來針對肌痛性腦脊髓炎／慢性疲勞症候群以及長新冠症候群等其他感染性疾病的研究抱持著謹慎樂觀的態度，而她的這份樂觀是源自於以下兩項進展：科學家如今已開始尋找藏在組織裡（而不只是血液）的病原體、現在有了更先進的科技。她解釋道：「過去我們用來辨識患者體內病原體的科技與工具十分有限。不過我們現在也已經發現，病原體很少存在於液體當中，而且大多數感染性疾病都是由會優先感染神經系統的微生物所引起。對我來說，這個領域現在最大的突破是，我們可以運用更先進的方法尋找患者血液及組織裡的微生物。現在我們已著手進行解剖檢驗，研究、觀察被病原體破壞得最嚴重的患者組織及大腦，以及中樞神經系統。除此之外，我們現在運用的技術比起五年前也已有相當長足的進步。」

這些創新研究也為醫學界帶來了許多關於免疫系統、病原體、人體微生物群落之間互動的全新見解，而且研究發現這種種現象都可能會影響我們的新陳代謝、情緒，甚至產生癌症腫瘤。如今醫學界面對疾病的思維已經為我們打開了一道全新的知識大門，問題在於大家是否有意願了解，到底是什麼原因導致了像肌痛性腦脊髓炎／慢性疲勞症候群這樣長期受到污名化的病症。

像我這樣的患者或許確實有理由抱持希望，認為改變即將到來。假如說COVID-19疫情有為世界帶來什麼好處，那大概就是長新冠症候群的影響規模之大，讓我們確實做好準備迎接思考與談論慢性、全身性、免疫介導疾病的範式轉變。COVID-19重創全球，然而疫情卻也可能同時為那些長期受到忽略的慢性疾病患者點亮了希望之火。疫情影響範圍與程度之巨大，導致COVID-19造成的長期後續效應令人難以忽視；相關研究的需求浮上檯面，也因此有越來越多資金挹注。疫情期間，許多學術型醫療院所設立了COVID-19感染後照護中心，藉此協助患有俗稱為長新冠症候群的患者，而此一病症的正式名稱其實是「COVID-19急性感染後症候群」（post-acute COVID syndrome）。某方面而言，這個進展速度實在驚人；雖然我們仍正在面對一場規模未知且可能影響數百萬美國人未來的重大危機，但若是以比較樂觀的角度來看，這也就表示西方醫學界或許即將終於公開、坦然地面對那些曾經受到類似爭議的各種疾病。

西奈山醫院COVID-19感染後照護中心（Center for Post-COVID Care）是美國頭幾間專為

COVID-19感染後照護設立的醫療中心，而他們這趟追尋答案的旅程是由一起神祕事件開啟。[274]二〇二〇年春天第一波COVID-19疫情襲擊紐約市期間，內分泌學家陳子建（Zijian Chen，音譯）針對COVID-19患者進行了線上調查，想了解有多少患者在初次感染COVID-19過後一個月後仍有症狀。據了解，COVID-19本應是個病程為時兩週的呼吸道疾病，因此陳子建預期應該只有少部分人會在感染後一個月依然感覺身體不適；但事實並非如此。他說：「看著資料庫裡的一千八百位患者，當下我就有點慌了，不禁心想，**我的天啊，竟然有這麼多患者過了一個月依然有症狀**。」這下他才恍然大悟，美國如今要面對的不單單是百年難得一見的疫情而已了，還有許多患者因為不知名原因久未康復的後續效應。更令人吃驚的是，大部分過了許久依然有症狀的都是COVID-19輕症患者，這群人回報了許多明顯持續症狀的族群，陳子建列舉了這些患者提到的各種症狀：「呼吸急促、心悸、胸痛、疲勞、腦霧。」

陳子建在COVID-19感染後照護中心迅速召集了各科別的醫師組成醫療團隊，協助患者控制感染後的長期症狀。除此之外，他也與擁有創新思維的夥伴如大衛・普提諾（David Putrino）合作；普提諾是美國西奈山醫療系統（Mount Sinai Health System）的復健創新主任——他把時間都投注在思考大多數醫師不關心的問題，也就是他所說的：「測量那些難以衡量的事物。」西奈山醫院會招募普提諾就是為了請他提供針對復健醫療的創新思維，因此普提諾時常集結各路專家攜手合作，為的就是打破美國健康醫療系統的既有運作模式——就像他說的：「一切都高度專科化，各領域的專家也根本不彼此溝通。」

COVID-19感染後照護中心開始為所有罹患長期症狀的患者分診，將他們轉介給對症的專家並找出症狀肇因；部分患者的病情特別嚴重，心肺等器官通常已經受到明顯損傷，COVID-19對他們造成的傷害程度就呼吸道病毒而言實在嚴重得不太尋常——也令人忍不住提高警覺。不過陳子建也告訴我：「他們反而算是幸運的了，因為這樣我們就有明確的治療目標可以著手。」剩下那些不那麼幸運的人——也就是COVID-19感染後照護中心的患者當中佔百分之九十的人——則令人摸不著頭緒，陳子建說：「我們找不出他們到底哪裡出了問題。」[275] 以一般情況而言，COVID-19急性感染對男性的影響比起女性來說更為劇烈，但這群產生持續性不知名症狀的患者當中女性患者的佔比卻是壓倒性地高（COVID-19急性感染指的是人體感染後免疫系統開始對抗病毒的特定期間，急性感染期在每位患者身上的表現可能輕重程度不一），而且這些人通常都是年齡介於二十至五十歲的年輕女性——對醫生來說，她們通常不會是受COVID-19影響最嚴重的年齡群體。除此之外，這些人大多都是相對富裕的白人，而此現象也引起醫生的擔憂，因為這表示可能其實有許多有色人種族群也出現了同樣的持續性症狀，但卻得不到需要的醫療照護。

各位讀者現在大概已經很熟悉這種情節了——長新冠症候群的患者就算做了檢查，也通常找不出什麼明顯的異狀；復健科醫師黛娜．麥卡錫（Dayna McCarthy）是COVID-19感染後照護中心的臨床主治醫師，她表示：「檢查結果都顯示為陰性，所以就西醫的角度來看當然就會覺得『你沒生病。』」

但不用說也知道，這些患者都跟我一樣並不是真的沒事。患者主導研究協會（Patient-Led Research Collaborative）（這是其中一個提倡大眾關注長期症狀的團體）進行了一項關於COVID-19的調查，請將近三千八百位持續生病的患者描述症狀；其中有極大比例——高達百分之八十五・九的患者——表示，在初次感染COVID-19後的幾個月內病情復發，而這通常是心理或生理上的勞累所引起[276]。許多患者表示他們有嚴重的疲勞感和腦霧症狀，另外也有些患者在站立或行走時會感到胸悶及心搏過速——也就是每分鐘心跳超過一百下。出現長新冠症狀的患者在臉書和其他網路平台如雨後春筍般大量出現，互相分享相關資料和彼此的病例。二〇二〇年春天，我開始常在這些留言板上流連，也因此親眼看到成百上千曾經身體健康的年輕人，身上開始出現與我出奇相似的症狀，這真的很嚇人。

可以想見，這種情況在過去一定會令許多醫生認為都是患者的焦慮或疑病症作祟，因而選擇忽視這些疾病，然而在西奈山醫院卻不是如此；陳子建醫師與他的同事們（包括大衛・普提諾等人）都努力嘗試搞清楚這種清況背後到底發生了什麼事。他們感興趣的不光只是學術層面的因素；除了這些症狀對於患者個人生活產生的劇烈影響之外，此現象涉及的範圍之廣也令他們心中警鈴大作。麥卡錫對我表示：「我的天啊，這一切背後其實隱含了重大經濟問題，代表現在有大量二十歲到四十歲的青壯年人——也就是主要的勞動人口——失去了工作能力。」非正式調查指出，感染這種前所未見的冠狀病毒的人口當中，有百分之十至三十的患者出現了長期症狀；就算之後經正式研究證實此數據為高估的結果，長新冠症候群患者的數量依然多得令人驚愕。[277]紐約長老會醫院（New York-Presbyterian）／哥倫比亞大學厄文醫學中心的全球衛生急診科主任克雷格・史賓瑟（Craig Spencer）表示：「大家都該明白，此次疫情帶來的傷害比我們所想像要大得多，而這正是所有人都應該即刻投以關注的領域。就算疫情結束了，許多人仍然得繼續與長新冠症候群共存，這不是謠言，也不是患者幻想出來的故事情節，而是我們正面臨的現實。」

有些人根據初步掌握的證據提出理論，認為長新冠是病毒引發劇烈免疫反應後產生的結果，因而導致人體各處皆受到損害；另外也有些人推測是病毒所引發的免疫反應導致了免疫疾病；除此之外也有人認為，是病毒本身對人體神經系統以及其他各部分造成難以觀察出的傷害，或是殘存的病毒躲在人體之中，導致人體持續產生免疫反應。又或許，不同患者身上可能其實結合了以上各種理論所提出的原因（有趣的是，其中有許多患者表示，接種疫苗確實緩解了他們的症狀）。[278]

大衛．普提諾表示：「我們所觀察到的是與過去截然不同的綜合症狀，」他認為長新冠症候群比其他類似的症候群「令患者更加虛弱，造成的傷害也更嚴重」，但神祕程度卻不亞於這些疾病。如今顯然有許多病人正在與普提諾所稱的自律神經失調共存，更甚者，這些患者的症狀實在太過於千變萬化，因此難以歸類於一個現存的疾患名稱之下來統一稱呼。從某種程度上來說，長新冠症候群的症狀和自律神經失調十分相似，尤其與姿勢性心搏過速症候群特別相像——但又不完全和教科書上所記載的症狀一模一樣（甚至有些醫生開始稱其為COVID-19感染後姿勢性心搏過速症候群〔post-COVID POTS〕）。從另一方面來看，長新冠症候群也和肌痛性腦脊髓炎／慢性疲勞症候群頗為類似，患者同樣有運動不耐和嚴重疲勞的問題，但也一樣不完全符合教科書所列出的典型症狀。自體免疫疾病也是如此；在我向研究人員請教他們的研究成果時，我發現這其中有一種共通性：以上各種疾患都是為人知之甚少的疾病，它們同樣都會因為身體受到感染而觸發，而且都會造成被歸類在單一疾病名稱下的多種全身性症狀。

一次偶然的機會下，普提諾與在西奈山醫院研究自律神經失調症狀且治療了上百位患者的艾米．康托羅維奇攜手合作，展開有關自律神經失調患者的醫療計畫（在那之後，康托羅維奇也為普提諾的太太診斷出了先天結締組織異常並進行治療）。普提諾表示，在研究團隊向他介紹計畫囊括的所有病例以後，他突然有了驚人發現：「我看著那些患者的症狀心想：『我的天啊。』然後就打電話給艾米，我對她說：『請幫幫我。』」據康托羅維奇回憶，她在深入瞭解長新冠症候群的當下不由得心裡一沉，她還記得自己當時心想：「要是大多數人都有這樣的症狀，我們就真的麻煩大了；因為實在有太多醫生根本不把自律神經失調當成一種真正的疾病了。」

若要說長新冠症候群的肆虐橫行能帶來任何希望，那大概就是讓某些學術醫療中心開始認真看待這些患者了吧；畢竟長久以來，醫學界面對那些難以辨別的慢性疾病（尤其是那些患者多為女性的疾病）時的表現都不大理想。病患倡議團體過去一直努力爭取某些疾病能夠受到醫學界的認可，這一次他們的行動終於開始獲得學術醫療機構更進一步的接納，甚至美國國家衛生研究院以及世界衛生組織都已公開承認長新冠症候群是一種實際存在、需要更深入研究的疾病。[279]究竟是什麼改變了這一切呢？其中一個關鍵便是其廣泛程度——全世界對於COVID-19的關注以及其導致的後續影響，都是在萊姆病或肌痛性腦脊髓炎／慢性疲勞症候群等疾病之上前所未見的龐大規模；除此之外，也是因為這些患者團體開始呼籲大眾關注長新冠症候群時，直接接觸到的正好就是那些願意傾聽他們聲音的醫療從業人員：首波提出COVID-19病情復發並且出現長期症狀的患者，當中有一大部分是醫生及醫療從業人員，其中也包括了受長新冠症候群所苦的黛娜．麥卡錫。陳子建對我說道：「這些都是和我們並肩工作打拼的醫護人員，所以我很清楚他們不會是那種假裝生病的患者；假如我的同事，這些我每天密切合作的夥伴告訴我他們因為無法正常思考而沒辦法好好工作，我會選擇相信他們。」

在這些醫療機構裡，開始學習如何治療長新冠症候群的醫療從業人員也積極倡議用全新思維看待慢性疾病；例如艾米．康托羅維奇，她本身醫治自律神經失調患者已有將近十年經驗，也因此熱衷於為那些疾病受到輕忽的患者發聲。康托羅維奇說：「我的患者大多是年齡介於二十至四十五歲的年輕女性。她們通常都承載著長長一段追尋診斷的故事，遇過太多醫生直接就下定論各種症狀都是她們的臆想，或是單純源自於焦慮而已。」她的患者恰恰就是醫療系統最容易辜負的典型族群——她們疾病的真實性遭到質疑，被不斷轉診給一位接一位的醫生，吃一大堆藥物卻找不到問題根源，這些景況對我們來說是如此熟悉。

當醫院高層願意敞開心胸傾聽這些醫生的聲音，治療方針也就開啟了新的可能性。例如在西奈山醫院，患者病情經過長期治療都沒有減緩的跡象，普提諾的團隊非但沒有忽略他們的需求，反而進而認知到解決長新冠症候群這種神祕病症的關鍵就在他們眼前：呼吸失能（dysfunctional breathing）。越來越多證據顯示，長新冠症候群的患者只能透過嘴巴淺淺地將空氣吸進肺臟上半部，而不是像平常人一樣透過鼻子將空氣深吸至橫隔膜，於是這種呼吸失能的現象便會刺激負責調節心率的迷走神經（vagus nerve）以及自律神經系統；麥卡錫也表示，這些案例患者的呼吸已「完全失能」。陳子建以及普提諾的團隊於是設立了為期一週以科學方法為基礎的呼吸訓練實驗計畫，這項計畫由一家名為史塔西斯（Stasis）的公司設計，旨在為病情嚴峻的患者重新建立正常呼吸。一週後，這項實驗計畫中每一位參與者呼吸急促及疲勞的症狀都有所緩解。雖然對這些患者來說，這遠遠還不到完全解決問題的地步，但這至少是一條新的線索、一個開始——也是一個表示科學終於可以為他們解決困境的跡象。

二〇一二那一年，我的病來得又猛又快。在當時，若是希望大型醫療機構迅速反應，意識到得用有組織的方式面對急性病毒感染後產生的持續症狀並採取行動，這似乎是不可能的事；但到了二〇二〇年這竟然成真了——而且不只是在西奈山醫院，遍佈美國各地的其他學術醫療機構也都出現了這樣的改變。西奈山從各方面著手且投入大量時間的治療方式——以整合醫學為基礎，目標在「治療患者的整體狀況而非只針對疾病本身」——成為患者最終能完全康復（或至少復原得比過去更好）的最佳機會。

醫學界能夠及時關注長新冠症候群患者這一點確實至關重要，因為無論導致這種症候群的原因到底是什麼，能夠及時處置就是成功控制病情的一大要點。正如普提諾所言：「面對長新冠症候群，我們目前明確知曉的一點就是，長期症狀要是拖越久不處理，最終就得花越多時間才能康復。」這也就表示立刻就醫診治的人通常都恢復得比較快。我與其中一位患者凱特琳．巴伯（Caitlin Barber）聊了聊，她罹患長新冠症候群長達九個月的時間，後來是因為受到臉書社團上的一位病友推薦，才在二〇二〇年九月中至西奈山醫院接受治療。頭一次與她談話時，她自律神經失調的病情嚴重到連在自家公寓上下樓梯都沒辦法，也因此大部分時間都只能臥床休息；她的腦霧狀況也很嚴重——所以無法繼續工作——而且只要一站起來，她的心跳就會飆升到每分鐘一百八十下（一般平均心率為每分鐘六十至一百下）。她回憶道：「好幾個月以來，我一直受到醫生的駁斥與拒絕，還徹底被他們煤氣燈操縱*（gaslight）了。」於是她的病情日益惡化；前往COVID-19感染後照護中心就診以後，一位住院醫師收治了巴伯並為她進行心臟的全面檢查。照護中心的醫師告訴巴伯，即便他們還不確切知道怎麼樣才能讓她好起來，但這裡的醫生真心相信她、願意幫助她。西奈山醫院的醫師為她協調安排好了看診計畫，指導她進行呼吸練習以及和緩的物理治療，信任她對自己症狀的描述、傾聽她的擔憂。按照西奈山醫院的計畫治療了一段時間以後，巴伯的症狀有了長足的進步，她終於又可以靠自己上下樓梯了；她說自己能在這段時間裡一直堅持下去，就是因為知道眼前終於有了個**計畫**。

凱特琳．巴伯在西奈山醫院獲得的照護，不僅為長新冠症候群患者提供了醫療模式的典範，也是本書所描述的多種疾病亟需的照護模式。憑藉著陳子建敦促醫療組織迅速展開行動的意識，以及普提諾跳脫傳統的治療方式，西奈山醫院的醫療系統就像阿雷格尼健康網絡自體免疫疾病機構一樣，建立了醫療照護的模範，未來也可能會有越來越多醫療機構能夠（也應該）為全身性慢性疾病患者打造這種醫療模式。如果接下來能夠設立來越多專門診治自體免疫疾病、治療後萊姆病症候群、肌痛性腦脊髓炎／慢性疲勞症、長新冠症候群的醫療中心，以盡力協助患者找到疾病根源並治療常出現的合併症就好了；這些醫療中心可以像阿雷格尼健康網絡自體免疫疾病機構一樣，在進行研究的同時也治療常伴隨上述等各種疾病出現的多種共同致病因子。[280]

* 譯註：為一種讓被操縱者逐漸開始懷疑自己，質疑自己記憶、感知、判斷的心理操縱形式。

正如我們所觀察到，這樣的醫療照護模式會扮演如此重要的角色，是因為能夠獲得妥善的醫療以及足夠的同理心，確實能對慢性病患者帶來許多正面影響。醫生為凱特琳・巴伯安排的就診計畫與許多慢性病患者找上醫療專家求醫問診的經驗相當不同，過去我們遇到的醫生通常只會花大約十分鐘聽病人說個大概，也不會與其他醫生互相溝通；同時，在美國許多地區也難以獲得如此高水準的醫療服務。就過去的經驗來看，較缺乏資源的區域——無論是因為居民多為農民、收入較低或為有色人種——就更難以獲得這樣的醫療資源（目前尚未蒐集到長新冠症候群對於不同種族以及社會經濟群體所造成影響的完整數據）。

而這一切又回到同樣的疑問，也就是我們要如何——或是否可能——獲得足夠的資源為每個需要的人提供醫療照護。醫院得靠更多的患者流量來賺錢，然而我們前面所提及的那些慢性疾病真正需要的或許並不是高科技醫療技術，而是必須在患者身上投注大量時間與心力長期照護；醫護人員得按患者的需求為他們量身打造個人專屬的治療方案，而正如黛娜・麥卡錫所說：「我們原有的醫療照護系統本就不適合這種全新的醫療型態。」（而這也正是西奈山醫院的等待名單如今越排越長的原因。）傳統醫學界已經習慣了節奏快速的治療方式，然而慢性疾病卻無法單靠一顆藥丸或是直截了當的療法就徹底解決。我就聽過另一位醫生說：「那不是醫生喜歡處理的問題。」普提諾向我表示，許多西奈山醫院收治的 COVID-19 急性感染後症候群患者都已經「開始朝康復之路邁進；然而在我看來，沒有任何一位病人真的能夠回到過去從未感染 COVID-19 的健康狀態。」

也許這一次我們真的即將見證改革發生，畢竟疫情實在為這一整個世代的醫生和科學家帶來了前所未有的震撼。潔西卡・寇恩（Jessica Cohen）不僅是醫生，也是因為COVID-19而產生自律神經失調的患者，她便對我表示自己在知道自律神經失調這種問題有多普遍以後，對醫學院關於這方面的知識傳授與訓練之貧乏感到訝異；輪到自己也成為病人以後，她照護慢性病患者的方式也隨之改變。與此同時，對於那些身患依然無法清楚分類、沒有明確治療方式的疾病患者來說，寶貴的時間正在一點一點流逝，現實狀況裡也依然存在許多難以跨越的障礙。普提諾說：「許多醫生就是希望能拿到可以直接把病治好的方程式，但並沒有這種東西；真正的解方其實就是認真傾聽病人的話語、仔細區辨症狀、想辦法判定症狀的嚴重程度、嘗試施以治療手段接著觀察症狀是否緩解，這才是醫學真正應該具備的樣貌。」然而就在這個當下，像我們這樣纏綿於未知慢性疾病的患者，持續面對著生命的流逝。

第二十章

生命智慧的故事

關於疾病，我們講的幾乎都是如何克服它的故事，要是面對的是無法克服的疾病，那麼我們就會講從痛苦中得到智慧的故事。在我生病的過程中，我身邊總是有些人會因為想要為我緩解痛苦而向我保證這些苦都會帶來好處；在他們接受的文化敘事（cultural narrative）當中，疾病所帶來的心靈與智性啟發就能抵銷它對我們的蹂躪——因為疾病會為我們帶來轉變，所以彷彿就變得可堪忍受。我病況最嚴重的那年春天，有位朋友造訪我位於布魯克林的公寓，當時我幾乎整天都只能躺在沙發上，而這位朋友則坐在旁邊一面喝著花草茶，一面誠懇地細數這場病為我帶來了哪些啟發。她說，如果能夠得到這些啟發，其實生這場病也很值得；我忍不住憤怒地厲聲反駁道：「老實說，得用這種方式才能獲得的啟發我寧可不要。」

以美國流行的那套身心靈觀念來說，疾病是我們用來自我提升、學會自我接納的寶貴機會，而如今許多病人也都抱持著這種思維。《床上的愛麗絲》（*Alice in Bed*）是蘇珊．桑塔格寫作的劇本，以身患慢性病的愛麗絲．詹姆斯為主題，而這齣戲裡也出現了前述那種思維；戲裡的愛麗絲當下已病勢危殆，朋友卻彷彿無視她的眼前困局，選擇歡快地鼓勵她：「去勇敢追尋妳還能做的事。」愛麗絲則尖刻回應道：「人生的問題不單純在於有沒有勇氣而已。」[281]人類學家凱博文

（Arthur Kleinman）則是在《談病說痛：在受苦經驗中看見療癒》（*The Illness Narratives*）一書中讚揚了能夠「優雅」面對疾病的患者[282]；至於旁觀者則通常會關注慢性病患者罹病體驗當中所謂正向的事，大概是因為這樣他們才有辦法夠忍受目擊這些苦痛。除此之外，對於強調痛苦對人類來說具有教育意義，甚至有神聖價值的猶太基督教來說，疾病能為心靈帶來改變的概念早已深植於他們的價值觀。

確實，生病對我們來說是一種考驗，也會迫使病人重新建立新的生活方式，疾病所造成的破壞也帶來了再創造的可能性；就像亞瑟·法蘭克（Arthur Frank）在《負傷的敘事者》（*The Wounded Storyteller*，中文書名暫譯）所寫道：「毀滅就是成長的開始；被摧毀的一切將重新建立。」[283]但我讀過太多囿於疾病之苦者寫下的信件與日記，實在難以對身邊健康的朋友只關注疾病所帶來「靈性成長」的態度感到樂觀。試著在疾病當中找到一點實際的救贖與在痛苦的本質上自我欺騙，這兩者之間只有一線之隔，而除非我們認真哀悼過因病失去的一切——除非真的出現了一群認真看待患者苦痛的醫者——否則我們著實不該為疾病帶來的收穫而慶賀。

好幾次（當我病情最嚴重時以及開始恢復時），我都不禁苦苦思索，自己到底能從這些慢性疾病中挖掘出什麼好處：疾病真的為我帶來智慧了嗎？我受苦的意義是什麼？要想回答這些問題，我們得先深刻探討在面對疾病時，患者會對自己述說的幾種故事類型——並且接受所謂疾病帶來的意義其實是一種不穩定、不確定且因人而異的存在。

我生了病，病情惡化，然後康復——這是疾病故事標準的敘事方式；但正如同我無法明確指出自己是在什麼時間點如何罹病一樣，我如今也不能斷言我已完全康復。我的疾病故事並沒有那麼明確而乾淨利落；我的故事會因為我是在哪一個月、哪一天、哪一個時刻，還有我的症狀當下是隱身於體內還是浮上檯面而有不同的版本。我在二〇一二年突然生了重病，然而我確實比自己起先以為的要來得幸運；為病所苦了幾年以後，接受蜱傳疾病的治療確實令我有所好轉，我也從只能纏綿於病榻、連基本詞彙如「春天」都想不起來的病人，變回能夠正常生活且多數時間很有活力的三十八歲女性。我確實康復了，然而——雖然我很不想把關注焦點放在這件事情上——我卻也依然還病著。現在的我必須與關節活動度過大型先天結締組織異常症候群、姿勢性心搏過速症候群以及自體免疫甲狀腺炎長期共存；我仍然會有持續性的疲勞、腦霧症狀，以及神經和結締組織的問題，這些病症大多數時間都在我可以控制的範圍內，但當然它們有時候也會失控。

最近某天早上，我一起床就開始不太舒服；一陣陣尖銳的電擊感又在我的雙腳與雙臂流竄。我站在水槽邊，因為一次又一次的抽痛而無法好好清洗碗盤，我的大兒子正在吃早餐，這時他抬起頭看著我問：「媽咪，妳怎麼了？」即便我極力避免在他面前表現出不適，但才四歲大的他卻已經感覺得出來媽媽有時候狀況不好；想到他得為我擔心就令我心痛。

看清肉身痛苦所帶來的陰影很難，因為要是看得太清楚，就有可能陷入憂鬱或因此明白世界乃由各種痛苦所組成而感到擔憂。但我在病情最嚴峻的時刻就已下定決心，要是自己有一天復原到足以寫下我的罹病經驗，我絕對不會給予讀者虛假的安慰，也不會假裝沒事寫信安慰那些我深愛的人，騙他們我的生活沒有被疾病徹底奪走。如今我真的好多了，所以我要說出真相：在我病得最重的時刻，我的生活**真的**被徹底破壞了，我的自我也隨之消失。但確實，在我病得沒那麼重的時候——其中真的有幾段病情緩解的時期——我也能夠從疾病裡抽離，從臥室的窗戶望向澄澈的蔚藍天空。但我不要重複那些謊言；我絕不會說因為我得到了許多智慧與成長，所以再用同樣的方式經歷這一切也沒關係。我**絕對**不要。

無論是慢性病還是像癌症那樣的嚴重疾病，只要生了大病，你的人生故事就會被打亂。正如亞瑟．法蘭克所寫道：「當疾病破壞了你過去的人生故事，你的身體就會開始尋覓新的故事，」也因此迫使病人不得不「學會用不同的角度思考。」法蘭克認為，學會訴說新的故事十分重要，因為這樣可以「**修復**破壞」，修復疾病對患者自我認知的破壞。[284]

法蘭克認為疾病故事有三種敘事角度：恢復的敘事（restitution narratives）、混沌的敘事（chaos narratives）、探尋的敘事（quest narratives）。以恢復的敘事來說，因為罹病者相信自己**終將復原**，所以疾病對他們來說變成了可以忍受的苦；這樣說來，恢復的敘事更強調即將迎來復原的期許，而非罹患疾病的這項事實。恢復的敘事其實可以稱得上是後期資本主義（late-capitalist）世界最主要的疾病敘事角度，正如法蘭克所描述：「現代文化視健康為人們需要重新回歸的正常狀態。」[285]法蘭克本人就罹患了癌症，在治療過程中，他注意到醫療工作者「都以朝恢復健康邁進的敘事角度」來看待他的罹病歷程。[286]

然而慢性疾病卻很難以恢復的敘事框架講述；以慢性病的定義來看就知道，慢性病患者的故事不可能會是克服疾病的故事，因為慢性病本來就是一種無法徹底康復的疾病。也因為這樣，許多慢性病患者便從法蘭克的第二種敘事——混沌的敘事——找到講述自己故事的角度。法蘭克寫道：「當事人按照個人的生命體驗講述各個事件：不按順序，也沒有明確的因果關係。」[287]「恢復」這個概念的本質其實就是一種敘事（剛開始我生病了，後來病就好了），然而混沌卻是一種「反敘事」（anti-narrative），而且這種形式的故事也並不好聽；歷經彷彿永無休止的醫事檢驗、永無止境地尋找答案以後，這些病人通常都變成了法蘭克從法理學家羅納德・德沃金（Ronald Dworkin）那裡借用的說法——「破碎的敘事」（narrative wreck）。[288]

最後一種類型的故事則是法蘭克所謂探尋的敘事，患者能夠在這種故事當中將個人經歷整理出某種意義——即便那通常不是患者當初生病時以為自己能夠找到的意義（也就是康復）；探尋的敘事帶有「尋找另一種方式面對疾病」的特質。[289]這種探尋只有在病人對於生病後的世界產生更深入的體會、認清疾病帶來的改變以後，才會變得清晰。以探尋的敘事為故事框架，敘事者會發現講述的**行為**能夠為他們重新找回一些已然喪失的控制感和意義。例如為頭痛所苦而虛弱不堪的弗里德里希・尼采（Friedrich Nietzsche）就曾寫道：「我把我的頭痛當成一隻『狗』……這樣我就可以咒罵牠，心情不好的時候還可以對它發脾氣，就像其他人也會這樣對待家裡的狗、僕人、妻子一樣。」[290]

跟許多病人對談以後，我發現對於大多數人來說最煩的就是實在有太多人把所謂的優雅當成做一個病人該有的道德標準：**假如你非得生病不可的話，至少要因為這場病而有所進步**。然而世界上或許根本沒有真的能以優雅態度面對的疾病；一來，要是醫學界本身就拒絕承認你罹患的疾病真實存在——你不知道自己得了什麼病，或總是被告知那是身心問題——你就不太可能順利調整心態面對自己的新身份。再者，美國並沒有把醫療照護視為一種基本人權，也沒有把尊嚴視為患者應有的權利；在失去了你用來為家人提供溫飽的工作又覺得在現實的各種層面上辜負了所愛的人以後，又怎麼有辦法維持那份優雅來面對疾病呢？

克服重重困難並且恢復健康這種敘事角度真的對我們有非常深刻的影響力；在《凝視死亡：一位外科醫師對衰老與死亡的思索》（*Being Mortal*）一書中，阿圖．葛文德表示：「為生而奮鬥，其實就是為維持自己的生命尊嚴而戰——避免成為一個衰弱不堪的人……徹底脫離過去的自己或嚮往的那個樣子。」[291]

但每個人都免不了要過這一關，我生病的時候也變得不像原來的我，反而感受到自己日漸虛弱：那就像一條我從未想過要走進去的隧道，像一個令我害怕的幽深涵洞，是一場我以為自己無法挺過的危機。阿爾馮斯．都德就曾在他與梅毒共存的那段時光寫道：「也許那本應可以忍受，然而**我真的受不了**。」[292]我則在心裡改了改這句話：「那本應令人難以忍受——**但我還是忍了**。」

我確實存活了下來，但疾病的本質就是掠奪，一部分的自我就這麼被奪走了。

法蘭克對於現代人習於把面對疾病視為一種追尋的看法，令我想起了哲學家阿拉斯代爾．麥金泰爾一篇論述美德的文章其中一個段落；這段話的重點很簡單：人自以為正在追尋的其實永遠都不會是追尋的真正目標。麥金泰爾認為，中古世紀那種傳統的追尋並不是為了「尋找某些已經有明確名稱的事物，與礦工挖掘黃金或地質學家尋找石油這種有具體目標的行為不同」；反之，是透過「面對並處理各式各樣的傷害、危險、誘惑與干擾」最終「才能夠真正理解其追尋的目標」。所謂的追尋「就是一種……自我了解的過程。」[293]這趟追尋旅程會迫使當事人以其過去可能不願意接受的方式面對世界，並且最後也不一定會走向勝利——即便有一部分的我一直以為自己終將迎來勝果，然而置身其中的人真正迎來的其實是更多的探索。這場追尋會讓原來那不善理解真實情況、總是以感性抱持期待的旅程主角，變得善於理解真相，進而對於生命未知的層面永遠保持警醒。假如你對於疾病所帶來的追尋只抱持著總有一天會好起來的單純期待，那就代表你還不夠深入這場追尋。

小時候每到夏天，我就常常趁全家造訪度假小木屋的時候躺在那兒的沙發上一次又一次閱讀關於亞瑟王與圓桌武士（King Arthur's Round Table）的故事；我記得自己當時沉浸在書本帶來的幻想世界裡，房子的陰影處就像通向偉大冒險旅程的大門一樣。故事到了尾聲，預言中最偉大的騎士加拉哈德（Galahad）踏上了尋找聖杯（Holy Grail）的旅程。儘管加拉哈德真的找到了聖杯，他卻放棄親自把聖杯帶回卡美洛並成為舉世聞名的偉大騎士，而是選擇在自己的靈魂依然純潔時迎接死亡；於是這場追尋旅程的目標最後從回到家鄉轉變為達到靈魂的揚升。當時還是孩子的我第一次閱讀這則故事時，不禁為加拉哈德的選擇感到難過；我從小閱讀的兒童故事令我堅信，英雄永遠都會歸來。而後來我每次重讀亞瑟王的故事，只要讀到加拉哈德開啟追尋旅程那個段落就會闔上書本，靠自己想像出不同的故事結局。

現在回頭來看，我才明白原來自己從一開始就不是個合格的好讀者，我只想要簡單的結局、想要答案。我只讀能讓我逃避的那一切，假裝看不見身體上出現的大大小小瘀痕，一次又一次地為錯誤的目標踏上旅程。

然而身為病人的我卻再也沒有選擇逃避的餘裕了。我得變成另一種讀者、換一種敘事角度。我必須學會接受並不是所有故事都是追尋的旅程，因為對某些人來說，生病一直都是那麼可怕，那麼沉重，能帶來的除了一片混亂以外什麼也沒有。理解**這份**現實，或許就是生病為我帶來的智慧。

而我越想就越覺得，這種疾病帶來智慧的敘事角度實在是值得拆解開來細細推敲的複雜產物。首先，這種思維不管對聽故事的那一方還是說故事的人而言，都可以減輕對疾病的焦慮感。假如疾病可以帶來成長，那我們就不必害怕疾病了——疾病不再是一場悲劇，不再是人生的囚籠；反之，罹患疾病變成一件具積極意義的事，就像跑馬拉松或是排毒一樣——是一場夾雜著痛苦的挑戰，但最終你會覺得值回票價。其次，在這個世人都覺得自己好像在只是在忙著死的世界、文化似乎越來越淺碟的時代，對於我的疾病的種種提問——真的有可能是這樣嗎？——似乎透露出了他們其實很渴望那種在日常生活中無法體會到的經驗，也就是必須慢下腳步來思考人生、面對生命中的靈性的機會。聽著一個接一個朝我拋來的疑問，我才意識到，這些聽我訴說故事的人其實是希望我為疾病添加一點心靈色彩，他們希望我用近藤麻理惠*（Marie Kondo）從心靈層面看待家中雜物的眼光來看待疾病；他們希望知道自己未來就算可能也會罹患上某些疾病，這疾病也會為他們帶來人生中必要的影響、可能對自己有好處的變化，否則他們就只能茫然不知所措地繼續走下去，直到有一天不得不面對這個時代深沉的現實面。正如歷史學家珍妮佛．拉特納－羅森哈根（Jennifer Ratner-Rosenhagen）所言，「分享生命智慧在美國可是一門大生意」[294]，而這種現象背後也有其原因；因為缺乏歷史悠久且一以貫之的精神傳統，人們轉而跟從增添了精

＊譯註：為日本專業的整理師及作家，以自研的「怦然心動整理法」（只留下令自己怦然心動的物品，其餘的東西都丟掉）聞名。

神上的意義與智慧靈思的貧乏流行文化——現在市面上的卡巴拉（kabbalah）紅繩*、各種冥想app、提倡正向思考，又或者是接受現代生活的危害會造成自體免疫疾病的流行觀念以及隨之出現的昂貴薑黃拿鐵粉（我到現在還是會買來喝）——各位只要想一想一定就明白了。

也許有人會想，大家開始對這些疾病帶來成長的話題感興趣，正是美國社會想要開啟關於疾病的深層對話、疾病終於可以被看見所需要的契機；然而諷刺的就在這兒：當初就是在探尋美國文化將生病視為一種問題的緣由以後，才得到了生病是為了苦熬出人生智慧這個答案。從這個角度來看，我朋友想直接跳到最後一步只談疾病的光明面這件事，其實就證明了我想要探討的扭曲心態：這反映出我們的文化就是想要在探尋的過程中抄近路來找到最終**目標**。我當然理解大家為什麼會有這種心態，我曾經也是這樣；法蘭克寫道：「身為人類，最困難的就是聆聽那些受苦之人的心聲，」[295]緊接著補充道，「不過這些聲音正代表著我們大多數人想要忘卻的事——人類有多脆弱。傾聽確實很難，但那正是身而為人最基本的道德。」

無庸置疑的是——疾病真的會改變你。

智慧（wisdom）這個字是由古英語的*wis*（知識、學習）以及*doom*（命運的判決）所組成；或許病人從某種層面來說就是因為其所遭遇的厄運而變得更聰明了，也因為在面對疾病的過程中戰勝了許多危難，體會了詩人約翰・艾希伯里所謂的「苦難中的美善」而成為了新的自我。這樣的經歷或許能讓我們更看清自我——與自己的品德。

但我們也不能忽略，獲得智慧的過程必定也會遭逢失去，必然被迫放下對自我的某些期許；這樣看來所謂的智慧，也就是人被厄運傷害以後所帶來的知識。

約翰・多恩的體會沒錯，生病其實也是一種社交體驗，就是法蘭克稱為「雙方互動」的過程；要想理解生病的體驗，就必得思考自我與他者的關係。[296]然而就西方醫學文化而言，疾病是孤獨的體驗，也因此加強了疾病這件事的一元性（monadic）；患者坐困於醫院裡，彼此都一樣患有不知名疾病的這件事並沒有使他們因為人與人之間的連結而相互接受、團結起來，反而因此產生了區別與孤立。在我們的文化裡，慢性疾病患者不被接受為病人的一份子，他們的身份認同也因此遭到挫敗、噤聲、扭曲。我在生病的過程中發現了一件重要的事，也就是所謂的孤獨奮鬥心態，以及我身為美國人最習以為常以自我為中心的價值觀，然而這種思維模式卻從根本上削弱了我們生命中最重要的某些層面；對我來說，那大概就是人與人之間的連結及彼此需要了。我看著幼小的兒子，心知他們非常需要我，而在這份需要當中，我發現了最深刻的意義在於——這份需要不一定非得來自孩子，我與身邊所有人的關係其實都深具意義。

我待在麻薩諸塞州時寫下了這些文字，當時一場在冬季尾聲到來的暴風雪即將遠離，卻也因此使當週雪量創下新英格蘭的歷史新高；廣袤無邊的寂靜籠罩大地，可以聽見各種細小的聲音，彰顯著已經在轉瞬間逝去的每一個當下，人行道上結了一層黑色的冰雪。午後，幾個男人穿著像防護服的白色蓬蓬外套出來鏟雪，他們在厚厚的雪堆中漫無目的四處鏟雪，一切卻只是徒勞無功，因為天上降下的白雪很快又會再次覆蓋路邊的停車計時器。我突然發現自己心裡正想著詹姆

＊譯註：為一種佩戴一條深紅色的紅繩作為護身符的猶太民間習俗。

斯·喬伊斯（James Joyce）創作的故事〈死者〉[297]（The Dead），其中的最終幕就是世界被大雪覆蓋後的一片慵懶景象：「他以惺忪睡眼看著或銀或黑的雪花，映著燈光斜斜落下……當聽見雪以飄渺姿態穿過宇宙並輕輕落下，落在所有生靈與死者身上時，他的靈魂也跟著昏昏欲睡，就像所有人最後的結局一樣。」

白雪覆蓋著窗楣，除了掃雪機轟轟作響以及卡車倒車時發出的嗶－嗶警示聲以外，整個世界一片寂靜；而我也陷入沉靜，思索著在這被雪花與塵土覆蓋的世界裡，生與死之間的交纏。這是一種令人痛苦的沉寂：你感覺得到自己對生命軌跡的掌控有多微小，也理解了最深層的意義其實來自於我們與介於控制和服從之間那個小小空間的碰撞。我知道用這樣的眼光看待生命並不夠壯闊，但卻足夠精準，而這份精準對此時此刻來說，便是足夠的寬慰。正如罹患乳癌的詩人奧德雷·洛德（Audre Lorde）所說：「各種限制打磨了我對未來的願景。」[298]然而我也知道，此時此刻會有這種感受很大一部分是因為我的病情不像過去那麼嚴重了；在最痛苦的那段時光，我根本沒有多餘心神與精力去理解，眼前只剩下一切不適。

我的病改變了我，而也因為這份經歷，我對身體的認知比過去來得更加通透；一部分的我對於這一點感到驕傲，時不時把這份如澀果一般的認知送到嘴邊，就是為了想記住其真正的面貌——日常生活的假象、新車、學校的兒歌教唱、節慶裝飾、還沒回覆的許多郵件、未繳的帳單、孩子穿著蓬鬆的雪衣，用他們胖胖的小手小腳甜蜜擁抱我，我想記住的是這一切表象的背後的真實。

二〇一三年我和吉姆去了一趟死亡谷（Death Valley）旅遊，我們開下谷地抵達了惡水盆地（Badwater Basin）的鹽灘（salt flat）；當時已接近中午，太陽高掛在半空中，鹽灘則在我們眼前鋪展開來，寬闊得令人吃驚——廣闊卻佈滿裂痕的結晶鹽覆蓋在充滿泥沼的盆地上，地面閃耀著一片雪白。天氣很熱，一股股熱浪彷彿重重拍擊著我們的皮膚。沿著路徑，我和吉姆一路走到了制高點，下方來自鹽灘表面反射出的陽光還有頭頂的正午烈日，上下夾擊地烘烤著我們的皮膚。我一下車就開始頭暈，但還是努力把視線焦點集中在路標上，但就算這樣我還是越來越暈，身體也打起一陣陣冷顫；這時我突然感覺自己好像身處於芝諾悖論*（Zeno's paradox）之中，彷彿永遠也到不了終點。原本沒幾步的距離卻彷彿有好幾公里那麼遙遠；我的手腳都濕漉漉的，心悸不已的心臟也彷彿液化了並即將滲入我的身體，把我整個人都化為一灘湖水。

病情最嚴重的那些時光，我感覺自己的病永遠也不可能好起來——病中的每一天我彷彿都是在煉獄受苦，人生最重要的目標僅剩努力活下來這件事；然而病情趨緩對現在的我來說卻好像是自然而然，我也因此才能夠揮別那時佔據了全副身心的恐慌，在這裡向各位訴說那段在鹽灘上發生的故事。

不過也就像奧德雷・洛德所說：「要是對失去避而不談，那我就不夠誠實。」[299] 歷史學家珍妮佛・史提特（Jennifer Stitt）認為，身為慢性病患者就是始終身處於一種「偽裝

*譯註：芝諾認為運動的物體在抵達目的地前必須先到達半途中的點，而倘若假設空間無限可分，則有限距離中便包含無窮多個點，因此運動的物體會在有限時間內經過無限多個點，卻永遠無法抵達目的地，因此物體運動是不可能的事；此即為芝諾悖論。

的悲傷」[300]（camouflaged grieving）。朋友勸我看看疾病帶來的好處時，我卻覺得這種始終處於悲傷的狀態被刻意掩蓋了起來；她說的確實沒錯，我的病確實為我帶來了些什麼——但這麼想當然爾地立刻建議，卻忽略了我身上實際發生的這份追尋有多錯綜複雜。

即使是身為病人，也可能誤以為應該粉飾自己面對疾病的體會來讓其他人更容易接受。一八八六年，愛麗絲・詹姆斯在過世前六年寫信安慰她的友人芬妮・摩斯（Fanny Morse）：「祈願我親愛的芬妮能夠認為我是一個快樂的人，而別以淒慘又失敗的眼光看待我，因為我所擁有的其實已經非常多了。你知道嗎？無論健康與否，一個人與生俱來就已被賦予力量，因此可以承受命運所要他忍受、生命所要他承擔的一切。」[301]針對這段文字，文學評論家露絲・耶澤爾（Ruth Yeazell）直言不諱地表示：「即便這只是安慰的說詞，也無法掩蓋這段文字的空洞。」而「一個人與生俱來就已被賦予力量，因此可以承受命運所要他忍受、生命所要他承擔的一切」其實就像耶澤爾所認為的：「純粹只是靠修辭自我安慰，但沒人知道這股力量到底應該是來自何方。」

若是把疾病當成一場追尋旅程，這趟旅程最終會把你帶到與起初所預期截然不同的境地；所以我很謹慎，避免以盲目的信念掩蓋疾病真正的破壞力，以免我們看不見生病所必須付出的真實代價。

疾病究竟有沒有可能是一個學習的機會？疾病是一場爛戲；疾病就像狗屎一樣討厭；要不是患者本身就那麼認為，否則沒有任何人應該替他們定義疾病到底為他們帶來哪些救贖。而且我們應該要了解，對每個患者來說，救贖背後的原因都各有不同（這種想法通常會在患者病況比過去來得更能忍受時出現）。纏綿於病榻的時候，我置身於暗室靜靜聆聽周遭發生的一切，那時候我已永遠失去了一部分的自我。

生病佔了我生命比重很大的一部分，而且還不斷反反覆覆地出現；我的病就像時光螺旋一般，在我以為自己置身的線性時間旁不斷轉動。

隨著我身體狀況好轉，悲傷也開始一點一點湧上心頭；直到過了幾年後的現在我有了兩個兒子——看著他們健康長大——這時酸楚徹底淹沒了我。我覺得自己失去的一切就像個黑洞一樣：要不是生病了，三十幾歲的那將近整整十年或許就會是我人生最黃金的歲月。我原本有那麼多可能性、那麼自由，但為什麼現實並非如此？痛苦與憤怒依然躲在我體內，過去——或許現在也是——那種就算我不願意也可能漸漸喪失性命的感受又在我心頭忽隱忽現。

我在這過程中學到的一切難以概括或直接轉化成一則實用的真理；它比較像是大地上的一道閃光，像岩石上一小塊攫取到了一絲陽光的雲母。我總是努力面向陽光，讓眼光隨著被雲母反射出的白色光芒飄蕩，想要找出那令我震動、令我難以抑制地崇敬的一切是什麼。我不認為那是疾病帶給我的禮物，因為我根本就不認為疾病是一份禮物；它也並不是那麼具體且固定的存在。但這或許就是疾病的真貌、它的特質，彷彿一趟海上的旅程一樣在腳下浮浮沉沉不斷擺盪，只有靠岸穩定下來以後才能窺其全貌。

我知道讀者們或許都希望這本書最後能夠有個明確的結論；假如我沒生病，我大概也會這麼希望，甚至可能期待這個故事會有個振奮人心的結局。

但我真的沒辦法這麼保證；我不能就這麼告訴各位是青汁或抗生素讓我身體好了起來，我不能確定自己是不是真的有萊姆病（但我認為我有），也不敢肯定我體內是不是還殘留著伯氏疏螺旋體而導致我又出現神經症狀，所以得再次使用抗生素。我不知道醫生最近發現我罹患的活動度過大型先天結締組織異常與我長期以來的各種症狀有多大關聯，但我知道它和我自律神經失調、疼痛、疲勞的問題息息相關。我或許也永遠無法知曉到底是否如此——即便我如此猜想——在我體內尋找結締組織攻擊的病原體、我的中樞神經系統、我特殊的遺傳基因，三者的結合與碰撞也許就是導致我重病的主因。我還是很希望手臂上能有一塊像儀表板的東西，讓我能隨時讀取數據來判斷身體究竟出了什麼問題，但我也知道有很多事我們可能就是永遠也無法知曉。但我知道的是，我問的問題、回答這些問題的方式都已不復以往；而光是想像自己可能永遠也找不到從各種意義上都拯救了我生命的抗生素治療——因而無法重拾生命的快樂——就實實在在地令我膽寒。

我常常想起那些不如我幸運的患者，無論他們到底得了什麼病都很有可能一直都得不到醫學系統的認可。對我來說，生病的一切體驗裡最令人心酸的大概就是這件事了：我不僅受疾病所苦，還得忍受醫療機構長久以來都因為質疑我的說法而錯待我。美國的醫療系統不僅無法為我提供正確的診斷，更是斬斷了我追尋的道路；這套系統非但沒有承認我身體出的問題，反而還要求我的軀體乖乖成為承載他們已經了解的某種疾病的容器，怎麼樣都不願意接受我其實可能罹患了他們還不認識的複雜疾病。身處於病痛之中，被隔絕於過去的生活之外，你滿心害怕自己的未來就這麼被疾病奪去，除了對自己身體遭遇的親眼見證以外，我們到底還剩下什麼？**這就是罹患不知名慢性疾病真正的樣貌；請好好聆聽，或許有一天你能幫助我們。**

病得最重的那陣子我開始思考，所謂疾病帶來的智慧或許是過程，而不是結果。而既然是過程，它就隨時有可能崩潰；醫生要是不認可患者因為疾病而感受到的現實，或是不相信患者的痛苦，這個過程就會崩潰。痛苦毫無緣由地再次出現時，它也會崩潰。換言之，在我寫下自己疾病的意義之前，這些意義其實通通都**不**被允許存在。本書一開始，我看著手臂上的疹子尋思那究竟代表什麼；在那個當下，我不可能了解那些疹子後來代表的一切意義，不可能知道導致疹子產生的複雜免疫機制，或是我因為免疫系統問題而在其後幾年所產生的想法。它的命運就是我的命運，我的命運也就是它的，而我後來才明白，「我」和「它」之間的關係與我過去所能想像到的樣貌，都截然不同。

罹患慢性疾病不僅僅代表你身患一種需要控制的疾病，也意味著你這個人代表了一則新的故事，而願意聽這故事的人並不多——因為這故事實在令人失望，充滿了突如其來發作的問題，充斥著怒氣、忿恨、各種難以控制的需求。我的罹病故事沒有真正的終點，反而是集結了它為我帶來的所有負擔與意外、因為這場病的萍水相逢、各種適應與限制、承受過的所有苦痛，還有我時不時為自己在得到診斷之前竟然能夠堅持那麼久而感受到的驕傲，以及在我生下孩子之前，渴望有個小孩的那幾年歲月。事實上，即便我現在有了孩子，那些抱著深深渴望的日子依然為我的身體與靈魂銘刻下了難以抹滅的痕跡。每次在夜裡聽見躺在床上的小兒子哭泣，或是看見他向我伸出那佈滿柔細毛髮的小胖手時，我都感受得到過去那份渴求；光是想到他能夠來到這世上這件事對我來說有多難能可貴，我內心就充盈著罪惡感與鋪天蓋地的愛意。

有時候我看著還是個小寶寶的 R 卻感覺自己解離了；彷彿漂浮在一個虛假的世界裡，這一切似乎是一場讓我能夠逃避現實、繼續忍耐下去的幻夢。我發現自己不禁懷疑起我是不是根本沒有孩子，他也許只是一場漫長夢境的一部分，只是一份我不敢太享受——或不敢停止享受——以免有一天就被突然收回的美好。

但事實不是這樣，我就在這裡，我就在這個世界上，面對這個如旭日東昇般鮮活明亮的新生命，他年輕的身體熱切地渴望長大。

他身體裡的胸線就像一座學習工廠，T細胞正在努力學習該把哪些細胞標示為「細菌」，哪些則是該容許其存在的「自我」。巨噬細胞饑渴地吞噬著從他的皮膚、食物、每一口呼吸進入身體的毒素；而在骨髓深處，B細胞也正在汲取經驗。

我看著他，將耳朵抵上他的心口聆聽血液帶著免疫力與伴隨而來的脆弱在他全身流淌。

我的病就這麼在我身上留下了一扇永遠開啟，隨時都有可能再次被闖入的窗。

謝詞

首先要感謝古根漢基金會（Guggenheim Foundation）、哈佛大學雷德克里夫高等研究院（Radcliffe Institute at Harvard University）、懷汀基金會（Whiting Foundation）所提供的補助，本書才得以問世；同時也要感謝這幾個組織給予了我思考、閱讀、寫作的時間與空間。特別感謝愛德華・赫希（Edward Hirsch）、寇特妮・霍戴爾（Courtney Hodell）、雪朗・布朗伯格－林（Sharon Bromberg-Lin），以及已辭世的茱蒂絲・維許尼雅克（Judith Vichniac），謝謝你們對我的支持。感謝多位我在雷德克里夫高等研究院有機會對談的學者與作家：ZZ・派克（ZZ Packer）、珍妮佛・拉特納－羅森哈根、約翰・塔修烏拉斯（John Tasioulas）、以太・亞奈（Itai Yanai），我對各位的感謝難以言喻，感謝各位讓我有機會運用你們絕妙的見解為本書更添深度。感謝來自哈佛大學的多位研究員：凱瓦・達內許（Kaveh Danesh）、弗瑞斯特・布朗（Forrest Brown）、凱勒伯・路易斯（Caleb Lewis）、阿克莉蒂・普拉賽（Aakriti Prasai）、艾倫妮・阿波斯托拉托斯（Eleni Apostolatos）——感謝你們這段時間來的辛勤努力，為本計畫貢獻良多。杭特・布萊斯維特（Hunter Braithwaite）、米歇爾・西雅洛卡（Michelle Ciarrocca）、伊莎貝兒・羅倫茨（Isabelle Laurenzi）、西恩・林區（Sean Lynch）、史蒂芬妮・凱利（Stephanie Kelley），感謝以上每一位為本書進行事實查證、最後潤飾的辛勞。感謝蘇珊・雷蒂（Susan Laity）在本書寫作初期就閱讀了草稿，幫助我解決了許多光靠我自己絕對應付不了的難題。

感謝亨利・芬德（Henry Finder）以及大衛・瑞尼克（David Remnick）在《紐約客》刊載了本書的前身——〈我到底怎麼了？〉（What's Wrong with Me?）一文；感謝《大西洋》雜誌的安・賀伯特（Ann Hulbert）以及其團隊，本書當中有多個章節都出自我與他們合作發表的文章；感謝柳原漢雅（Hanya Yanagihara）以及《T雜誌》（*T Magazine*）引領我深入思索關於寂靜的議題。感謝凱西・帕克・洪（Cathy Park Hong）在我寫作本書初期閱讀了草稿，鼓勵我繼續寫下去；感謝強納森・薩法蘭・弗爾（Jonathan Safran Foer）給予我亟需的空間；感謝丹妮艾拉・查普曼（Danielle Chapman）極富智慧的建言；感謝黛博拉・藍道（Deborah Landau）以及我在紐約大學創意寫作計畫的同事好友們，謝謝你們對我的支持。此外我也要深深感謝《耶魯評論》（*The Yale Review*）團隊，尤其是吉兒・杭特・琵勒提瑞（Jill Hunter Pellettieri）以及威廉・弗拉吉爾（William Frazier），感謝你們的幫助，我才有辦法勻出時間完成這項計畫。

詹姆斯・索羅維基（James Surowiecki）閱讀本書的次數連我都數不清，感謝有你在這近十年來聽我無止盡地談論這項計畫；感謝瑪麗・索羅斯基（Mary Surowiecki）在許許多多個早晨幫我照顧孩子，我才能有多幾個小時的時間閱讀與修改草稿。感謝蘇尼塔・加格納斯（Sunita Jagnath）以及莎特妮娜・庫柏（Saturnina Cooper）在我寫作本書的這段時間裡為我照看孩子，要是沒有你們的辛勞，本書也不可能問世。

再來，我要深深感謝我的編輯——莎拉・麥葛斯（Sarah McGrath）——以耐心與智慧引領我完成本書初稿；感謝傑佛．克洛斯克（Geoff Kloske）一路走來對我的支持；感謝黛莉雅．泰勒（Delia Taylor）給予我的幫助。我還要感謝河源出版社（Riverhead Books）的完美團隊，我絕對找不到比你們更傑出的出版夥伴了。感謝梅根．林屈（Megan Lynch）對我的信心，看出了我的文章有寫作成書的潛力；感謝我的經紀人克里斯．卡爾洪（Chris Calhoun）堅定扶持我走完這段長路。

當然，我也要衷心感謝接受我和我的團隊訪談的所有慢性疾病患者，雖然無法在本書中一一引述各位的訪談內容，但你們的熱心投入正是幫助我形塑本書核心概念的最大功臣。

最後，我要感謝現在為我看診的醫生與各位專家，你們為我在本書中大力呼籲的醫療照護型態樹立了最佳典範。雖然本書提出了對於醫療系統的諸多批評，但要是沒有這些醫療從業人員的辛勤努力與見解，我也不可能有機會寫作本書；感謝有你們，讓我能夠繼續走下去。

註釋

1 Ernest Hemingway, The Sun Also Rises (New York: Scribner Books, 2014), 109.

2 其確切數字難以估計；根據美國國家衛生研究院自體免疫疾病委員會（the NIH Autoimmune Diseases Coordinating Committee）於二〇〇五年三月所提出的《自體免疫疾病研究進程》（*Progress in Autoimmune Diseases Research*）報告估計，大約有介於一千四百七十萬至兩千三百五十萬的美國人患有自體免疫疾病。二〇一二年則有新聞根據美國國家衛生研究院釋出的資料報導，「研究指出，美國有超過三千兩百萬人的體內有自體抗體（autoantibodies），其乃身體免疫系統所製造出的蛋白質，會攻擊人體組織而造成自體免疫症狀。」美國自體免疫疾病協會（Autoimmune Association）（前稱為美國自體免疫相關疾病協會〔American Autoimmune Related Diseases Association〕）根據罹患率與人口數估計出如今的患病人口已將近五千萬人。American Autoimmune Related Diseases Association and National Coalition of Autoimmune Patient Groups, *The Cost Burden of Autoimmune Disease: The Latest Front in the War on Healthcare Spending* (2011), 2.

3 Colin Lee Talley, "The emergence of multiple sclerosis, 1870–1950: A puzzle of historical epidemiology," *Perspectives in Biology and Medicne* 48, no. 3 (2005): 383–95, doi:10.1353/pbm.2005.0079.

4 Sontag, *Illness as Metaphor*, 24–36; David S. Barnes, *The Making of a Social Disease: Tuberculosis in 19th Century France* (Berkeley: University of California Press, 1995).

5 我在本書中選擇使用「慢性病」一詞來概括「為人所知甚少的疾病」；我知道兩者之間有許多顯著差異，例如慢性阻塞性肺病（chronic obstructive pulmonary disease〔COPD〕）與自體免疫疾病就很不一樣，但我認為無論某種疾病被世人所了解的程度是高還是低，我親身面對疾病的經驗或許還是能夠為承受著某些長期症狀的患者帶來啟發（在某種程度上，疾病對於患者本人來說總是蒙著一層神祕的面紗）。我希望能藉由紀錄自己身為自體免疫疾病患者的生活經歷，讓大眾更加了解罹患慢性病的感受。思考自己的罹病經歷格外令我容易聯想起慢性病的特性——那種永無休止的痛苦——以及因為難以明確診斷的病情所帶來的種種問題。

6 我花了十四年才被正確診斷出子宮內膜異位症，而在這麼長一段時間以來，我的健康狀況其實一直都對生活品質產生了許多負面影響。子宮內膜異位症是一種慢性疾病，患者本應包覆子宮內壁的子宮內膜組織跑到了子宮外，也因此導致骨盆劇烈疼痛，甚至會致使某些患者不孕。雖然現在子宮內膜異位症並不被視為自體免疫疾病，然而其確實是發炎現象所導致的病症，而且也有證據顯示發炎會提高罹患自體免疫疾病的機率。相關資料請見Elizabeth García- Gómez et al., "Regulation of Inflammation Pathways and Inflammasome by Sex Steroid Hormones in Endometriosis," *Frontiers in Endocrinology* 10, no. 935 (2020). 子宮內膜異位症證明了現代醫學在治療與研究女性疾病上的失敗：一項二〇一一年的研究針對十個國家的女性患者進行統計後指出，女性獲得正確診斷的時間平均會延遲六．七年，而在這段時間內，女性患者的生活品質與工作能力都會遭受疾病的負面影響。我自己則是靠針灸治療與減少攝取麩質來控制子宮內膜異位症的症狀。Kelechi E. Nnoaham et al., "Impact of endometriosis on quality of life and work productivity: A multicenter study across ten countries," *Fertility and Sterility* 96, no. 2 (2011): 366–73.

7 我雙親的家族都有十分龐雜的自體免疫家族病史。其實自體免疫疾病常常會因為基因遺傳而在同一親族裡大量出現，然而在大部分醫師給患者填寫的初診表格當中，家族病史的種類並不包含自體免疫疾病。事實上，詢問關於自體免疫疾病的家族病史可以協助醫師及患者透過既存的家族病史拼湊線索，藉此了解或甚至發現自體免疫疾病對於患者當下症狀的影響。E醫師是我看過的所有醫師當中，第一位靠著詢問家族病史找出這條線索的醫生。

8 「甲狀腺炎」就是指甲狀腺發炎的現象，而甲狀腺本會藉由甲狀腺激素T4及T3來調控新陳代謝。罹患自體免疫甲狀腺炎時，導致發炎現象的根源便是免疫系統強烈攻擊、破壞患者本身的甲狀腺。自體免疫甲狀腺炎發生早期，發炎現象可能（但十分少見）導致甲狀腺激素分泌過多；然而隨著甲狀腺不斷受到破壞又「不堪負荷」以後，就無法製造出足夠的甲狀腺激素，導致患者反覆出現令人費解的各種症狀。這些症狀可能包含精神遲鈍或焦慮及出汗，同時也可能導致患者掉髮、畏寒。現今醫界則通常靠檢測腦下垂體（pituitary gland）在甲狀腺激素T4及T3濃度升高時會相應產生的促甲狀腺素（thyroid- stimulating hormone，TSH）來診斷甲狀腺疾病（腦下垂體位於人體的下視丘，對於人體內分泌系統的調節來說相當重要）。以我個人的例子來說，我的促甲狀腺激素檢測結果一切正常，然而做了促甲狀腺素釋放激素測驗（TRH stimulation thyroid test）以後才發現，那是因為我的腦下垂體也出了問題；後來E醫師為我安排了甲狀腺激素相關的完整檢驗，她發現雖然我的促甲狀腺素水平看似正常，但其實我的甲狀腺激素T4及T3分泌低下。

9 請見See Warwick Anderson and Ian R. Mackay, *Intolerant Bodies: A Short History of Autoimmunity* (Baltimore: Johns Hopkins University Press, 2014) 以及 William E. Paul, *Immunity* (Baltimore: Johns Hopkins University Press, 2015). 我在寫作本書的過程中大量參考了安德森（Anderson）和麥凱（Mackay）關於自體免疫學重要的代表著作。本段落內容亦參考了我與約翰霍普金斯自體免疫研究中心（Johns Hopkins University Autoimmune Disease Research Center）的主任兼創辦人諾埃爾·R·羅斯（Noel R. Rose）於二〇一三年五月及二〇一五年二月的訪談內容。

10 Arthur Silverstein, "Autoimmunity Versus Horror Autotoxicus: The Struggle for Recognition," *Nature Immunology* 2, no. 4 (May 2001): 279–81.

11 摘自與羅斯的訪談。

12 美國免疫疾病協會網站自二〇二一年七月一日起羅列了超過一百種自體免疫疾病，請見https://www.aarda.org/diseaselist/

13 Gregg E. Dinse et al., "Increasing Prevalence of Antinuclear Antibodies in the United States," *Arthritis Rheumatology* 72, no. 6 (June 2020): 1026–35.

14 Dinse et a l., " Increasing Prevalence of Antinuclear Antibodies."

15 Fariha Angum et al., "The Prevalence of Autoimmune Disorders in Women: A Narrative Review," *Cureus* 12, no. 5 (May 2020): e8094.

16 Anderson and Mackay, *Intolerant Bodies*, 1.

17 American Autoimmune Related Diseases Association and National Coalition of Autoimmune Patient Groups, *The Cost Burden of Autoimmune Disease: The Latest Front in the War on Healthcare Spending* (2011), 5.

18 請見https://medicalresearch.com/author-interviews/ survey-finds-autoimmune-diseases-are-misunderstood-common-and-underfunded/ 44986/。然而如今患者確診自體免疫疾病得花費的時間已經開始縮短了：我從二〇一三年開始為《紐約客》（*The New Yorker*）寫作有關自體免疫疾病的文章，維吉尼亞・T・拉德（Virginia T. Ladd）時任美國免疫疾病協會會長，當時她告訴我，自體免疫疾病患者平均要經過五年時間、看過五位醫生才能夠確診自體免疫疾病。

19 摘自與羅斯的訪談。

20 根據《牛津英語辭典》（*Oxford English Dictionary*）所載，「沒病找病」一詞出自《科學人》（*Scientific American*）在一九七〇年刊載的文章，作者是一位名為希尼・加菲爾德（Sidney Garfield）的醫生。加菲爾德將病人分為四大類：「健康人士」（the well）、「沒病找病的人」（the worried well）、「初期病患」（the early sick）、「病患」（the sick）。有趣的是，我確實常常在各類文章中看到「沒病找病」一詞，然而「初期病患」——這對二〇〇七年的我來說或許才是最精準的分類——這個詞彙在我讀到加菲爾德的文章之前卻是看都沒看過。這種差異或許就說明了我們社會的文化習慣把病人主觀感受到的症狀歸咎為心理因素所導致的現象，而不認為那可能是當今醫學還無法檢測出的疾患表徵或尚未為人所知的疾病證據。Sidney R. Garfield, "The

Delivery of Medical Care," *Scientific American* 222, no. 4 (April 1970): 15–23.

21 Susan Sontag, *Illness as Metaphor and AIDS and Its Metaphors* (New York: Farrar, Straus and Giroux, 2003), 3.

22 Terry Wahls, *The Wahls Protocol: A Radical New Way to Treat All Chronic Autoimmune Conditions Using Paleo Principles* (New York: Avery, 2014).

23 微生物群落就是存在於腸道與身體裡的微生物。研究人員發現，這些微生物不僅能幫助人體消化食物，也會影響基因表現；根據理論，人體可能會因為攝取太多加工食物而導致過度發炎，進而引發名為「腸漏症」（leaky gut）的問題，也就是指在正常狀態下為密閉的腸道環境因為發炎而產生許多縫隙，所以許多微小的物質分子就可以藉此進出腸道；然而這些物質分子本不該出現在血液裡，免疫系統就會察覺異物存在進而開始攻擊，而在這個過程中，免疫系統的攻擊就可能會因為物質的分子相似性而混淆、出錯，誤傷人體組織。Alessio Fasano, "Leaky Gut and Autoimmune Diseases," *Clinical Reviews in Allergy and Immunology* 42, no. 1 (2012): 7 1–7 8; Salvatore Benvenga and Fabrizio Guarneri, "Molecular Mimicry and Autoimmune Thyroid Disease," *Reviews in Endocrine and Metabolic Disorders* 17, no. 4 (2016): 485–98.

24 醫生會願意這樣調整治療方式是因為我的甲狀腺賀爾蒙分泌不正常。我的游離型甲狀腺素T4（free T4）和游離型甲狀腺素T3（free T3）略低，然而促甲狀腺素卻不高（真實數值甚至低於1）。E醫師真的很願意傾聽、接納我的意見。

25 Robert Lowell, "Waking Early Sunday Morning," in *Near the Ocean* (New York: Farrar, Straus and Giroux, 1967).

26 Julietta A. Sheng et al., "The Hypothalamic-Pituitary-Adrenal Axis," *Frontiers in Behavioral Neuroscience* (January 13, 2021): 1–2 1. 關於HPA軸的更多資訊，請見https://www.neuroscientificallychallenged.com/blog/2014/5/31/what-is-the-hpa-axis.

27 例如：James L. Wilson's *Adrenal Fatigue: The 21st Century Stress Syndrome* (Petaluma, CA: Smart Publications, 2001).

28 Ted Kaptchuk, *The Web That Has No Weaver: Understanding Chinese Medicine* (New York: McGraw-Hill Education, 2000), 6.

29 Warwick Anderson and Ian R. Mackay, *Intolerant Bodies: A Short History of Autoimmunity* (Baltimore: Johns Hopkins University Press, 2014), xi.

30 George Bernard Shaw, *The Doctor's Dilemma* (London: Penguin New Edition, 1987).

31 Charles E. Rosenberg, *Our Present Complaint: American Medicine, Then and Now* (Baltimore: Johns Hopkins University Press, 2007), loc. 47, Kindle.

32 引述自 Anderson and Mackay, *Intolerant Bodies*, 17.

33 J. B. Harley et al., "Transcription factors operate across disease loci, with EBNA2 implicated in autoimmunity," *Nature Genetics* 50, no. 5 (May 2018): 699–707.

34 K. Chang, H. S. Koplewicz, and R. Steingard, "Special issue on pediatric acute-onset neuropsychiatric syndrome," *Journal of Child and Adolescent Psychopharmacology* 25, no. 1 (February 2015): 1–2 . 更多關於感染導致精神疾病的全新科學新知，請見Harriet A. Washington的著作 *Infectious Madness: The Surprising Science of How We "Catch" Mental Illness* (New York: Little, Brown, 2015).

35 Gibrilla F. Deen, Nathalie Broutet, Wenbo Xu, et al., "Ebola RNA Persistence in Semen of Ebola Virus Disease Survivors—Final Report," *The New England Journal of Medicine* 377, no. 15 (October 12, 2017): 1428–37.

36 此處對於潰瘍疾病史的概述大多參考自泰倫斯．蒙曼尼的著作"Marshall's Hunch," *The New Yorker*, September 20, 1993, 64–72, 以及麥可．斯派克特的著作 "Germs Are Us," *The New Yorker*, October 22, 2012, 32–39.

37 塞麥爾維斯效應——一種醫學界習慣在改變既有科學範式的全新概念出現的第一時間，以反彈聲浪回應的現象——以伊格納茲．塞麥爾維斯（Ignaz Semmelweis）為名。伊格納茲．塞麥爾維斯是十九世紀中期的婦產科醫師，他提出理論，認為是因為醫生將細菌傳染給產婦才會導致婦女因為產褥熱（childbed fever）而失去性命；於是他要求醫護同仁在為產婦接生前都要以氯清洗雙手，婦女因產褥熱死亡的比例也隨之下降。塞麥爾維斯後來在自己的醫學論文中指出，許多同仁紛紛在醫學院教課時「攻擊」、「否定」他的論點。塞麥爾維斯在那之後日漸沉溺於有關產褥熱的議題，後來更是陷入瘋狂。更多關於塞麥爾維斯的內容，請見Theodore Obenchain的著作*Genius Belabored: Childbed Fever and the Tragic Life of Ignaz Semmelweis* (Tuscaloosa: University of Alabama Press, 2016). 至於塞麥爾維斯效應最近期的例子，大概就是研究人員即便面對令人難以忽視的事實證據，依然花了很長一段時間才接受COVID-19會經由空氣傳染的這件事了吧。相關內容請見https://deepdive.tips/index.php/2021/06/21/017-airborne-transmission-and-the-semmelweis-reflex-with-dr-david-fisman/以及Zeynep Tufekci, "Why Did It Take So Long to Accept the Facts About COVID?," *The New York Times*, May 7, 2021, https://www.nytimes.com/2021/05/07/opinion/coronavirus-airborne-transmission.html.

38 Specter, "Germs Are Us."

39 如今醫學界對於這些交互作用的過程依然所知甚少。關於病毒引發自體免疫疾病的時機與過程，請見Maria K. Smatti et al., "Viruses and Autoimmunity: A Review on the Potential Interaction and Molecular Mechanisms," *Viruses* 11, no. 8 (August 19, 2019): 762.

40 Anderson and Mackay, *Intolerant Bodies*, xi.

41 請參考B. S. McEwen and E. Stellar, "Stress and the Individual: Mechanisms Leading to Disease," *Archives of Internal Medicine* 153, no. 18 (September 1993): 2093–101, and B. S. McEwen, "Stress, Adaptation, and Disease: Allostasis and Allostatic Load," *Annals of the New York Academy of Sciences* 840 (May 1, 1998): 33–44.

42 Susan Sontag, *Illness as Metaphor and AIDS and Its Metaphors* (New York: Farrar, Straus and Giroux, 2003), 5.

43 Sinclair Lewis, *Arrowsmith* (New York: New American Library, 2011), 274.

44 Alphonse Daudet, *In the Land of Pain*, trans. Julian Barnes (New York: Alfred A. Knopf, 2003).

45 例如現今科學界對於情緒對慢性阻塞性肺病影響的深入觀察；相關內容請見Patricia Hill Bailey, "The Dyspnea-

Anxiety-Dyspnea Cycle—COPD Patients' Stories of Breathlessness: 'It's Scary / When You Can't Breathe,' " *Qualitative Health Research* 14, no. 6 (July 2004): 760–78.

46 Kathy Charmaz, "Loss of Self: A Fundamental Form of Suffering in the Chronically Ill," *Sociology of Health and Illness* 5, no. 2 (1983): 168–95.

47 Daudet, *In the Land of Pain*, 31.

48 Virginia Woolf, *On Being Ill* (Ashfield, MA: Paris Press, 2002), 6–7 .

49 Elaine Scarry, *The Body in Pain: The Making and Unmaking of the World* (Oxford: Oxford University Press, 1987), 4.

50 請參考John Sarno, *Healing Back Pain: The Mind-Body Connection* (New York: Grand Central, 1991) 以及*The Mindbody Prescription: Healing the Body, Healing the Pain* (New York: Grand Central, 1998).

51 Christina Crosby, *A Body, Undone: Living On After Great Pain* (New York: New York University Press, 2016), 19.

52 Charlotte Perkins Gilman, "The Yellow Wallpaper," in *Herland, The Yellow Wall-Paper, and Selected Writings* (New York: Penguin Books, 1999), 166.

53 Alice James, *The Diary of Alice James*, ed. Leon Edel (New York: Dodd, Mead & Company, 1964), 206.

54 除了愛麗絲・詹姆斯的日記以外，我為了更進一步了解她的困境，也參考了Jean Strouse的著作*Alice James: A Biography* (New York: New York Review of Books Classics, 2011)

55 Matthew S. Kayser and Josep Dalmau, "The emerging link between autoimmune disorders and neuropsychiatric disease," *The Journal of Neuropsychiatry and Clinical Neurosciences* 23, no. 1 (2011): 90–97.

56 關於是否要讓患者取得醫療紀錄這件事，其實是個有關成本效益的議題。醫生從來就不希望患者看到自己的醫療紀錄，因為其中有許多涉及醫療專業的資訊，需要對這個領域有相當程度的技術與熟悉，才有辦法合理解釋其中的細微差異，而一般患者並沒有這樣的專業能力。在這個網路時代，患者要是在沒有醫生解釋的情況下自己上網搜尋醫療紀錄上的檢驗結果，很可能就會被查找到的資料嚇得驚慌失措而去電診所，焦慮地想馬上搞清楚狀況。然而就我而言，我認為患者了解自身狀況的權利應該比起上述可能需要負擔的代價來得重要，你我都應該要能夠知道自己的身體到底出了什麼問題。不過儘管如此，醫生與患者還是應該攜手合作，好好討論出彼此對於醫療合理且明確的期待。

57 The 21st Century Cures Act, Pub. L. No. 114-255, 533 Stat (2016).

58 Charles E. Rosenberg, *Our Present Complaint: American Medicine, Then and Now* (Baltimore: Johns Hopkins University Press, 2007), loc. 46, Kindle.

59 Terrence Holt, *Internal Medicine: A Doctor's Stories* (New York: Liveright, 2014), 126.

60 Jay Bhatt and Priya Bathija, "Ensuring Access to Quality Health Care in Vulnerable Communities," *Academic Medicine* 93, no. 9 (2018): 1271–75.

61 二〇一四年出版了多本關於醫病關係日趨緊張的書籍，其中就有好幾本記述了這種醫生取笑病人的現象，請見Sandeep Jauhar的著作*Doctored: The Disillusionment of an American Physician* (New York: Farrar, Straus and Giroux, 2014); Barron H. Lerner的著作*The Good Doctor: A Father, a Son, and the Evolution of Medical Ethics* (Boston: Beacon Press, 2014); Jack Cochran以及Charles C. Kenney的著作*The Doctor Crisis: How Physicians Can, and Must, Lead the Way to Better Health Care* (New York: Public Affairs, 2014); and Terrence Holt's Internal Medicine.

62 National LGBTQ Task Force Survey, https://www.thetaskforce.org/new-report-reveals-rampant-discrimination-against-transgender-people-by-health-providers-high-hiv-rates-and-widespread-lack-of-access-to-necessary-care-2/; 以及Deirdre A. Shires, Daphna Stroumsa, Kim D. Jaffee, and Michael R. Woodford, "Primary Care Clinicians' Willingness to Care for Transgender Patients," *The Annals of Family Medicine* 16, no. 6 (November 2018): 555–558.

63 相關資料繁多，各位可以參考：Jinbin Park, "Historical Origins of the Tuskegee Experiment: The Dilemma of Public Health in the United States," *Uisahak* 26, no. 3 (December 2017): 545–7 8, and Olivia B. Waxman's "How the Public Learned About the Infamous Tuskegee Syphilis Study," *Time*, July 25, 2017.

64 塔斯基吉實驗顯然對美國黑人男性對於醫生的信任感有直接影響：相關內容請見：Marcella Alsan and Marianne Wanamaker, “Tuskegee and the Health of Black Men,” *The Quarterly Journal of Economics* 133, no. 1 (February 2018): 407–55.

65 T. C. O’Dowd, “Five Years of Heartsink Patients in General Practice,” *The British Medical Journal*, 297, no. 6647 (1988): 528–30.

66 Deborah Levy, *The Cost of Living: An Autobiography* (New York: Bloomsbury, 2019), chapter 1, loc. 94, Kindle.

67 N. Singh Ospina, K. A. Phillips, R. Rodriguez-Gutierrez, et al., “Eliciting the Patient’s Agenda—Secondary Analysis of Recorded Clinical Encounters,” *Journal of General Internal Medicine* 34 (2019): 36–40.

68 Colin Campbell and Gill McGauley, “Doctor- Patient Relationships in Chronic Illness: Insights from Forensic Psychiatry,” *British Medical Journal* (Clinical Research Edition) 330, no. 7492 (2005): 667–70.

69 Catherine Hoffman and Dorothy Rice, *Chronic Conditions: Making the Case for Ongoing Care*, The Partnership for Solutions at Johns Hopkins University and the Robert Wood Johnson Foundation, 1996; 已於二〇〇四年九月更新，請上：http://www.partnershipforsolutions.org/DMS/files/chronicbook2004.pdf.

70 T. F. Main, “The Ailment,” *British Journal of Medical Psychology* 30 (September 1957): 129–45.

71 二〇〇七年的一項研究分析了醫生看診的時間長度，經估計，患者進入診間看診的時長中位數為每次15.7分鐘，請見：Ming Tai-Seale et al., “Time allocation in primary care office visits,” *Health Services Research* 42, no. 5 (2007): 1871–94. 關於醫生看診時間為何都如此短的原因，請見https://www.kevinmd.com/blog/2014/05/10-minutes-doctor.html. 史提夫・M・辛弗（Steven M. Schimpff）在部落格文章裡描述的現象，正是我遇到的這麼多醫生都停止接受醫療保險的原因。

72 我對美國醫療照護產業歷史的了解來自於Paul Starr的著作*The Social Transformation of American Medicine: The Rise of a Sovereign Profession and the Making of a Vast Industry* (New York: Basic Books, 2017); Charles R.

Rosenberg的著作*Our Present Complaint*; 以及David Cutler的著作*The Quality Cure: How Focusing on Health Care Quality Can Save Your Life and Lower Spending Too* (Berkeley: University of California Press, 2014).

73 經研究估計，現在的醫生與住院醫師——也就是那些長時間待在醫院裡工作的醫療從業人員——整天下來大約只有百分之十二至百分之十七的時間是花在患者身上；剩下的時間則都被拿來處理表格、檢視化驗結果、整理電子病歷、與其他醫院員工打交道。美國實際執業醫生花費在非臨床性的行政工作上的時間，是加拿大醫生的十倍之多，請見丹妮艾拉．歐芙里（Danielle Ofri）的報導：*What Doctors Feel: How Emotions Affect the Practice of Medicine* (Boston: Beacon Press, 2014).

74 Margaret F. Schulte, "Editorial," *Frontiers of Health Services Management* 29, no. 4 (Summer 2013): 1 –2.

75 城市研究所以及社會與健康研究中心提出的 "How Are Income and Wealth Linked to Health and Longevity?" 一文，參閱請上：https://www.urban.org/sites/default/files/publication/49116/2000178-How-are-Income-and-Wealth-Linked-to-Health-and-Longevity.pdf.

76 *The Lancet* 395 (June 13, 2020), https://www.thelancet.com/journals/lancet/article/PIIS0140-6736(20)31353-2/fulltext 以及https://www.thelancet.com/series/america-equity-equality-in-health

77 Laurie Peterson, "Live from Davos: Aetna CEO on Health, Reinvention, and Yoga," *Yahoo News*, January 22, 2014, https://news.yahoo.com/2014-01-22-live-from-davos-aetna-ceo-on-health-reinvention-and-yoga-vide.html.

78 Mohammadreza Hojat et al., "An Empirical Study of Decline in Empathy in Medical School," *Medical Education* 38, no. 9 (September 2004): 934–4 1; Daniel C. R. Chen et al., "Characterizing Changes in Student Empathy Throughout Medical School," *Medical Teaching* 34, no. 4 (2012): 305–1 1. 除此之外，請見Hojat et al., "The Devil Is in the Third Year: A Longitudinal Study of Empathy in Medical School," *Academy of Medicine* 84, no. 9 (September 2009): 1182–91.

79 Frans Derksen et al., "Effectiveness of empathy in general practice: A systematic review," *The British Journal of*

General Practice 63, no. 606 (2013): e76–84; 亦請見Stefano Del Canale et al., "The relationship between physician empathy and disease complications: An empirical study of primary care physicians and their diabetic patients in Parma, Italy," *Academic Medicine* 87, no. 9 (2012): 1243–49.

80 Ofri, *What Doctors Feel*, 57.

81 Ted J. Kaptchuk et al., "Components of placebo effect: Randomised controlled trial in patients with irritable bowel syndrome," *British Medical Journal* (Clinical Research Edition) 336, no. 7651 (2008): 999–1003.

82 Nathanael Johnson, "Forget the Placebo Effect: It's the 'Care Effect' That Matters," *Wired*, January 18, 2013, https://www.wired.com/2013/01/dr-feel-good/.

83 這樣的例子比比皆是：「言詞安慰」（Comfort talk）是貝斯以色列女執事醫療中心（Beth Israel Deaconess Medical Center）放射科醫師提出的方法，臨床研究顯示其確實能降低患者接受乳房切片等侵入性手術所感受到的痛楚，在進行治療心血管堵塞的血管導管手術時，受到言詞安慰的患者所使用的止痛藥和麻醉藥減少了百分之五十，更降低了患者的焦慮。上述優點能夠同時節省金錢與時間，患者待在導管室進行手術的時間縮短至十七分鐘，因為幽閉恐懼症而無法完成磁振照影的比例也下降了百分之四十（不過這種作法的改變只能替患者與保險公司省錢，對醫院來說卻沒什麼好處，這大概就是大多數醫師與醫院遲遲沒有大力推廣這項技術的原因。）相關資料請見：Elvira V. Lang et al., "Adjunctive selfhypnotic relaxation for outpatient medical procedures: A prospective randomized trial with women undergoing large core breast biopsy," *Pain* 126, nos. 1–3 (2006): 155–64.

84 J. Bruce Moseley et al., "A Controlled Trial of Arthroscopic Surgery for Osteoarthritis of the Knee," *The New England Journal of Medicine* 347 (July 2002): 81–88.

85 我對於患者權益歷史演變的理解皆來自斯達（Starr）與勒諾（Lerner），更多關於知情同意的內容請見：Tom L. Beauchamp, "Informed Consent: Its History, Meaning, and Present Challenges," *Cambridge Quarterly of Healthcare Ethics* 20, no. 4 (2011): 515–23.

86 Danielle Ofri, "When the Patient Is 'Non-Compliant,' " *The New York Times*, November 15, 2012.

87 Neil D. Shah and Michael W. Fried, "Treatment options of patients with chronic hepatitis C who have failed prior therapy," Clinical Liver Disease 7, no. 2 (2016): 40–44. 醫學界已開始致力於醫學語言的改革，而在我著手寫作本書的七年後，我們終於更常看到「治療失敗」而不是「患者對於治療的反應不佳」這種說法了。

88 Richard Gunderman, "Illness as Failure: Blaming Patients," *Hastings Center Report* 30, no. 4 (2000): 7–11.

89 Francis W. Peabody, "The Care of the Patient," *The Journal of the American Medical Association* 88, no. 12 (1927): 877–82.

90 Arthur Frank, *The Wounded Storyteller* (Chicago: University of Chicago Press, 2013), loc. 710, Kindle. 正如法蘭克所寫道：「這種雙方互動的關係就是認可他者是之於我以外的另一個軀體……他與我有關，正如同我與他也有關一樣。」

91 Anne Harrington, *The Cure Within: A History of Mind- Body Medicine* (New York: W. W. Norton, 2009), 18.

92 請參閱關於美國國家衛生研究院於二〇一六年所做調查的報導：https://w ww.nccih.nih.gov/news/press-releases/americans-spent-302-billion-outofpocket-on- complementary-health-approaches. 亦請參考：https://www.cdc.gov/nchs/data/nhsr/nhsr095.pdf.

93 Eula Biss, *On Immunity: An Inoculation* (Minneapolis: Graywolf Press, 2014), loc. 467, Kindle.

94 Perrine Hoet, Vincent Haufroid, and Dominique Lison, "Heavy metal chelation tests: The misleading and hazardous promise," *Archives of Toxicology* 94, no. 8 (2020): 2893–896.

95 請見美國兒科學會（American Academy of Pediatrics）網站："Treatment of Lead Poisoning": https://www.aap.org/en-us/ advocacy-and-policy/aap-health-initiatives/lead-e xposure/Pages/Treatment-of-Lead-Poisoning.aspx.

96 Roni Caryn Rabin, "Trial of Chelation Therapy Shows Benefits, but Doubts Persist," *The New York Times*, April 15, 2013, https://well.blogs.nytimes.com/2013/04/15/trial-of-chelation-therapy-shows-benefits-but-doubts-persist/

97 基因多型性指的是比基因突變更常見的基因變異（如今在醫學界，只有佔人口比例低於百分之一的基因變異可稱為「突變」）。關於 MTHFR 基因多形性以及其代表意義的更多資訊，請見：https://medlineplus.gov/genetics/gene/mthfr/#conditions.

98 Elana Lavine, "Blood testing for sensitivity, allergy or intolerance to food," *Canadian Medical Association Journal* 184, no. 6 (2012): 666–6 8.

99 三年後，我的體內檢測出了抗麩質抗體（anti-gliadin antibodies），這種抗體通常是乳糜瀉（celiac disease）或非乳糜瀉麩質敏感症狀（non-celiac gluten sensitivity）的指標。

100 Tom Philpott, "Sorry, Foodies: We're About to Ruin Kale," *Mother Jones*, July 15, 2015.

101 David H. Freedman, "The Triumph of New-Age Medicine," *The Atlantic*, July-A ugust 2011.

102 M. A. Makary and M. Daniel, "Medical error—the third leading cause of death in the US," *British Medical Journal* 353 (2016): i2139.

103 Qian-Q ian Li et al., "Acupuncture effect and central autonomic regulation," *Evidence- Based Complementary and Alternative Medicine*: eCAM 2013 (2013): 267959.

104 Alphonse Daudet, *In the Land of Pain*, trans. Julian Barnes (New York: Alfred A. Knopf, 2003), 79.

105 Anatole Broyard, *Intoxicated by My Illness: And Other Writings on Life and Death* (New York: New York: Fawcett, 1993), 37, 41.

106 "Susan Sontag Found Crisis of Cancer Added a Fierce Intensity to Life," *The New York Times*, January 30, 1978, https://archive.nytimes.com/ www.nytimes.com/books/00/03/12/specials/sontag-cancer.html.

107 Christian Wiman, *He Held Radical Light: The Art of Faith, the Faith of Art* (New York: Farrar, Straus and Giroux, 2018), 11.

108 George Herbert, "The Flower," in *The Poetical Works of George Herbert* (New York: George Bell and Sons, 1886). 請

見Poetry Foundation 網站：https://www.poetryfoundation.org/poems/50700/the-flower-56d22df9112c4.

109 Susan Sontag, *Conversations with Susan Sontag*, ed. Leland Poague (Jackson: University Press of Mississippi, 1997), 197.

110 二〇二一年五月與艾咪・普蘿進行的訪談。

111 摘自美國免疫疾病協會通訊 *InFocus*, 22, no. 1 (March 2014), https://www.aarda.org/wp-content/uploads/2017/02/InFocus-03-2014.pdf.

112 我訪問的女性患者大多為順性別女性，也因此凸顯出了一大問題：即便是認同自己生理性別的人依然會遭遇醫生的不信任。研究證據顯示，這種醫病關係之間的不信任對於跨性別或非二元性別族群的患者來說更為複雜，因為他們與自己身體間的關係並不符合醫療系統所依賴的過時僵化框架。

113 Barbara Ehrenreich and Deirdre English, *For Her Own Good: Two Centuries of the Experts' Advice to Women* (New York: Anchor Books, 2005). 艾倫瑞克與英格利什的作品和查爾斯・羅森堡與卡洛爾・史密斯・羅森堡的著作一樣，都開啟了我對女性在醫療史的角色與定位的深入瞭解。

114 Roni Caryn Rabin, "Health Researchers Will Get $10.1 Million to Counter Gender Bias in Studies," *The New York Times*, September 23, 2014, https://www.nytimes.com/2014/09/23/health/23gender.html.

115 Raffaele Bugiardini et al., "Prior Beta-B locker Therapy for Hypertension and Sex-Based Differences in Heart Failure Among Patients with Incident Coronary Heart Disease," *Hypertension* 76, no. 3 (2020): 819–26, https://doi.org/10.1161/HYPERTENSION AHA.120.15323.

116 Institute of Medicine (U.S.) Committee on Understanding the Biology of Sex and Gender Differences, *Exploring the Biological Contributions to Human Health: Does Sex Matter?*, ed. T. M. Wizemann and M. L. Pardue (Washington, DC: National Academies Press, 2001), x. Available from https://www.ncbi.nlm.nih.gov/books/ NBK222288/.

117 Rabin, "Health Researchers Will Get $10.1 Million."

118 相關資訊請見美國食品藥物管理局官方網站：https://www.fda.gov/drugs/drug-safety-and-availability/questions-and-answers-risk- next-morning-impairment-after-use-insomnia-drugs-fda-requires-lower.

119 Maya Dusenbery, *Doing Harm: The Truth About How Bad Medicine and Lazy Science Leave Women Dismissed*, Misdiagnosed, and Sick (New York: HarperOne, 2018), 35. 若想更深入了解當今醫療界錯待女性的真相，向各位誠心推薦本書。

120 Diane E. Hoffmann and Anita J. Tarzian, “The Girl Who Cried Pain: A Bias Against Women in the Treatment of Pain,” *The Journal of Law, Medicine and Ethics* 29, no. 1 (2001): 13–27.

121 Esther H. Chen et al., “Gender disparity in analgesic treatment of emergency department patients with acute abdominal pain,” *Academic Emergency Medicine* 15, no. 5 (2008): 414–18.

122 Jacob Steenblik et al., “Gender Disparities in Cardiac Catheterization Rates Among Emergency Department Patients with Chest Pain,” *Critical Pathways in Cardiology*, no. 2 (June 2021) 67—70.

123 此處資料來自約瑟芬娜・羅伯森（Josefina Robertson）的醫學碩士論文：“Waiting Time at the Emergency Department from a Gender Equity Perspective.” 請見https://gupea.ub.gu.se/bitstream/2077/39196/1/gupea_2077_39196_1.pdf.

124 K. H. Todd et al., “Ethnicity and analgesic practice,” *Annals of Emergency Medicine* 35, no. 1 (2000): 11–6, and Brandon W. Ng et al., “The influence of Latinx American identity on pain perception and treatment seeking,” *Journal of Pain Research* 12 (November 2019): 3025–3 5; and Kevin A. Schulman et al., “The effect of race and sex on physicians’ recommendations for cardiac catheterization,” *The New England Journal of Medicine* 340, no. 8 (1999): 618–6.

125 該報告囊括了二零一八年度關於婦女生產的各項數據，更多細節請參見：https://www.cdc.gov/nchs/maternal-mortality/index.htm.

126 Miranda Fricker, "Testimonial Injustice," chapter 1 in *Epistemic Power: Power and the Ethics of Knowing* (Oxford: Oxford University Press, 2008).

127 Jill Stauffer, *Ethical Loneliness: The Injustice of Not Being Heard* (New York: Columbia University Press, 2015).

128 Ehrenreich and English, "The Sexual Politics of Sickness," chapter 4 in *For Her Own Good*; Anne Harrington, "The Body That Speaks," chapter 2 in *The Cure Within: A History of Mind- B ody Medicine* (New York: W. W. Norton, 2009).

129 H. E. Sigerist, *A History of Medicine: Primitive and Archaic Medicine* (New York: Oxford University Press, 1951).

130 Tracey Loughran, "Hysteria and neurasthenia in pre-1 914 British medical discourse and in histories of shell-shock," *History of Psychiatry* 19, no. 1 (2008): 25– 46.

131 Carroll Smith-R osenberg and Charles Rosenberg, "The Female Animal: Medical and Biological Views of Woman and Her Role in Nineteenth-Century America," *The Journal of American History* 60, no. 2 (September 1973), 335.

132 說到這裡就不能不提到這一點，佛洛伊德其實也曾努力使歇斯底里症與性別脫鉤；他曾寫過一篇標題為〈論男性歇斯底里症〉（On Male Hysteria）的文章探討如彈震症（shell shock）等男性心理創傷根源。

133 Harrington, *The Cure Within*, 76.

134 請見 Ehrenreich and English, *For Her Own Good*; Harrington, The Cure Within; Dusenbery, *Doing Harm*.

135 此段落概念之歷史背景請見 Elaine Showalter, "Hysteria, Feminism, and Gender," chapter 4 in *Hysteria Beyond Freud* (Berkeley: University of California Press, 1993).

136 Stefan H. E. Kaufmann, "Immunology's Coming of Age," *Frontiers in Immunology*, no. 10, April 2019, https://pure.mpg.de/rest/items/item_3053161 /component/file_3053162/content.

137 Ling Lu, Joseph Barbi, and Fan Pan, "The regulation of immune tolerance by FOXP3," *Nature Reviews Immunology* 17, no. 11 (2017): 703–1 7. 請見 Moises Velasquez-Manoff, *An Epidemic of Absence: A New Way of Understanding*

Allergies and Autoimmune Diseases (New York: Scribner, 2012), 14.

138 R. G. Feltbower et al., "Trends in the incidence of childhood diabetes in south Asians and other children in Bradford, UK," *Diabetic Medicine* 19, no. 2 (2002): 1 62–66.

139 資料顯示，不僅自體免疫疾患的患者增加，連罹患過敏與異位性疾病的比例也升高了，而這些現象都是免疫失調所致。H. Okada et al., "The 'hygiene hypothesis' for autoimmune and allergic diseases: An update," *Clinical and Experimental Immunology* 160, no. 1 (2010): 1 –9 ; Xiaofa Qin, "What caused the increase of autoimmune and allergic diseases: A decreased or an increased exposure to luminal microbial components?," *World Journal of Gastroenterology* 13, no. 8 (2007): 1306–7 ; J. M. Hopkin, "Mechanisms of enhanced prevalence of asthma and atopy in developed countries," *Current Opinion in Immunology* 9, no. 6 (1997): 7 88–92; L. C. Von Hertzen et al., "Asthma and atopy —t he price of affluence?," *Allergy* 59, no. 2 (2004): 124–3 7; Jean-F rançois Bach, "The effect of infections on susceptibility to autoimmune and allergic diseases," *The New England Journal of Medicine* 347, no. 12 (2002): 911–20.

140 D. P. Strachan, "Hay fever, hygiene, and household size," *British Medical Journal* 299, no. 6710 (1989): 1259–60.

141 Velasquez-Manoff, *An Epidemic of Absence*, 7–8. 維拉斯奎茲－馬諾夫提出證據，證明傳染病的減少正是自體免疫疾病罹病率增加的主因，而該證據便是法國科學家吉恩－佛朗斯瓦斯．巴赫（Jean-François Bach）於二〇〇年提出的研究成果；巴赫認為「這些國家過去三十年來的傳染病發生率下降，也因此導致自體免疫疾病在工業化國家越來越普遍」。巴赫以一張分為兩部分的圖表顯示，自一九五〇年以來，如麻疹（measles）、流行性腮腺炎（mumps）、結核病、A型肝炎等傳染病在工業化國家的發生率因為施打疫苗而降低，然而相應而生的卻是自體免疫及過敏性疾病的增加。一九五〇年，罹患麻疹和流行性腮腺炎的人數以千計，然而到了一九八〇年卻幾乎沒人得這幾種病了，不過也是從這時開始有上千人罹患多發性硬化症。為什麼感染現象反而能夠控制這些發炎性疾病的產生呢？古時候，病毒與細菌感染都是非常危險的存在，甚至可能會導致整個群落的人口死亡，**只有**那些基因存在變異而導致其免疫系統特別活躍，得以抵抗疾病的人才能夠活下來。我們能夠存在於這個世界上，或許就是因為當初我們的祖父母的體內有基因變異，才得以產生特別激烈的後天免疫反應來免於被可怕的傳染病——霍亂——奪去性命；以這種觀點來看，我們的祖先很可能擁有在某種程度上能促進發炎的基因。十九世紀末至二十世紀初，因為衛生習慣的革新與抗生素和疫苗問世，人類與病毒和寄生蟲以及細菌的互動急遽改變。在短短的時間內，西方人感染——以及與之共存——的傳染病越來越少，而我們的免疫系統則沒有足夠的演化時間來適應這種急遽改變，因此（或者應該說照理論來說是如此）西方社會有越來越多人開始產生自體免疫及過敏反應。

142 加工食物與速食的興起也令人們攝取的鹽分大量增加。耶魯大學於二〇一三年所做的研究顯示，重鹹飲食——例如速食裡含有的大量鹽分——會導致人體產生過度激烈的免疫反應（人體會因此產生過多的TH17細胞，這是一種免疫輔助細胞，能夠製造出促發炎反應的細胞激素）；因此攝取過多鹽份可能會引起多發性硬化症。Markus Kleinewietfeld et al., "Sodium chloride drives autoimmune disease by the induction of pathogenic TH17 cells," *Nature* 496, no. 7446 (2013).

143 Justin Sonnenburg and Erica Sonnenburg, *The Good Gut: Taking Control of Your Weight, Your Mood, and Your Long-Term Health* (New York: Penguin Books, 2015).

144 Astrid Sevelsted et al., "Cesarean section and chronic immune disorders," *Pediatrics* 135, no. 1 (2015): e92–98.

145 資料來自美國環境工作組織（Environmental Working Group）針對臍帶血中的工業化學物質、污染物、農藥所做的全面調查——《身體的負擔：新生兒面臨的污染》（*Body Burden: The Pollution in Newborns*），請上https://www.ewg.org/research/ body-burden-pollution-newborns.

146 Aolin Wang et al., "Suspect Screening, Prioritization, and Confirmation of Environmental Chemicals in Maternal-Newborn Pairs from San Francisco," *Environmental Science and Technology* 55, no. 8 (2021): 5037–49.

147 Donna Jackson Nakazawa, *The Autoimmune Epidemic: Bodies Gone Haywire in a World Out of Balance—and the Cutting- Edge Science That Promises Hope* (New York: Touchstone, 2008), chapter 2, loc. 201, Kindle.

148 Kathleen M. Gilbert, Neil R. Pumford, and Sarah J. Blossom, "Environmental Contaminant Trichloroethylene Promotes Autoimmune Disease and Inhibits T- cell Apoptosis in MRL(+/+) Mice," *Journal of Immunotoxicology* 3, no. 4 (2006): 2 63–6 7.

149 The Frank R. Lautenberg Chemical Safety for the 21st Century Act, Pub. L. No. 114-182, 130 Stat (2016).

150 "US cosmetics are full of chemicals banned by Europe—why?," *The Guardian*, May 22, 2019, https://www.theguardian.com/us- news/2019/may/22/chemicals-in-cosmetics-us-restricted-eu.

151 John B. Harley et al., "Transcription factors operate across disease loci, with EBNA2 implicated in autoimmunity," *Nature Genetics* 50, no. 5 (2018): 699–707.

152 Wesley H. Brooks and Yves Renaudineau, "Epigenetics and autoimmune diseases: The X c hromosome-n ucleolus nexus," *Frontiers in Genetics* 6, no. 22 (February 16, 2015).

153 Christine M. Grimaldi et al., "Estrogen alters thresholds for B cell apoptosis and activation," *The Journal of Clinical Investigation* 109, no. 12 (2002): 1 625–33. 部分研究顯示，那些一般而言會被挑出來消除的 B 細胞會因為雌激素而被保留下來，這或許就導致女性的自體免疫反應活躍。

154 Fariha Angum et al., "The Prevalence of Autoimmune Disorders in Women: A Narrative Review," *Cureus* 12, no. 5 (May 13, 2020): e8094.

155 Maunil K. Desai and Roberta Diaz Brinton, "Autoimmune Disease in Women: Endocrine Transition and Risk Across the Lifespan," *Frontiers in Endocrinology* 10, no. 265 (April 29, 2019).

156 Bilian Jin et al., "DNA methylation: Superior or subordinate in the epigenetic hierarchy?," *Genes and Cancer* 2, no. 6 (2011): 607–17.

157 Zimu Zhang and Rongxin Zhang, "Epigenetics in autoimmune diseases: Pathogenesis and prospects for therapy," *Autoimmunity Reviews* 14, no. 10 (2015): 854–63.

158 Shanta R. Dube et al., “Cumulative childhood stress and autoimmune diseases in adults,” *Psychosomatic Medicine* 71, no. 2 (2009): 243–50.

159 John B. Williamson et al., “Maladaptive autonomic regulation in PTSD accelerates physiological aging,” *Frontiers in Psychology* 5 (January 21, 2015): 1571.

160 Michael D. Lockshin, *The Prince at the Ruined Tower: Time, Uncertainty, and Chronic Illness* (New York: Custom Databanks, Inc., 2017), loc. 10, Kindle.

161 John Keats, *Selected Letters* (New York: Penguin Classics, 2015).

162 Keats, *Selected Letters*.

163 Miriam Bailin, *The Sickroom in Victorian Fiction: The Art of Being Ill* (Cambridge: Cambridge University Press, 1994), 5 –47.

164 Warwick Anderson and Ian R. Mackay, *Intolerant Bodies: A Short History of Autoimmunity* (Baltimore: Johns Hopkins University Press, 2014), 8.

165 Sarah Manguso, *The Two Kinds of Decay* (New York: Farrar, Straus and Giroux, 2008), 1.

166 F. M. Burnet, “The basis of allergic diseases,” *Medical Journal Of Australia* 1, no. 2 (1948): 30.

167 Warwick Anderson, “Tolerance,” *Somatosphere*, October 27, 2014, http://somatosphere.net/2014/tolerance.html/#_ftn3.

168 喬治・卡林於一九九九年二月六日在HBO直播的單口喜劇特別節目《大家都有病》（*You Are All Diseased*）

169 Barbara Ehrenreich, *Natural Causes: An Epidemic of Wellness, the Certainty of Dying, and Killing Ourselves to Live Longer* (New York: Twelve, 2018), loc. 45, Kindle.

170 Ehrenreich, *Natural Causes*, loc. 60, Kindle.

171 Gary Stix, "A Malignant Flame," *Scientific American*, July 1, 2008.

172 一九七一年，理查·尼克森（Richard Nixon）簽署了《國家癌症法案》（National Cancer Act），就此展開了以科學研究「向癌症宣戰」的時代。會使用這樣的語言或許是因為我們都認為癌症是外來物所造成的疾病——例如致癌物、菸品、加工肉品、陽光。值得注意的是，美國向癌症宣戰的議題是在美國人開始關注化學物質對環境的影響後才開始興起——瑞秋·卡森（Rachel Carson）的《寂靜的春天》（*Silent Spring*）一書出版後九年，尼克森才頒布《國家癌症法案》。後來也出現了能夠治療癌症的療法，然而因為這種療法對人體會造成沉重的負荷，才進而發展出「對抗癌症」這樣的說法來鼓舞患者。更多內容請見Vincent T. DeVita, "The 'War on Cancer' and its impact," *Nature Clinical Practice Oncology* 1, no, 55 (2004).

173 James 5:16 (AV). The Bible: Authorized King James Version (Oxford: Oxford World's Classics, 2008).

174 Polly Matzinger, "The danger model: A renewed sense of self," *Science* 296, no. 5566 (2002): 301–5.

175 Bernie S. Siegel, *Love, Medicine and Miracles* (New York: HarperCollins, 1986), 99.

176 Alice James, *The Diary of Alice James*, ed. Leon Edel (New York: Dodd, Mead & Company, 1964), 48.

177 W. N. P. Barbellion, *The Journal of a Disappointed Man* (1919), Project Gutenberg, final entry, https://www.gutenberg.org/files/39585/39585-h/39585-h.htm.

178 Norman Cousins, *Anatomy of an Illness, as Perceived by the Patient: Reflections on Healing and Regeneration* (New York: W. W. Norton, 2005).

179 Alexander Pope, "Epistle to Dr Arbuthnot," *Alexander Pope*, ed. Pat Rogers (Oxford: Oxford University Press, 1993), 336–50, line 1734.

180 關於長期壓力與HPA軸的關係，請參考這篇文章的精彩論述："Understanding the stress response," Harvard Health Publishing, July 6, 2020, https://www.health.harvard.edu/staying-healthy/understanding-the-stress-response.

181 Ji- Won Chun et al., "Role of Frontostriatal Connectivity in Adolescents with Excessive Smartphone Use," *Frontiers in*

Psychiatry 9, no. 437 (September 12, 2018).

182 A. M. Williamson and A. M. Feyer, "Moderate sleep deprivation produces impairments in cognitive and motor performance equivalent to legally prescribed levels of alcohol intoxication," *Occupational and Environmental Medicine* 57, no. 10 (2000): 649–55.

183 Janet M. Mullington et al., "Cardiovascular, inflammatory, and metabolic consequences of sleep deprivation," *Progress in Cardiovascular Diseases* 51, no. 4 (2009): 294–302.

184 M. Spreng, "Possible health effects of noise induced cortisol increase," *Noise and Health* 2, no. 7 (2000): 59–6 4.

185 "WHO recommends setting night noise limits at 40 decibels," European Commission DG ENV News Alert, issue 202, July 1, 2020, https://ec.europa.eu/environment/integration/research/newsalert/pdf/202na3_ en.pdf.

186 S. Weir Mitchell, *Wear and Tear: Or, Hints for the Overworked* (New York: Arno Press, 1973. First published by J. B. Lippincott Company, 1871).

187 Julie Beck, "Americanitis," *The Atlantic*, March 11, 2016, https://www.theatlantic.com/health/archive/ 2016/ 03/the-history- of-neurasthenia-or-americanitis-health-happiness-and-culture/473253/.

188 此處提及現代人對於壓力的觀點流變，部分內容來自羅伯・薩波斯基的《壓力：你一輩子都必須面對的問題，解開壓力與生理、精神的糾纏關係！》(New York: Macmillan, 2004)。

189 多年後謝利表示，要是他的英文更好一點，他就會將這些對人體產生的損耗稱為「負面壓力」（strain），畢竟「壓力」（stress）無處不在，但不是所有壓力都有負面影響。

190 Andrew Steptoe and Mika Kivimäki, "Stress and cardiovascular disease," *Nature Reviews Cardiology* 9, no. 6 (2012): 360–7 0.

191 E. J. Bennett et al., "Level of chronic life stress predicts clinical outcome in irritable bowel syndrome," *Gut* 43, no. 2 (1998): 256–61, https://www.ncbi.nlm.nih.gov/pmc/articles/PMC1727204/pdf/v043p00256.pdf.

192 Kara E Hannibal and Mark D. Bishop, "Chronic stress, cortisol dysfunction, and pain: A psychoneuroendocrine rationale for stress management in pain rehabilitation," *Physical Therapy* 94, no. 12 (2014): 1816–25.

193 謝利認為對大部分的人來說，壓力會降低免疫力這種說法總歸來說沒有錯——壓力會抑制免疫細胞，導致其難以產生抗體，同時削弱將免疫細胞召集到受傷或感染處的呼救。然而這一切是如何發生的呢？腎上腺會釋放一種名為葡萄糖皮質素（glucocorticoids）的化學物質，這其實就是人體本身的類固醇激素（皮質醇也是其中一種）；這些化學物質會使能夠製造T細胞的胸腺縮小來抑制人體製造免疫細胞，同時也會阻止人體釋放能與身體循環中的淋巴球溝通的化學物質，導致白血球比較不會聽見代表人體受到感染的「警鈴」。薩波斯基根據研究表示，免疫系統的抑制「可能因為葡萄糖皮質素的分泌而獨立發生，所以想必還有其他能夠影響免疫系統的途徑存在」。交感神經系統與腦下垂體在抑制免疫能力上顯然也扮演了重要的角色；長期重大壓力會導致免疫系統被大幅壓抑，而臨時狀況所產生的壓力則是起伏不定。

194 更多延伸討論請見薩波斯基著作《壓力：你一輩子都必須面對的問題，解開壓力與生理、精神的糾纏關係！》第八章〈免疫、壓力與疾病〉。

195 A. T. Geronimus, "The weathering hypothesis and the health of A frican-A merican women and infants: Evidence and speculations," *Ethnicity and Disease* 2, no. 3 (Summer 1992): 207–21, PMID 1467758.

196 端粒是染色體末端重複的DNA序列，它的作用就像頂具黏性的帽子或鞋帶尾端的塑膠護套一樣，每股DNA在經過細胞複製後就會變短，而端粒便是避免DNA裡重要資訊遺失的關鍵。研究顯示，端粒縮短與人類衰老的現象密切相關；而端粒縮短的速度快慢則會受人的生活型態影響（例如吸菸及大量暴露在紫外線之下都可能會加快端粒縮短的速度）。

197 請見Arline T. Geronimus et al., " 'Weathering' and age patterns of allostatic load scores among blacks and whites in the United States," *American Journal of Public Health* 96, no. 5 (2006): 826–33.

198 Norman Cousins, *Anatomy of an Illness, as Perceived by the Patient: Reflections on Healing and Regeneration* (New

York: W. W. Norton, 2005), 31.

199 請見Anne Harrington, *The Cure Within: A History of Mind-Body Medicine* (New York: W. W. Norton, 2009), 198–204, 以及Robert M. Sapolsky, *Why Zebras Don't Get Ulcers: The Acclaimed Guide to Stress, Stress- Related Diseases, and Coping* (New York: Macmillan, 2004), 175–78.

200 David Spiegel et al., "Effect of psychosocial treatment on survival of patients with metastatic breast cancer," *The Lancet* 334, no. 8668 (1989): 888–91.

201 Anne Boyer, *The Undying* (New York: Farrar, Straus and Giroux, 2019).

202 請見David Spiegel et al., "Effects of supportive-expressive group therapy on survival of patients with metastatic breast cancer: A randomized prospective trial," *Cancer* 110, no. 5 (2007): 1130–38.《壓力：你一輩子都必須面對的問題，解開壓力與生理、精神的糾纏關係！》一書中，羅伯特．薩波斯基提到他在觀察後發現，史皮格當初會得到那樣的實驗結果可能是因為，在那個時代醫生與家屬通常會對患者保密罹患癌症的診斷結果，而且團體治療或許能夠支持癌症患者完成化療和按時服藥。他也提出證據顯示，大約有百分之二十五的癌症患者會因為治療過程實在太過艱辛而逃避化療或自行停止服藥；有了團體治療的支持則能夠鼓勵患者積極配合醫師的治療方案，也因此能夠達到更好的治療效果。（他也指出，因為現在醫院通常都有在院內進行的完整癌症治療計畫，而且癌症診斷也通常不會再對患者保密，所以幾乎所有患者都能獲得社會支持，史皮格原本的實驗設計也就難以複製了。）Sapolsky, Why Zebras Don't Get Ulcers, 176–78.

203 James C. Coyne and Howard Tennen, "Positive psychology in cancer care: Bad science, exaggerated claims, and unproven medicine," *Annals of Behavioral Medicine* 39, no. 1 (2010): 16–26.

204 Benjamin E. Steinberg et al., "Bacteria and the Neural Code," *The New England Journal of Medicine* 371 (2014): 2131–33.

205 我對艾德的研究敘述摘自Harrington, *The Cure Within*, chapter 3, "The Power of Positive Thinking," 126–27, 以及

Sapolsky, *Why Zebras Don't Get Ulcers*, chapter 8, "Immunity, Stress, and Disease," 143–44.

206 Bruce Grierson, "What if Age Is Nothing but a Mind-Set?," *The New York Times Magazine*, October 22, 2014.

207 Ellen Langer, *Counterclockwise: Mindful Health and the Power of Possibility* (New York: Ballantine Books, 2009).

208 Ellen Langer et al., "Believing Is Seeing: Using Mindlessness (Mindfully) to Improve Visual Acuity," *Psychological Science* 21, no. 5 (May 2010): 661–66.

209 Chanmo Park et al., "Blood glucose level in diabetes and perceived time," *Proceedings of the National Academy of Sciences* 113, 29 (July 2016): 8168–70.

210 Nortin Hadler, *Worried Sick: A Prescription for Health in an Overtreated America* (Chapel Hill: University of North Carolina Press, 2008), 39.

211 Barbara Ehrenreich, *Bright- Sided: How Positive Thinking Is Undermining America* (New York: Metropolitan Books, 2009), 8.

212 Harrington, *The Cure Within*, 198.

213 Barbara Boggs Sigmund, "I Didn't Give Myself Cancer," *The New York Times*, December 30, 1989.

214 Meghan O'Rourke, "What's Wrong with Me?," *The New Yorker*, August 26, 2013, https://www.newyorker.com/magazine/2013/08/26/ whats-wrong-with-me.

215 血清維生素D過低會造成許多自體免疫疾病，其中就包括了狼瘡以及多發性硬化症；除此之外，環境以及人體基因或許也是致病因子。（某些研究顯示，這些患者待在戶外的時間較少；也有另外一些研究顯示，基因變異會導致體內維生素D含量過低，此現象則與自體免疫疾病有關。）相關資訊請見Chen-Y en Yang et al., "The implication of vitamin D and autoimmunity: A comprehensive review," *Clinical Reviews in Allergy and Immunology* 45, no. 2 (2013): 217–26.

216 關於低劑量納曲酮效果的科學研究，請見Jarred Younger et al., "The use of l ow-d ose naltrexone (LDN) as a novel

a ntiinflammatory treatment for chronic pain," *Clinical Rheumatology* 33, no. 4 (2014): 451–59. Also J. Wybran, "Enkephalins and endorphins as modifiers of the immune system: Present and future," *Federation Proceedings* 44, no. 1, pt. 1 (1985): 92–94.

217 請參考於二〇二〇年所發布關於美國疾病管制與預防中心常規檢測方式的研究報告：https://www.lymedisease.org/study-cdcs-two-tier-lyme-testing-was-inaccurate-in-more-than-70-of-cases/

218 "Phosphatidylcholine," RxList, reviewed June 11, 2021. 更多關於磷脂醯膽鹼的用途與資料，請見：https://www.rxlist.com/phosphatidylcholine/supplements.htm.

219 Frank Herbert, *Dune* (New York: Ace Books, 2003), 10–15.

220 William Styron, *Darkness Visible* (New York: Vintage, 1992), 59.

221 更多關於臭氧及紫外線照光療法的資訊，請見Michael R. Hamblin, "Ultraviolet Irradiation of Blood: 'The Cure That Time Forgot?,' " *Advances in Experimental Medicine and Biology* 996 (2017): 295–309.

222 Jenny Offill, *Dept. of Speculation* (New York: Vintage, 2014).

223 John Ashbery, "A Blessing in Disguise," in *Rivers and Mountains* (New York: Holt, Rinehart, and Winston, 1966).

224 請見Mary Beth Pfeiffer, "The Battle over Lyme Disease: Is It Chronic?," *Poughkeepsie Journal*, March 26, 2014.

225 本章節內容乃根據我在二〇一九年九月刊載於《大西洋》（*The Atlantic*）的文章〈專家也可能被萊姆病擺一道〉（Lyme Disease Is Baffling, Even to Experts）所寫就。為了寫作這篇文章，我對美國疾病管制與預防中心、艾倫・史蒂爾、布萊恩・法隆、莫尼卡・恩貝爾斯、保羅・奧瓦特、金・路易斯、理查德・霍羅威茨、李察・奧斯費爾德等人做了多項報導並且進行多次訪談，亦已向所有訪問對象查核內容正確性。

226 關於美國疾病管制與預防中心對於萊姆病檢測的建議轉變過程請見 "Lyme Disease: Diagnosis and Testing," Centers for Disease Control and Prevention, https://www.cdc.gov/lyme/diagnosistesting/ index.html; 以及Paul Mead, Jeannine Petersen, and Alison Hinkley, "Updated CDC Recommendation for Serologic Diagnosis of Lyme Disease,"

Morbidity and Mortality Weekly Report 68 (2019): 703, https://www.cdc.gov/mmwr/volumes/68/wr/mm6832a4.htm?s_cid=mm6832a4_w關於分為兩個層次的血清學試驗以及於一九九四年提出的建議內容，請見A. Moore, C. A. Nelson, C. Molins, et al., "Current Guidelines, Common Clinical Pitfalls, and Future Directions for Laboratory Diagnosis of Lyme Disease, United States," *Emerging Infectious Diseases* 22, no. 7 (2016): 1169–77, https://wwwnc.cdc.gov/eid/article/22/7/15-1694_article。關於美國疾病管制與預防中心根據一九九四年的會議內容所提出的建議，請見Centers for Disease Control and Prevention, "Recommendations for test performance and interpretation from the Second National Conference on Serologic Diagnosis of Lyme Disease," *Morbidity and Mortality Weekly Report* 44, no. 31 (1995): 590–91.

227 儘管已有多項研究顯示巴貝斯原蟲（Babesia microti，又稱小鼠焦蟲）所帶來的共同感染風險日漸增加，但目前針對共同感染在治療後萊姆病症候群以及慢性萊姆病的作用，研究依然不夠充分，相關資訊請見Michelle H. Hersh et al., "Co-infection of blacklegged ticks with *Babesia microti* and *Borrelia burgdorferi* is higher than expected and acquired from small mammal hosts," PloS ONE 9, no. 6 (June 18, 2014); and Gary P. Wormser et al., "Co-infections in Persons with Early Lyme Disease, New York, USA," *Emerging Infectious Diseases* 25, no. 4 (2019): 748–52.

228 請見 "Lyme Disease: Data and Surveillance," Centers for Disease Control and Prevention, https://www.cdc.gov/lyme/datasurveillance/index.html以及"Lyme Disease Data Tables: Historical Data," Centers for Disease Control and Prevention, https://www.cdc.gov/lyme/stats/tables.html.

229 "Babesiosis and the U.S. blood supply," https://www.cdc.gov/parasites/babesiosis/resources/babesiosis_policy_brief.pdf.

230 請見"Lyme Disease Maps: Most Recent Year," Centers for Disease Control and Prevention, https://www.cdc.gov/lyme/datasurveillance/maps-recent.html以及"Lyme Borreliosis in Europe," European Centre for Disease Prevention and

Control, https://www.ecdc.europa.eu/sites/portal/files/media/en/healthtopics/vectors/ world-health-day-2014/Documents/factsheet-lyme-borreliosis.pdf.

231 更多資訊請見"Valneva and Pfizer Announce Initiation of Phase 2 Study for Lyme Disease Vaccine Candidate," Valneva, March 8, 2021, https://valneva.com/press-release/valneva-and-pfizer-announce-initiation-of-phase-2-study-for-lyme-disease-vaccine-candidate/.

232 摘自二〇一九年三月至七月間與艾倫・史蒂爾進行的訪談與電子郵件往來。

233 請參考關於伯氏疏螺旋體「躲避免疫系統」能力的醫學文獻，如Bilal Aslam et al., "Immune escape strategies of Borrelia burgdorferi," Future Microbiology 2 (October 2017): 1219–3 7.

234 請見Norbert Scheffold et al., "Lyme carditis—D iagnosis, Treatment and Prognosis," *Deutsches Arzteblatt International* 112, no. 12 (2015): 202–8. 關於萊姆病引發心臟炎的資訊，請參考美國疾病管制與預防中心網站：https://www.cdc.gov/lyme/treatment/lymecarditis.html. 關於萊姆病神經症狀的資訊，亦可參考美國疾病管制與預防中心網站：https://www.cdc.gov/lyme/treatment/NeurologicLyme.html

235 美國感染症醫學會於二〇一九年更新的指引內容請見：https://www.idsociety.org/practice-guideline/lyme-d isease/. 關於美國感染症醫學會二〇〇六年的指引內容：Gary P. Wormser et al., "The clinical assessment, treatment, and prevention of Lyme disease, human granulocytic anaplasmosis, and babesiosis: Clinical practice guidelines by the Infectious Diseases Society of America," *Clinical Infectious Diseases* 43, no. 9 (2006): 1089–134.

236 這段關於萊姆病的歷史內容源自於我在二〇一六年至二〇一九年間進行的訪談內容，訪談對象為布萊恩・法隆、身兼蜱傳疾病教育聯盟（Partnership for Tick-Borne Diseases Education）主席和國際萊姆病與相關疾病協會董事會成員的伊莉莎白・馬隆尼（Elizabeth Maloney）、保羅・奧瓦特、艾倫・史蒂爾，以及我所蒐集自一九七九年起報上刊載有關萊姆病的內容。

237 摘自於二〇一九年七月與伊莉莎白・馬隆尼的訪談內容；亦請見國際萊姆病與相關疾病協會於二〇一四年提出

的指引：Daniel J. Cameron, Lorraine B. Johnson, and Elizabeth L. Maloney, "Evidence assessments and guideline recommendations in Lyme disease: The clinical management of known tick bites, erythema migrans rashes and persistent disease," *Expert Review of Anti-Infective Therapy* 12, no. 9 (2014): 1103–35.

238 摘自二〇一九年三月至七月間與艾倫．史蒂爾進行的個人訪談及電子郵件往來。史蒂爾認為許多以為自己患有全身性治療後萊姆病症候群（或稱慢性萊姆病）並且因為使用抗生素而有所好轉的患者，或許其實是得了其他疾病，只是思維被所謂的「萊姆病意識形態」侷限了；就他所言，抗生素很有可能其實只是產生了安慰劑效果，又或者患者可能是罹患了能以萊姆病為「前例」的細菌感染（也就是在醫學界搞清楚感染源究竟為何前就已存在多年的細菌感染疾病）。

239 Natalie S. Marzec et al., "Serious Bacterial Infections Acquired During Treatment of Patients Given a Diagnosis of Chronic Lyme Disease—United States," *Morbidity and Mortality Weekly Report* 66, no. 23 (2017): 607–9.

240 請見David Grann, "Stalking Dr. Steere," *The New York Times Magazine*, June 17, 2001.

241 Wormser et al., "The clinical assessment, treatment, and prevention of Lyme disease, human granulocytic anaplasmosis, and babesiosis," 1115. 正如美國感染症醫學會於二〇〇六年的指引所指出，「許多患者身上的治療後症狀其實是來自於日常生活的疼痛與不適，而不是萊姆病或蜱傳共同感染所造成；簡而言之就是說，『健康』的人身上產生這些症狀的比例甚至還比較高。例如，大約有百分之二十至三十的成年人表示他們有慢性疲勞問題，而根據二〇〇三年國民健康訪問調查（National Health Interview Survey）則顯示，經醫生診斷為關節炎的成人比例約為21.5%。另一項英國研究則發現，成人族群自陳具有慢性廣泛疼痛（widespread pain）的時點盛行率為11.2%，而此現象通常與憂鬱及焦慮情緒、疲勞及身心症狀有關。最近一項針對美國一般成年人口的研究估計顯示，自陳有嚴重疼痛（第三級）的時點盛行率為3.75%至12.10%（根據所使用的評估方式而有所差異）；至於具有第三級情緒或認知失調問題的成年人則為2.17%至3.42%。以美國整體人口為對象的調查顯示，人們上一個月自陳身體不適的平均天數為6.1天。因此，萊姆病經治療後出現的關節疼痛、肌肉疼痛、疲勞以及其他主觀症狀必須同時把有數量可觀的人口也有上述症狀的現象當做『背景條件』來進行衡量。」

242 某些研究認為姿勢性心搏過速症候群與自體免疫疾病和感染有關，相關案例請見William T. Gunning III et al., "Postural Orthostatic Tachycardia Syndrome Is Associated with Elevated G-Protein Coupled Receptor Autoantibodies," *Journal of the American Heart Association* (September 2019).

243 文中關於姿勢性心搏過速症候群的敘述源於多項資料，不過最主要的便是我與西奈山醫院的遺傳學心臟科醫師艾米・康托羅維奇以及專門研究COVID-19後姿勢性心搏過速症候群的心臟專科醫師魯瓦蒂・蒂塔諾（Ruwanthi Titano）分別於二〇二〇年十一月及十二月所進行的訪談。約翰霍普金斯醫療集團（Johns Hopkins Medicine）的網站上也有相當實用的資訊：https://www.hopkinsmedicine.org/health/conditions-and-diseases/postural-orthostatic-tachycardia-syndrome-pots 除此之外，約翰霍普金斯醫院也有幾個專門治療姿勢性心搏過速症候群的醫療中心：https://www.hopkinsmedicine.org/physical_medicine_rehabilitation/services/programs/pots/

244 關於慢性萊姆病與治療後萊姆病症候群的更多資訊，請見Adriana Marques, "Chronic Lyme Disease: A Review," *Infectious Disease Clinics of North America* 22, no. 2 (2008): 341–60, https://www.sciencedirect.com/science/article/abs/pii/S0891552007001274? via% 3Dihub. 另外也請見Alison W. Rebman et al., "The Clinical, Symptom, and Quality- of- Life Characterization of a Well-D efined Group of Patients with Posttreatment Lyme Disease Syndrome," *Frontiers in Medicine* 4, no. 224 (December 2017).

245 截至二〇一九年，美國國家衛生研究院花費在萊姆病新確診病例的經費約為每人七百六十八美元，相較之下，花費在每一新確診C型肝炎病例的經費則為三萬六千零六十三美元；請見Tick-Borne Disease Working Group, 2018 Report to Congress (Washington, DC: U.S. Department of Health and Human Services, 2018), 3, https://www.hhs.gov/sites/default/files/tbdwg-report-to-congress-2018.pdf. 不過如今情況終於迎來改變：於二〇二一財政年度，聯邦政府承諾為萊姆病研究提供九千一百萬美元的資金，高出前一年僅有五千五百萬美元的研究資金許多；請見：https://www.lymedisease.org/historic-increase-in-lyme-funding/. 即便如此，正如文中所述，研究治療後萊姆病症候群的經費大多依然來自私立基金會；我在二〇一九年七月與美國疾病管制與預防中心的官方人員進行訪談，而該官員告訴我，美國疾病管制與預防中心以及美國國家衛生研究院自二〇一九年起開始接觸這些私立機構，其背後的重要推手便是蜱傳疾病工作小組在二〇一八年向美國國會提出的調查報告，凸顯了科學界對於萊姆病認知的貧乏。

246 與約翰．奧科特進行的個人訪談。同時請參考 Lisa K. Blum et al., "Robust B Cell Responses Predict Rapid Resolution of Lyme Disease," *Frontiers in Immunology* 9, no. 1634 (July 2018), 以及Marije Oosting et al., "Functional and Genomic Architecture of Borrelia burgdorferi–I nduced Cytokine Responses in Humans," *Cell Host and Microbe* 20, no. 6 (2016): 822–33.

247 Monica E. Embers et al., "Persistence of *Borrelia burgdorferi* in rhesus macaques following antibiotic treatment of disseminated infection," *PloS ONE* 7, no. 1 (2012): e29914.

248 Shiva Kumar Goud Gadila et al., "Detecting *Borrelia* Spirochetes: A Case Study with Validation Among Autopsy Specimens," *Frontiers in Neurology* 12, no. 628045 (May 2021): 707, 以及https://news.tulane.edu/pr/study-finds-evidence-persistent-l yme-infection-brain-despite-aggressive-antibiotic-therapy.

249 Jie Feng et al., "Stationary phase persister/ biofilm microcolony of *Borrelia burgdorferi* causes more severe disease in a mouse model of Lyme arthritis: Implications for understanding persistence, Posttreatment Lyme Disease Syndrome (PTLDS), and treatment failure," *Discovery Medicine* 27, no. 148 (2019): 125–38.

250 Boyce Rensberger, "A New Type of Arthritis Found in Lyme," *The New York Times*, July 18, 1976, https://www.nytimes.com/1976/07/18/archives/a-new-type-of-arthritis-found-in-lyme-new-form-of-arthritis-is.html.

251 Atul Gawande, *Being Mortal: Medicine and What Matters in the End* (New York: Metropolitan Books, 2014), 4.

252 請見泰蒙特診所網站：https://taymount.com/.

253 Huihui Xu et al., "The Dynamic Interplay Between the Gut Microbiota and Autoimmune Diseases," *Journal of*

Immunology Research 2019, no. 7546047 (October 27, 2019), and F. De Luca and Y. Shoenfeld, "The microbiome in autoimmune diseases," *Clinical and Experimental Immunology* 195, no. 1 (2019): 74–85.

254 Justin Sonnenburg and Erica Sonnenburg, *The Good Gut: Taking Control of Your Weight, Your Mood, and Your Long-Term Health* (New York: Penguin Books, 2015).

255 Simone Becattini, Ying Taur, and Eric G. Palmer, "Antibiotic-Induced Changes in the Intestinal Microbiota and Disease," *Trends in Molecular Medicine* 22, no. 6 (2016): 458–78; Cecilia Jernberg et al., "Long-term ecological impacts of antibiotic administration on the human intestinal microbiota," *ISME Journal* 1, no. 1 (2007): 56–66; and Hadar Neuman et al., "Antibiotics in early life: Dysbiosis and the damage done," *FEMS Microbiology Reviews* 42, no. 4 (2018): 489–99.

256 Melanie Schirmer et al., "Linking the Human Gut Microbiome to Inflammatory Cytokine Production Capacity," *Cell* 167, no. 4 (2016): 1125–36, e8.

257 Els van Nood et al., "Duodenal infusion of donor feces for recurrent *Clostridium difficile*," *The New England Journal of Medicine* 368, no. 5 (2013): 407–15.

258 "OpenBiome," Center for Microbiome Informatics and Therapeutics, https://m icrobiome.mit.edu/our-ecosystem/openbiome/. 二〇一九年，一名感染了困難梭狀芽孢桿菌的男性患者，在接受骨髓移植手術前因為進行了糞便微生物移植而死亡，這也顯示此療程依然存在一定風險。

259 L. Desbonnet et al., "Effects of the probiotic *Bifidobacterium infantis* in the maternal separation model of depression," *Neuroscience* 170, no. 4 (2010): 1179–88.

260 Kristin Schmidt et al., "Prebiotic intake reduces the waking cortisol response and alters emotional bias in healthy volunteers," *Psychopharmacology* 232, no. 10 (2015): 1793–801.

261 Kirsten Tillisch et al., "Consumption of fermented milk product with probiotic modulates brain activity,"

Gastroenterology 144, no. 7 (2013): 1394–401, 1401.e1–4.

262 伊妮德和葛倫非常謹慎地指出，糞便微生物移植確實可能造成短時間內的發炎現象，患有腸炎性疾病的患者應在疾病緩解期或有藥物控制病情的情況下進行糞便微生物移植。

263 M. D. Lockshin, “Pregnancy Loss and Antiphospholipid Antibodies,” *Lupus* 7, no. 2 suppl. (February 1998): 86–89.

264 更多關於靜脈注射免疫球蛋白治療對於自體免疫疾病以及易流產患者的益處，請見Tal Sapir et al., “Intravenous Immunoglobulin (IVIG) as Treatment for Recurrent Pregnancy Loss (RPL),” *Harefuah* 144, no. 6 (2005): 415–20, 453, 454; and D. D. Kiprov et al., “The use of intravenous immunoglobulin in recurrent pregnancy loss associated with combined alloimmune and autoimmune abnormalities,” *American Journal of Reproductive Immunology* 36, no. 4 (1996): 228–34.

265 R. S. Ulrich, “View through a window may influence recovery from surgery,” *Science* 224, no. 4647 (1984): 420–21. 亦請見Esther M. Sternberg, *Healing Spaces: The Science of Place and Well- Being* (Cambridge, MA: Belknap Press, 2009), loc. 19, Kindle. 本章關於療癒空間的討論多源自斯登伯格的著作。

266 From *Nobel Lectures, Physiology or Medicine* 1901– 1921 (Amsterdam: Elsevier Publishing Company, 1967); 請見Niels Ryberg Finsen–Biographical, Nobel Prize Outreach AB 2021, August 14, 2021, https://www.nobelprize.org/prizes/medicine/1903/finsen/biographical; 前文引述的芬森引言為了真實反映原文而將原文中的斜體字內容以粗體呈現。

267 Sternberg, *Healing Spaces*, loc. 39, Kindle.

268 Sternberg, *Healing Spaces*, loc. 3195, Kindle.

269 George Prochnik, *In Pursuit of Silence: Listening for Meaning in a World of Noise* (New York: Doubleday, 2010), loc. 68, Kindle.

270 我對約翰・多恩以及其疾病的描述皆源自於約翰・史塔布斯（John Stubbs）的著作 *John Donne: The Reformed*

Soul (New York: W. W. Norton, 2008), 399–405.

271 John Donne, *Devotions upon Emergent Occasions* (New York: Vintage, 1999).

272 Hermione Lee introduction to Virginia Woolf, *On Being Ill* (Ashfield, MA: Paris Press, 2002), xxviii.

273 Woolf, *On Being Ill*, 5.

274 "Center for Post-COVID Care," Mount Sinai, https://www.mountsinai.org/about/covid19/center-post-covid-care關於長新冠的部分內容乃根據我在深入了解設立COVID-19感染後照護中心的過程以後為《大西洋》所做的報導而寫就；在這篇報導中，我持續追蹤醫生與病人在了解及治療長新冠症候群的過程中所遇到的困境："Unlocking the Mysteries of Long COVID," *The Atlantic*, April 2021.

275 本段落資料來自與陳子建、大衛・普提諾、黛娜・麥卡錫、魯瓦蒂・蒂塔諾等人於二〇二〇年十一月至二〇二一年一月間所進行的訪談。

276 Hannah E. Davis et al., "Characterizing Long COVID in an International Cohort: 7 Months of Symptoms and Their Impact," medRxiv (2020), https://w ww.medrxiv.org/ content/ 10.1101/ 2020.12.24.20248802v2; *EClinicalMedicine*, 101019 (July 2021). 請各位讀者注意，有鑒於在二〇二〇年春天疫情爆發初期的幾個月要進行COVID-19檢測實在太過困難，因此該群體當中的部分受訪者未確實檢查出感染了COVID-19。

277 該數據來自與西奈山醫院醫療團隊所進行的訪談。同時請參考 Jennifer K. Logue et al., "Sequelae in Adults at 6 Months After COVID-19 Infection," *JAMA Network Open* 4, no. 2 (2021): e210830. And this early report on long COVID: Angelo Carfi et al., "Persistent Symptoms in Patients After Acute COVID-19," *The Journal of the American Medical Association* 324, no. 6 (2020): 603–5.

278 請見 Tim Gruber, "Some Long Covid Patients Feel Much Better After Getting Vaccine," *The New York Times*, March 17, 2021, https://www.nytimes.com/2021/ 03/ 17/health/coronavirus-patients-and-vaccine-effects.html; 以及Melba Newsome, "Could the COVID-1 9 Vaccine Help Long-Hauler Symptoms?," AARP, May 26, 2021, https://www.aarp.

org/health/conditions-treatments/info-2021/vaccines-may-help-long-haulers-covid.html.

279 "NIH launches new initiative to study 'Long COVID,'" National Institutes of Health, February 23, 2021, https://www.nih.gov/about-nih/who-we-are/nih-director/statements/nih-launches-new-initiative-study-long-covid.

280 舉例來說，某些受感染後症狀始終未減緩的患者會發現他們其實也患有先天結締組織異常症候群（一系列的結締組織疾患），有些人則是有食物過敏的問題，也有些人是暴露在受黴菌污染的環境下，除此之外，還有些人則是患有可能造成腦幹或脊髓受不正常壓迫的顱頸不穩定問題。部分肌痛性腦脊髓炎的患者在獲診斷出顱頸不穩定並接受妥善治療後，症狀就有所緩解。實際案例請見珍妮佛・布雷雅（Jennifer Brea）針對其顱頸不穩定診斷結果與治療在Medium上所發布的貼文：https://jenbrea.medium.com/cci-tethered-cord-series-e1e098b5edf.

281 Susan Sontag, *Alice in Bed* (New York: Farrar, Straus and Giroux, 1993), 68.

282 Arthur Kleinman, *The Illness Narratives: Suffering, Healing, and the Human Condition* (New York: Basic Books, 1989).

283 Arthur Frank, *The Wounded Storyteller* (Chicago: University of Chicago Press, 2013), loc. 2733, Kindle. 我在寫作本章時，為更深入了解病人對自己講述故事的敘事角度，大量參考了這本巧妙且極富洞察力的著作。

284 Frank, *The Wounded Storyteller*, chapter 1, loc. 214–23, Kindle.

285 Frank, *The Wounded Storyteller*, loc. 1325, Kindle.

286 Frank, *The Wounded Storyteller*, loc. 83, Kindle.

287 Frank, *The Wounded Storyteller*, loc. 1620, Kindle.

288 Frank, *The Wounded Storyteller*, loc. 980, Kindle. Ronald Dworkin, *Life's Dominion: An Argument About Abortion, Euthanasia, and Individual Freedom* (New York: Alfred A. Knopf, 1993), 211.

289 Frank, *The Wounded Storyteller*, loc. 1918, Kindle.

290 Friedrich Nietzsche, *The Gay Science: With a Prelude in Rhymes and an Appendix of Songs*, trans. with commentary by

Walter Kaufmann (New York: Vintage, 1974), 2 49–90.

291 Atul Gawande, *Being Mortal: Medicine and What Matters in the End* (New York: Metropolitan Books, 2014), 139–40.

292 Alphonse Daudet, *In the Land of Pain*, trans. Julian Barnes (New York: Alfred A. Knopf, 2003), 9.

293 Alasdair MacIntyre, *After Virtue: A Study in Moral Theory* (Notre Dame, IN: University of Notre Dame Press, 1981), 219.

294 Jennifer Ratner-Rosenhagen, “A Mind of One’s Own,” *Dissent*, Fall 2015.

295 Frank, *The Wounded Storyteller*, loc. 579, Kindle.

296 Frank, *The Wounded Storyteller*, loc. 710, Kindle.

297 James Joyce, “The Dead,” in Dubliners, ed. Jeri Johnson (Oxford: Oxford University Press, 2008), 176.

298 Audre Lorde, *The Cancer Journals* (San Francisco: Aunt Lute Books, 1980), 15.

299 Lorde, *The Cancer Journals*, 16.

300 Jennifer Stitt, “Will COVID-19 Strengthen Our Bonds?,” *Guernica*, May 12, 2020.

301 Alice James, *The Death and Letters of Alice James: Selected Correspondence*, ed. Ruth Yeazell (Berkeley: The University of California Press, 1981), 34.